出入「命门」

中国医学文化学导论 （增订版）

陈乐平 著

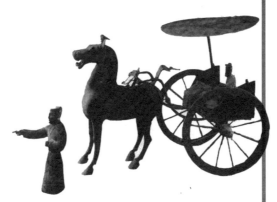

上海古籍出版社

图书在版编目(CIP)数据

出入"命门":中国医学文化学导论/陈乐平著.
—增订本. —上海:上海古籍出版社,2016.8(2017.5 重印)
　ISBN 978－7－5325－8086－6

　Ⅰ.①出… Ⅱ.①陈… Ⅲ.①中国医药学—文化研究
Ⅳ.①R2－05

中国版本图书馆 CIP 数据核字(2016)第 150966 号

出入"命门":中国医学文化学导论(增订本)
陈乐平　著
上海世纪出版股份有限公司
上海古籍出版社 出版
(上海瑞金二路 272 号　邮政编码 200020)
(1)网址:www. guji. com. cn
(2)E－mail:guji1@ guji. com. cn
(3)易文网网址:www. ewen. co
上海世纪出版股份有限公司发行中心发行经销
苏州越洋印刷有限公司印刷
开本 890×1240　1/32　印张 15.125　插页 5　字数 330,000
2016 年 8 月第 1 版　2017 年 5 月第 2 次印刷
印数:2,101 — 3,150
ISBN 978－7－5325－8086－6
B·945　定价:48.00 元
如有质量问题,请与承印公司联系

目　录

第一部分　医 学 与 文 化

·渊源篇·

SUMMARY

For long, people were deterred from making a deep investigation and a thorough research into Chinese medical science because it had always been considered as an "insignificant skill" and can not appeal to refined taste. From life culture perspective, however, the Book analyses Chinese medical, from the bottom to the top with the help of abundant and accurate data, advanced and acute philosophy, and its role in and impact on the traditional Chinese society. Moreover, the author put forward a hypothesis of "Social Life Model" under historical methodology as a new subject of academia. Therefore, this Book supports and spurs better understanding in the Chinese traditional culture, ideology, and the history thereby.

CONTENTS

Part I   Medicine and Culture

Part II Medical Culture and Man

再版前言

"中国医学文化学"之我见

上世纪九十年代初，我撰写的这部填补了我国学术研究领域空白的原创性学术专著：《出入"命门"——中国医学文化学导论》①，一经问世，便得到了一些学界同仁的极大关注。

其时，在我国学术理论界德高望重的胡道静先生，便对我的这一研究成果给予了极高的评价。他不但指出："中医学这一'生命文化'的胚胎，是中国整个传统文化和社会历史推进的舵桨，是中国传统文化区别于世界文化的分水岭。"②同时还异常感慨地发出诘问："为什么在人类对大自然的探索中，明确地提出首先着重的是要立足于对自身生命的探求和解决一切问题来得那么姗姗其迟呢？中国传统文化的特征恰恰就是在这一点。"③

在这部著作中，我从中医学这一"生命文化"胚胎入手，试图通过古人对人的生命体及整个大自然的生命现象的体悟，来解析中

---

① 这部著作第一版由上海三联书店 1991 年 12 月出版。
②③ 详见本书序一。

国传统文化的本质,从而发现:正是儒、道、医三者的文化合流,构建了中国传统文化的基础框架。[①] 这一提法突破了前人一般认为的,中国传统文化以儒或儒道互补为体的学说[②],为更完整、准确地认识中国传统文化的特征,提供了又一条致思途径。

以后,经过一段时间的修行,我又以论文的形式,将这一学术成果发表在上海社会科学院 1996 年第 3 期的《学术季刊》上,论文的题目为:《儒道医,中国传统文化的基础构架——对中医学在中国传统文化建构中的作用和地位的哲学思考》。

同时值得一提的是,当年,在我国中医药界享有盛誉,后为上海中医药大学校长的严世芸教授,在与我交谈时曾对我说:一般在学术界都是将中医文化作为一种流来看待的,而你把它上升到一个源的地位来进行研究,很有独创性。并在此书的序二中作出了如下评价:"这是一部具有我国鲜明民族特点的医学人类学的开创性著作,其中着重探讨了中国医学在中国古代传统社会中的影响和作用","这部作为'导论'的著作,对于启迪人们去思索和探究中国医学文化内蕴,提供研究中国医学文化的思路,作出了有益的贡献。"

我的这部书稿写作及出版的年代,正是我国改革开放如火如荼地行进之时,经济领域的深刻变革,极大地催促了思想文化领域的蓬勃发展,古今中外的各种学术文化思潮,风起云涌般地激荡在中国这块古老的大地上,强烈地撞击着人们的心灵、深刻地启迪着

---

① 详见《出入"命门"——中国医学文化学导论》,上海三联书店 1991 年 12 月版,第 6 页。
② 这里主要指秦汉以前的中国传统文化,下同。

大众的智慧。正是在这样一种社会的大背景中，由于国外医学人类学（文化学）的输入，以及在国内一大批有志于中国医学文化学研究的、学者们的共同努力和推动下，中国医学文化学才得以在我国学术文化界认知和发展起来。

然而一个十分尴尬的事实是，自1991年12月我的这部书稿出版以来，在过去的这整整二十五年的时间里，中国医学文化学这门学科，在我国虽有发展，却没有长足的进步。不但这方面的著作出版凤毛麟角，就是有影响力的学术论文亦难觅踪影，更不要说具有国际影响力的研究成果问世了。我之所以冒着为人诟病的风险，在此文的开首大段地引证两位学术前辈的评语，实在是为今日中国医学文化学研究之现状而深感遗憾。这是一种极为难堪的学术研究状态。之所以如此，原因是多方面的，但根子恐怕还是在对延续了几千年的中国传统文化如何正确认识和评价这个问题上，而其标志性的形态，便是自鸦片战争后，由于西学东渐、西医在中国落地生根后引起的"中医存废之争"。

此争尤以国民政府时期为甚。彼时，留学日本学习西医的余云岫曾喊出"废医存药"的口号——即中医要废除，中药可留存利用。于是在1929年2月召开的国民政府第一届中央卫生委员会上，通过了以余云岫为代表的"废医"派提出的"废止旧医以扫除医药卫生之障碍案"，同时还规定了6项消灭中医的具体办法。于是，在我国便引发了二十世纪最大的一次"中医存废"之争。

第二次，是在全国解放后的五十年代初的"全国卫生工作会议"期间，代表人物便是时任人民政府卫生部副部长王斌，他认为中医是封建医学，应随封建社会的消灭而消灭，中医要想进医院，必须学习西医知识。最终他被撤去了职务。

改革开放后,中医的存废之争始终不绝于耳。而"西医在朝、中医落野"的现实处境和"中医的处方、西医的灵魂"之普遍现象的愈演愈烈,使本已脆弱的中医被逐步推向了名存实亡的境地。以此,何来再谈什么中国医学文化学的兴旺和发展呢?

那么中医究竟是不是如某些人说得那样气数已尽,中国医学文化学也是可有可无的了呢? 答案显然是否定的。

毛泽东同志说:"中国医药学是一个伟大宝库,应当努力发展,加以提高。"说中医是中华民族对世界文明的最大贡献这句话,一点也不为过,"她"远比我们耳熟能详的"四大发明"要伟人得多。从"望、闻、问、切"到《黄帝内经》直至《本草纲目》,从会治百病的商汤宰相伊尹到历代名医扁鹊、华佗、张仲景、孙思邈、李时珍……,一部中华医药史,浩浩几千年,恩泽了多少鲜活的生命,这样的史实难道还要被怀疑和否定吗? 当然,随着文明的发展和社会的进步,古老的中医学确实需要变革和创新,而毛泽东同志早就提出的走中西医相结合的发展之路,无疑是一条康庄大道。最近,以屠呦呦为代表的中医药研究团队获得了举世瞩目的诺贝尔奖,其青蒿素的成功,就是以中医药的历史积淀与西式医技相结合而创造出来的辉煌成果。对此,中医药学的活力和伟大是勿庸置疑的。

然而,以上的话题并不是本文要深入讨论的,问题的关键是,即使中医在医术上确实是有许多不如西医的地方,但作为支撑起整个中医学理论体系的世界观和方法论,确是科学的,而中医学里深藏着的文化内核,则体现了中国医学文化学这门学科的全部要义。这也是我在对中国传统医学文化作多年深入研究后得出的重要结论,同时,以一部《中国医学文化学导论》的著作形式所告之于世的。

我们说,人类的文化,如果不是建立在对自身生命体和整个大自然的生命现象之思考的基础上,也就谈不上是科学文明和进步的。中国的传统文化之所以伟大,正是因为其蕴含着具有生命文化胚质的中医学才方显本色,同时也是如胡道静先生所指出的"是中国传统文化区别于世界文化的分水岭。"因此中国医学文化学也就成为了一门不可或缺的解析中国传统文化现象的学科。

举例来说吧,中医学把人身比附成一个小天地,亦同是一个小社会。中国古人的"上医医国、中医医人、下医医病"①之说,就是把去病、育人、治世的价值取向合并归一,所追求的是人身阴平阳秘②、天地风调雨顺、百姓安平乐道、社会祥和太平。其中"和谐"二字便是价值核心,更是灵魂,引领着中华民族五千年——社会治多乱少,文明生生不息。

在此,不妨说句题外话,富强起来的中国,当下不是很有一些人,为自己的祖国能向世界输出怎样的文明价值观而苦恼吗?我以为,这个具有生命文化意蕴的"和谐"理念不失为一种极佳选择,值得我们大书特书。要和谐就是人类不要战争、社会不要动乱……她完全可以和曾经的"德先生"、"赛先生"称兄道弟,成为世界文明的瑰宝。

最近,习近平主席在发给中国中医科学院成立 60 周年的贺函

① 见孙思邈《千金方·论诊候》。
② 阴与阳相互对抗、相互制约和相互排斥,以求其统一,取得阴阳之间的相对的动态平衡。

中指出:"中医药学是中国古代科学的瑰宝,也是打开中华文明宝库的钥匙。"①中国的第一部中医药法律《中医药法(草案)》也正在审议之中,不管此举会带来多大的争议,"青山遮不住,毕竟东流去。"而中国医学文化学这门学科也必将受到更多学人和有关方面的关注。使其尽早地走上健康发展之路。

陈乐平

写于观庭·三水书屋

二〇一六年一月

---

① 见《解放日报》2015 年 12 月 23 日。

序　一

胡道静①

　　陈乐平同志手持锥形六面棱镜,好似一位苦行僧,上下探索以追求:中国传统文化的特征是什么?他反覆论证,正是儒、道、医三者的文化交流,奠定了中国传统文化的基础构架。他终于认识到:中医学这一"生命文化"的胚胎,是中国整个传统文化和社会历史推进的舵桨,是中国传统文化区别于世界文化的分水岭。

　　人的生命是非常可宝贵的,人的意志也有赖于生命的健康的存在去实现它。但是为什么在人类对大自然的探索中,明确地提出首先着重的是要立足于对自身生命的探求和解决一切问题来得那么姗姗其迟呢?中国传统文化的特征恰恰就是在这一点,而揭示它的也有待于乐平同志。一切的一切,都说明乐平同志这本著作观点的新颖以及它的贡献之巨大。

---

　　① 胡道静先生(1913—2003),我国著名科技史专家、古典文献专家。曾任复旦大学教授、博士生导师,国务院古籍整理规划小组成员,国际科学史研究院通讯院士。

我苦病经年,几乎失去了对于生活的信心。病榻上得读这本著作的清样,使我又能控制我失落状态的心情。只此一端,也够从我的体验来证明乐平同志杰作的价值了。

1991 年 9 月 3 日于病榻

序　二

*严世芸*①

当前，世界科学技术进入了高度分化和高度综合的时代，展现了日新月异的发展速度。与此同时，高科技与社会文化的交融现象也越来越令人瞩目。它们之间，相互作用，相互促进，构成了当今高度文明的社会特征。

科学技术与社会文化的交融现象，是一种带有规律性的历史现象。科学技术作为社会文化的一个组成部分，它的发生与发展不可避免地自觉不自觉地要受到整个社会文化各个方面对它的制约和影响；反过来，它的发生与发展也必然要向整个社会文化的各个领域渗透，给予社会文化以深刻的反作用。这种相互融通的过程，有力地推动了社会文明的发展。

医学作为科学技术的一个分支，也是一种文化现象，不可逾越地要接受上述规律的支配。而当今医学人类学的出现，正是人们

---

①　严世芸先生为上海中医学院副院长、教授，上海市中医药研究院副院长，国家自然科学基金评审委员。

遵循这种规律,自觉地研究医学与文化的关系的结果。

尽管,关于医学人类学的内涵和外延,由于众说纷纭,目前尚难确定,但就研究医学和文化的关系这一点上则是一致的。既然是研究"关系",那就是相互的,所以我十分赞成美国学者利班(R. W. Lieban)的精辟论述:"包括研究受社会文化特征影响的医学现象,也包括从医学方面来阐明的社会文化现象",两者是缺一不可的。然而,目前对于从医学方面来阐明社会文化现象,却是那样贫乏和苍白,这不能不是一件十分遗憾的事。

陈乐平同志有志于医学人类学的研究,择中了中国医学文化这个选题进行考察和分析,是颇有见识的。中医药学经历了远古迄今的漫长历史发展过程,它与中国这个文明古国一直是亦步亦趋地同步发展着,在"医学与社会文化"这个命题中蕴含着十分丰富的内容,值得我们去挖掘和研究,从中揭示在我国特定条件下,中医药学与中国社会文化关系的特征,并以此为借鉴,引起我们对今天的思考,这对于促进中国医学文化的发展是很有裨益的。经过陈乐平同志广收博览、精心提炼、焚膏继晷的辛勤工作,《出入"命门"——中国医学文化学导论》一书终于问世了。这是一部具有我国鲜明民族特点的医学人类学的开创性著作,其中着重探讨了中国医学在中国古代传统社会中的影响和作用,并提出了"社会生命模体"的假说,不仅矢勤,而且矢勇,弥补了当前在医学人类学研究中的不足,对于研究中国传统思想文化和中国古代社会历史进程也不乏其参考价值。我怀着很浓的兴趣读完了样稿,由衷地为他所作的卓有成效的努力而高兴。

然而,我国的医学文化经历了数千年的发展历史,需要研究的内容面广量大,单凭陈乐平同志一人的力量是不够的,因此本书还难免存在一些缺点,如引证资料有所疏漏,评述结论也有失当之处,等等。对于草创工作来说,总要有一个逐步完善的过程,殷切希望海内博雅能多赐教益。

我认为,这部作为"导论"的著作,对于启迪人们去思索和探究中国医学文化内蕴,提供研究中国医学文化的思路,作出了有益的贡献。

1991 年 8 月

导　言

（上）

迄今的文明宣告，21 世纪将是人类向自我这个生命体（生物人）进行全方位、多学科攻坚的新时代。揭开生命之谜，以对人的生命的观照来完善人的社会，从而推动人类文明走向未来，将成为新世纪的神明。

历史表明，生命具有强大的磁场，不仅感应和导引着与此直接相关的自然科学的腾越，如生物学、仿生学、医学等等，同时还扩展到人文科学的许多领域，如人类学、生态学、生物政治学等等。它们的建立和发展，呈示了人类对生命的深切关注。随着历史的发展，她特别强烈地振荡着政治、经济、思想文化等领域，并使人类对生存着的空间（社会）发生了观念上的根本变异。

就拿生物政治学来说，在近十年前，几乎所有的西方政治学家都相信，政治现象完全是由文化或经济因素决定的。而现在，任何一个政治学者，不论其研究领域是什么，都再也不能继续对生物学中关于人类起源、人类历史和人类行为方面的重大发现,以及生物政治学的研究成果和研究方法视而不见、充耳不闻了。

人类毕竟是聪颖的。理性告诫我们,人类的文明只有建构在对自身的认识,即对生命体和生命现象的大彻大悟上才能得到合乎人性和合乎科学的发展。无数可敬的先哲和前辈早已向生命进行了挑战,并相应地建构起生命文化的初步构架。可以预示,只要人们前赴后继地不断开创,生命文化终将迈出幽禁的"命门"奔向自由王国的天地。

医学与人的生命以及社会的文明是息息相关、水乳交融的。医学的历史不仅是人类不断认识自我(生物人)的历史,同时也展示了人类文明进步的每一个历程。她在丰富生命活力、昭示生命密码、弘扬生命文化的伟业中,担负着极为显赫的历史使命。她是生命文化的基石和前沿。医学人类学(文化学)正是基于这样的诱惑而为世瞩目的。

所谓人类学(Anthropology),即是研究人的科学。然而,由于人是什么这个问题悬而未解,所以,有关人类学的定义总是呈现出一种复杂而多义的解释。

其实,人是什么这个问题,关系到人的本质是什么这个长期以来为人们所争论不休的命题。笔者认为,用马克思主义的观点来看问题,人的本质应当是自然人(生命存在)和社会人(社会存在)的对立统一所展现的合体。① 这样,所谓人类学,也就是将人的(人类的)自然属性和社会属性两方面结合起来研究的,并着重考

---

① 有关笔者对人的本质的认解,请参见拙作《论人的本质的美学意义》一文,载《理论探索》1990 年第 1 期。

察人的生命形态和文化形态相关联的一门学科。它能充分利用自然科学和社会科学所积累和提供的材料，以及借鉴两者的科研成果，对自然人和社会人在"人类"这个整体中所具有的那种相互联姻、相互渗透、相互作用而推动人类历史发展的过程切入研究，并努力作出科学的阐释。

而医学人类学（文化学），就她在人类生命文化中所担负的显赫使命而言，无疑是人类学中的一支劲旅。因此，在这个意义上来说，她的突起和发展必将引起人类学的空前高涨和深刻革命。

但是，一个令人难堪的事实是，目前我国对医学人类学这门学科只处于介绍引入阶段。国内除 1986 年出版了一本由中国人类学学会编的《医学人类学论文集》外，至今尚无这方面的专著问世。即使这本论文集，所涉及的基本上仍是体质人类学的课题，而不是严格意义上的医学人类学的课题。

国际上，近年来虽然医学人类学已逐步成为一门非常热门的学科，然而，对这门学科所应有的文化价值还没有充分、足够的认识和评估。这从各学者对医学人类学这门学科所下的定义中就能得到证明。

美国著名医学人类学家福斯特（G. M. Foster）和安德森（B. G. Anderson）合著的《医学人类学》一书被认为是医学人类学的权威性著作。该书曾对医学人类学形成的历史以及各学者对医学人类学所下的定义作了较为详细的描述。我们不妨摘取一二加以介绍：

1. 1959 年，哈桑和普拉萨德首先对该学科提出定义。他们认为，医学人类学是"'人类科学'的一个分支，它从理解人类的医学、医学与历史、医学与法律、医学与社会，以及公共卫生等问题入手，研究人类的生物学方面和文化(包括历史)方面的问题"①。

2. 1970 年,美国学者霍契斯特拉塞(D. L. Hochstrasser)和塔普(Jr. J. W. Tapp)指出,"医学人类学涉及从生物文化的角度去了解人类及其与保健和医学有关的活动。"②

3. 1972 年,美国学者费布雷加(Jr. H. Fabrega)指出,医学人类学的研究在于"(a) 阐明在个体和群体受疾病侵袭或对疾病产生反应的方式中,起作用或影响这种方式的各种因素、机制和过程;(b) 着重从行为模式方面去研究这些问题"③。

4. 1973 年,美国学者利班(R. W. Licban)指出,医学人类学"包括研究受社会文化特征影响的医学现象,也包括从医学方面来阐明的社会文化现象"④。

5. 1978 年,正是此书的作者在书中将医学人类学定义为是"涉及保健与疾病的各种正规的人类学活动"。书中还提出:"医学人类学是人类学家用来描述下列工作的术语:(1) 研究目的在于,从生物学和文化的角度,对人类过去和现在的行为与保健和疾病标准之间的相互关系,进行综合的描述和解释;(2) 参与某些计划的专业工作,旨在通过更多地了解生物现象和社会文化现象与健康之间的关系,根据被认为能够更好地促进健康的方式去改革保健行为,以提高健康水平。"⑤

从上述各学者的定义来看,人们对医学人类学这门学科的内涵和外延还确实难有真正的把握,这在某种意义上也阻碍了这门学科的突破性发展。

---

①②③④⑤　见 G. M. Foster and B. G. Anderson: Medical Anthropology, John Wiley & Sons, New York, 1978, p. 9.

随着人类文明的跃进,医学的研究已经逐步摆脱了生物医学模式的襁褓,从社会学、历史学、政治学、经济学、心理学、法学等诸学科的角度进行全方位的渗透和总体性的融通,这也是医学人类学得以诞生的催产剂。而医学人类学一经问世,她所面对的就不只是个体的自然人的疾病,而是一种群体的社会人的"疾病"。人类将通过医学人类学这个"医生",对自身的生命存在以及与生命存在相对立统一的社会存在,作出合乎人性的"诊治",她体现的是人类生命文化的要义。正是站在生命文化的高度上,笔者才认为,美国学者利班所下的定义,比其他学者所下的定义更逼近医学人类学应具有的本质。尽管利班的原意也许和我们的认识还有许多不同的地方。

正如利班所指出的,医学人类学"包括研究受社会文化特征影响的医学现象,也包括从医学方面来阐明的社会文化现象"。

对于前者,我们不但能够比较一致地认识和把握,而且也是学术界研究医学这一文化现象的公认的方法。如不同民族的医学都显示出了与其本民族的精神和文化特征相一致的形态:古希腊的医学是从古希腊人对世界的朴素唯物主义认识论中逐步形成和诞生的,以后随着西方对于科学理性的注重,医学也逐渐发展成为现在这样的以外科手术为主体的医疗体系;而古印度的医学,虽然也是与其认识世界的宇宙观和方法论联系在一起的,但是,由于古印度文化充满了宗教神秘主义色彩,因此,受其文化影响的医学也呈现出相应的特征。

然而,对于后者,我们不但难以把握,而且似乎还很生疏。笔者以为,这也是医学人类学的定义之所以难以确定的主要原因。这里有一个如何将医学与文化(广义)作相关考察的问题。对于这个，不要说国内，就是国际上也是开展得很不充分的。这只要从前面各学者对医学人类学所下的定义中就可略知一斑了。

正是鉴于以上这样的状况，笔者才着重从医学和文化的关系进行考察，并将医学作为一种广义的文化现象来研究，力求指出医学作为一种文化现象对人类文明，以及社会历史进程所具有的巨大反作用。又由于笔者这种努力是以中国医学文化对中国古代传统文化，以及整个社会历史进程的巨大反作用为基础的，它同时又有建构性和引导性的双重意义。因此，笔者才将本书定名为：出入"命门"——中国医学文化学导论。

（下）

一般认为，中国传统文化以儒或儒道互补为体。医（医经）作为一种方技，历来只被视作"雕虫小技"、"屠龙之术"，不但难入大雅之堂，甚至还有一种"奇技淫巧"、"离经叛道"的文化负价值效应。

然而，从"文王演《周易》"，"则乾坤之阴阳"（阴、阳），"孔子述《春秋》"，"效《洪范》之咎征"（五行），到"董仲舒治《公羊春秋》"，融阴阳五行成一体，"为儒者宗"（以上均见《汉书·五行志》），在儒或儒道互补所显示的中国传统文化的构建和发展中，着实蕴含了中医学的繁衍基因。如果我们从哲学思辨的高度和历史文化的深层来认解，可以这样说：正是儒、道、医三者的文化合流，奠定了中国传统文化的基础构架。这就是我们从中医学这一生命文化的胚基出发，进而对中国整个传统文化和社会历史进程进行探索所得出的崭新的结论。

人类的某种哲理莫不展示着与之相应的某个民族文化的精髓。中华民族传统文化的特征之一是"天人"观。

笔者以为,以董仲舒为代表的儒家的"天人合一"、"天人感应"的宇宙图式,是与中国古代的哲学思想,如老庄、《周易》的重在天地之大法、自然科学领域的《黄帝内经》①的重在生命之枢要以及"究天人之际,通古今之变"的社会历史观相一致的。它们都在寻求自然与人的内在规律,并构成了具有中国特色的"自然的人化"(马克思语)的文化体系。但同时,作为这一文化体系的基础构架的儒、道、医三家,在对待"天人合一"的沟通方式上却存在着显著的差别。

首先,我们来看"天人合一"中的"天"。虽然道家讲天道、儒家说天命、医家言"天气"(人禀天地之气而生),三家说法各异,但相同之处都是指人以外的客观自然之"天"。

三家对"天人"关系或"自然与人"关系的根本区别,是在如何对待"人"这一方。道家讲修心,重在对人的生命形态(自然人)的观照;儒家讲修身,重在对人事系统(社会人)的关注;医家则是将以上两家融会贯通的学说。

道家的宗旨是"贵生、度人",因此道家修炼的终极目标是"得道(宇宙万物之本原)成仙"、"长生不死",与自然化合为一;儒家的宗旨是重人伦,崇尚"礼乐"和"仁义",其训诚是修身、齐家、治国、平天下,体现的是一种"天不变,道(人伦之道)亦不变"的终极价值观。

医家认为,首先,人体作为自然界的一个成员,和自然界有着

---

① 《黄帝内经》是我国中医学的经典文献,奠定了中医学的理论基础,成书年代约在战国时期。现分为《素问》、《灵枢》两书。

某种特殊的联系,如章潢《图书编》中说:"呼吸与天地相通,气脉与寒暑昼夜相运旋,所以谓人身小天地。"并创立了中医学上的"人身为一小天地"之说。中医学还认为人还能积极主动地对自然进行调摄适应,即改造。这就是存在于人的生命体中的内外感应系统,或称生命调节机制。当然,中医学上的所谓改造自然,其主要是体现在协调人的生命有机系统上。它虽然与道家的宗旨有相同之处,但实在比道家的"玄思"来得更科学和辩证。这便是中医学从人的自然性角度对中国传统的"天人合一"思想所作的贡献之一。

人又是一个社会的人,同时更是自然和社会的统一体。这种统一体在"天人合一"的意义上便是自然性与社会性的贯通。如《黄帝内经》中的"心主神明论",就是中医学以一个古代小朝廷的模式对人体心身活动的一种假说。它认为心为君主,一切心身现象是由心统率的。《素问·灵兰秘典》还描述了这个"朝廷":心以下由肺、肝、胆、膻中、脾胃、大肠、小肠、肾、三焦、膀胱组成,它们分别为相傅、将军、中正、臣使、仓廪、传导、受盛、作强、决渎、州都等官职。实践证明,这个设想不仅有趣而且具有临床的实证意义。中医学凭着这种心主神明论来认识生命,取得了治病疗疾的实际效果。

反观内照,中医学的这种将"社会人"向"自然人"的比附,为我们从"自然人"向"社会人"的认解,即从生命现象来认识社会现象提供了一个良好的致思途径,同时也对我们认识中国古代早已有之的生命文化现象有所启迪。因此,我们可以说,中医学中所言的"天人"关系,既不同于道家的"天人(自然人)"关系,又有别于儒家的"天人(社会人)"关系,它是将天和人的自然性、社会性两者三方共熔一炉的一种关系式的认解。它在中国传统文化的整合以及社会历史的延续上起到了一种不可忽视的制约作用。

　　中华民族传统文化的特征之二是"阴阳"观。学术界一般认为，阴阳观念作为中国古人哲学思辨的结晶，主要体现在《周易》和《老子》中。如《周易》中说"一阴一阳之谓道"（《系辞上》），《老子》中说"万物负阴而抱阳"。

　　但是，笔者以为中国古代阴阳哲理最完整准确的体现，则是在医家之经典的《黄帝内经》所表述的中医理论体系中。

　　首先，《黄帝内经》的成书年代与《周易》、《老子》相仿，书中道阴阳之言词的出现频率，比起后两书又高得多。说中医学中的阴阳观受到《周易》和《老子》的影响是可信的，正像我们可以作相反影响一样可信。但那种把中医学中阴阳之说的哲学来源说成是来自《周易》和《老子》的观点则是笔者不敢苟同的。别的不说，就是从文化发生学上说，医与道、医与《易》也是同源的。①

　　第二，《黄帝内经》也是一部言人身（生命的再生产或生命的物质构成体）的典籍。如果说阴阳之说源于"性器"说的观点还难以被推翻的话，那么中医学的阴阳观不说有理由早于《周易》或《老子》的阴阳观，最起码三者也是同出一源、并行不悖、又相互影响和观照的。②

　　第三，《黄帝内经》又是一部求人生（生命的长寿久安）的典籍。这里就关系到如何完整、准确地理解阴阳之道了，否则就难以使生命呈现出蓬勃的生机。而中医学中的阴阳之道与《周易》、《老子》中的阴阳之道存在着显著的差别。

----

　　① 　详见本书第六章。
　　② 　详见本书第九章和第二章。

《周易》中的阴阳之道存在着扶阳抑阴的倾向,如《易·系辞传》中说:"天尊地卑,乾坤定矣。卑高以陈,贵贱位矣";《老子》中的阴阳观是扶阴抑阳,如《老子》中说:"柔弱胜刚强","天下之至柔驰骋天下之至坚"等等。中医学中则是讲求阴平阳秘,即阴阳的协调平衡,没有偏扶之处。如《素问·生气通天论》中说:"凡阴阳之要,阳密乃固,两者不和,若春无秋,若冬无夏。……阴平阳秘,精神乃治。"明代的李念莪注曰:"不和者,偏也。偏于阳,若有春而无秋;偏于阴,若有冬而无夏。和之者,泻其太过,补其不足,俾无偏胜,圣人之法度也。"因此,我们可以说中医学中所体现的以平衡、中和为主体的阴阳思维所达到的高度,是《周易》、《老子》所不及的。

中华民族传统文化的特征之三是"五行"观。"五行"的本义,最早是中国古人对自然万物的一种富有哲学思辨的抽象概括,后来人们又把它扩展到对人(包括人的自然属性和社会属性)及人事系统和社会历史发展的认同和规范上。典型的有先秦时邹衍的"五德终始"说,汉代董仲舒的五行伦理思想等,而《黄帝内经》则是把它运用到对人的生命体的描述上。

我们知道,有关"五行"观念的文字记载最早见于《尚书》一书中。但是,这并不等于说中医学中的五行观就一定出自《尚书》,同样,中医学中的五行说也不同于先秦时的"五德终始"说。这里我们可以将《尚书·洪范》中的五行、邹衍"五德终始"中的五行和《黄帝内经》中的五行作一简略的比较。[①]

首先,三者的五行排列次序不同。《洪范》五行以"水"为首,下

---

① 有关三者的具体比较请参阅本书第十四章第三节。

依次为："火"、"木"、"金"、"土"；"五德终始"的五行以"土"为首，下依次为："木"、"金"、"火"、"水"；而《黄帝内经》则以"木"为首，以下为："火"、"土"、"金"、"水"。

第二，三者有关五行之间的相互关系不同。《洪范》对五行讲顺或乱；"五德终始"对五行关系讲相胜，就是此一行替代（吃掉）另一行；《黄帝内经》对五行关系则是讲相生，就是此一行对另一行具有促进、助长和资生作用。

第三，更为不同的是《黄帝内经》中的五行关系要比以上两说的五行关系还要多一种形态，就是所谓的五行"相克"关系，是指这一行对另一行具有抑制和制约作用。

第四，中医理论中关于五行的关系除了相生、相克外，还有"相乘"和"相侮"关系，它们分别是指五行之间的生克制化遭到破坏后出现的不正常的相克现象。

从上述的比较中，我们不难得到以下两种启示：首先，三者有关五行的学说各不相同。中医学的五行说是否一定来源于《尚书》或其他所谓的"五方说"、"五材说"还难以考证。但是有一点是肯定的，即中医学的五行说也如同阴阳说一样，都是在远古的中国人流传下来的思想中提炼而成的，而作为一种规范性的文化现象，又总是在各种思想的相互影响和杂和中诞生的。

其次，中医学中的五行学思想有着相对独立的文化价值和合乎生命律令的科学显示，否则就不可能在治疗学上起到指导作用。

中医学的五行思想不仅在医学中受用，而且还渗透到社会政治思想等领域。如王莽时期的刘歆所创的五德终始说，不仅一改邹衍五德终始说中的五行排位，而且还将五德（行）间的关系变相胜为相生。改动后的五行形态完全与中医学中的五行形态相吻合。虽然,对刘歆为什么要改五德终始说,学术界尚有争议,但从刘歆的五德终始说与中医学的五行学理论相吻合这一事实来分析,说刘歆受中医学理论影响,改创相生的五德终始的推论,当是可信的。另外据查证,最早提到《黄帝内经》书名的,就是西汉刘歆的《七略》,可惜该书早已失传。

尽管王莽命短,而刘歆所创的五德终始说却对后世产生了极大的影响。汉光武帝刘秀就是利用汉为火德说,以《赤伏符》"受命"为天子。东汉末,魏文帝以土德受禅。此后,中国历次同一民族间的改朝换代,无不沿袭这一传统,行禅让典礼。从中我们不是可以体悟到中国传统文化中深藏的中医学这一生命文化之意蕴么?

中华民族传统文化的特征之四是"阴阳五行合参"观。阴阳与五行,作为中国古代哲学思辨之结晶的文化形态,不仅有着各自不同的文化来源,而且一开始并不是融通合参地加以运用的。这可以从《五经》的考察中得到认同。

如《周易》作为一部专以"道阴阳"的书,不要说其中并无"五行"之踪影,即使作为"阴阳"观念也是难以成立的。所谓《周易》道阴阳只是战国、秦汉的事了。[①]《尚书》中只有五行,并无阴阳。《诗》中亦无阴阳、五行并举之处。《礼》有三礼,这里所指的是《礼记》,为孔子的弟子们所作。然而,《汉书·艺文志·六艺略》著录礼家《明堂阴阳》32篇及《明堂阴阳说》5篇的史料,似乎与孔子"效《洪范》五行之咎征"(《汉书·五行志》)的说法不一,孔子从五行,其弟子又何以道阴阳了呢? 还是《史记·儒林传》说得好,由于"及

---

① 详见本书第 252 页。

至秦焚书，书散亡益多"，因此说孔子后世弟子之言已非孔子之说，而是杂合了后人的思想之推论，也应当是能够成立的。

《五经》中真正融阴阳与五行为一体的，要数董仲舒所论述的流传至今的《春秋繁露》82篇。这样，董仲舒就被历史上公认为融阴阳与五行为一体的第一位大圣人了。这里附着一句，作为《老子》之道，也只言阴阳、不说五行，更谈不上阴阳五行的合参了。

但是，说董仲舒融阴阳五行为一体，并不等于说阴阳五行合参的文化形态的发生，就是始于汉武帝时期。其实，一部《黄帝内经》就是从阴阳五行合参的文化视角，对人的生命形态作认解的。

当然中医理论体系中论阴阳必及五行，言五行必及阴阳的文化现象，是否一定早于《春秋繁露》，由于前人缺乏考证，目前亦难以定夺。虽则如此，我们还是可以通过一些史料来进行推论的。

我们知道，秦始皇焚书坑儒，主要是将《秦记》以外的列国史记及不属于博士官的私藏《诗》、《书》等限期缴出烧毁，这使儒学遭到了毁灭性打击，但却保留了"医药卜筮种树之书"。如果说，秦的焚书坑儒使儒学造成了文化"断层"，并在一定程度上影响了阴阳五行说与儒学的文化合参，那么，对中医理论体系的发展来说，则不存在这种历史的延误。因此，认为中医理论中的阴阳五行合参比儒学中的阴阳五行合参要早，似乎也是可以成立的。如董仲舒所谓"天有十端"(《官制象天》)中的五行排位就与《黄帝内经》的五行排位相同，并构成了他的合乎中医学思想的"同类相动"的天人合一论。

当然董仲舒的阴阳五行合参思想也存在着许多自相矛盾的地方，如当他用五行理论来构想君主政事的五种行为规范时，就认为五行之首为火，火是君主的南面之术。这样就与"天有十端"中的以木为首行的排列相矛盾了。因此,董仲舒的阴阳五行合参之思想体系尚未达到中医学中的阴阳五行合参之哲学高度。这也是他顾了"人欲"顾不了"天理"的两难之处。以上也许只是一种"妄说",然而它却凿通了我们认识真理的又一条道路。

综上所述,本书是从生命文化视角,以充实的史料结合哲学的思辨,对中国医学作为一种文化现象在中国古代传统社会中的影响和作用,进行深入剖析的一种尝试;也是一种如美国医学人类学家利班所说的"从医学方面来阐明社会文化现象"的努力;并希望通过对中国古代人的自然性和社会性的内在联系的探究,更加深刻地揭示中国古代文明的特征,并建构起中国医学文化学这门学科的框架。

1991 年 1 月于新龙华寓所

第一部分

医学与文化

当地球上的灵长类之骄子挺起身躯、挥舞双手冲出原始莽林，成为智慧人时，医学(这是现代人的称呼)便伴随着人类不同于动物的独特的生存意识降临到世间。人类在尚不知自身对于这个世界的意义之前，就懂得了医学对生命的价值。在物竞天择的远古时代，医学这种源于生命、为了生命的史前"科学"，着实成了人类生存、进化，社会进步、发展的保护神。

　　对此，我们非常有必要考察中国远古医学的起源和中国医学在人类诞生后的发生、发展状况，以及最终建构其独立体系的过程；并力求以医学人类学的方法，对比世界上最著名的三大民族医学中的古希腊医学和古印度医学，阐明中医学的文化内核与文明特征；同时对中医学的基础体系作一必要的介绍和评述，从而引导我们顺利地进入中国医学文化学这道尚未开启的"命门"。

第一章　神话与传说中的医学

第一节　伏羲·神农·轩辕

中国医学发端于何时？众说纷纭。一般认为，"神农尝百草，始有医药"。《辞海》中亦说神农氏是"传说中农业和医药的发明者"。[①] 他用木制作耒、耜，教民农业生产，又尝百草，发现药材，教人治病。有认为神农氏即是炎帝，他是少典娶于有蟜氏而生的，原住在姜水流域，是姜姓部族的首领。也就是说，中国的医学从它萌发之日起，就为生长在中华大地上的炎黄子孙们服务了。

倘若再追根穷源的话，那么，传说中中国医学的最早发明者应推伏羲氏了。他是神话中人类的始祖，人类就是由他和女娲氏兄妹成婚而产生的。在天地初开、万物显灵、人类始生之时，伏羲氏便开始了伟大的创造：

> 仰观象于天，俯观法于地，中观万物于人及鸟兽之文、舆地宜。近取诸身，远取诸物，始画八卦以通神明之德，以类万物之情，而易理始起，造书契以代结绳之政。上古男女无别，

---

① 上海辞书出版社 1980 年版，第 1584 页，"神农氏"条。

帝始制嫁娶、正姓氏、通媒妁,以重人伦之本。作二十七弦之琴、三十六弦之瑟,以修身理性,反其天真。所以,六气六腑、五行五脏、阴阳水火升降得以有象,而百病之理得以类推,为医道之圣祖。①

轩辕氏亦是神话中远古时期又一个中国医学的创始人。轩辕即黄帝,与炎帝是兄弟,同为少典与有蟜氏所婚生。据司马贞索隐,皇甫谧曰:"居轩辕之丘,因以为名,又以为号。"(轩辕丘在今河南省新郑市西北)

帝以人之生也,负阴而抱阳,食味而被色,寒暑荡之于外,喜怒攻之于内,天昏凶札,君民代有,乃上穷下极,察五气,立五运,洞性命,纪阴阳,咨于岐伯而作《内经》,复命俞跗、岐伯、雷公察明堂,究息脉,巫彭、桐君处方饵,而人得以尽年。②

中国医学悠悠几千载,浩浩如江河,皎皎似明月,"自伏羲氏发明医学,神农氏尝味草木,轩辕氏传保灵兰秘典,古圣人继往开来,拯救民疾,惠泽无穷。"③

第二节　上古医术名流

除了伏羲氏、神农氏、轩辕氏外,传说中牵涉到中国医学发明

①② 《古今医统》。
③ 《中国医门小史》。

的古圣人还有不少,我们不妨从这些传说的人物中,对中国史前的医学文化状况作一番有益于启迪心智的巡礼。

按《路史》①中记载,上古的僦贷季就是一位医学圣人,他是炎帝神农氏时的人。

神农命僦贷季理色脉,对察和齐摩踵,訰告以利天下而得以缮其生。②

相传他亦是黄帝之臣岐伯的祖师爷。因此《路史》中记载,岐伯曾对黄帝说:"我于僦贷季理色脉,已二世矣。"

什么叫"色脉"呢? 按《黄帝内经·素问》中说:"岐伯曰:色脉者,上帝之所贵也,先师之所传也。上古使僦贷季理色脉而通神明,合之金木水火土,四时八风六合,不离其常,变化相移,以观其妙,以知其要。欲知其要,则色脉是矣。色以应日,脉以应月,常求其要,则其要也。夫色之变化,以应四时之脉,此上帝之所贵以合于神明也。所以远死而近生,生道以长,命曰圣王。"所谓"理色脉",就是以日、月相移之道,四时变化之理,来观察人身的机体,并协调人体的腠理③,使之应日、月,通四时,进而达到"远死而近生"的目的。可见中国传统文化中的"天人相应"、"天人合一"之思想早就存在于远古的中医神话传说之中了。

岐伯与雷公二人,也都是传说中的古代医学家。他们曾和黄

---

　　① 《路史》为南宋罗泌所撰,共 47 卷,主要论述我国传说时期的史事。取材芜杂,但汇集了大量传说资料,引用了许多历史文献,具有一定参考价值。
　　② 《古今图书集成·医部全录》第 12 册,人民卫生出版社 1962 年版,第 68 页。
　　③ 腠理为中医学名词,指人体皮肤、肌肉和脏腑的纹理,是气血流通灌注之处。《素问·阴阳应象大论》:"清阳发腠理。"唐王冰注:"腠理,谓渗泄之门。"

帝讨论医学,并以问答形式写成一部医书,这就是后人托名成书的《黄帝内经》。据《路史》记载:

> 黄帝极咨于岐、雷而内经作,谨候其时,著之玉版,以藏灵兰室,演仓谷,推贼曹,命俞跗、岐伯、雷公察明堂,究息脉,谨候其时,则可万全。

什么叫"演仓谷"呢?《道基经》中说:"仓谷者,名之谷仙,行之不休可长久。王莽篡位,种五粱禾于殿中,各顺色,置其方面,云此黄帝谷仙之术",可以使人得到长寿久安。

所谓"推贼曹",《黄帝元辰经》中说:"血忌阴阳精气之辰,天上中节之位,亦名天之贼曹,尤忌针灸。"

所谓"谨候其时",《内经·素问》中说:"谨候其时,气乃与期,能合色脉,可以万全矣。"人必须应天时,方能气血疏通,不生疾病。

关于岐伯其人,各种史书多有传说。如皇甫谧《甲乙经·序》中说:"黄帝咨访岐伯,伯高、少俞之徒,内考五脏六腑,外综经络,血气色候,参之天地,验之人物,本之性命,穷神极变而针道生焉。"又如《帝王世纪》中说:"岐伯,黄帝臣也,帝使伯尝味草木,典主医病经方,《本草》、《素问》之书咸出焉。"如此等等,不一一而作。

关于雷公之人,各家史书亦多有记载。如《古今医统》中说:"雷公为黄帝臣,姓雷名敩,善医,有《至教论》、《药性炮制》二册行世。"《内经·素问》中对雷公的医术有较为详细的记述:

> 黄帝坐明堂,召雷公而问之曰:"子知医之道乎?"雷公对曰:"诵而颇能解,解而未能别,别而未能明,明而未能彰,足以

治群僚，不足以至侯王，愿得受树天之度，四时阴阳合之，别星辰与日月光，以彰经术，后世益明，上通神农，著至教，疑于二皇。"帝曰："善！无失之，此皆阴阳表里，上下雌雄，相输应也。而道，上知天文，下知地理，中知人事，可以常久，以教众庶，亦不疑殆，医道论篇，可传后世，可以为宝。"雷公曰："请受道，讽诵用解。"

帝曰："汝受术诵书，若能览观杂学，及于比类，通合道理，子务明之，可以十全，即不能知，为世所怨。"雷公曰："臣请诵《脉经·上下篇》甚众多矣，别异比类，犹未能十全，又安足以明之？"

黄帝曰："呜乎远哉！闵闵乎若视深渊，若迎浮云，视深渊尚可测，迎浮云莫知其际。圣人之术，为万民式，论裁志意，必有法则，循经守数，按循医事，为万民副，故事有五过四德，汝知之乎？"雷公避席再拜曰："臣年幼小，蒙愚以惑，不闻五过与四德，比类形名，虚引其经，心无所对。"

黄帝在明堂，雷公请曰："臣授业传之行，教以经论从容，形法阴阳，刺灸汤药，所滋行治，有贤不肖，未必能十全。若先言悲哀喜怒，燥湿寒暑，阴阳妇女，请问其所以然者。卑贱富贵，人之形体，所从群下，通使临事，以适道术，谨闻命矣，请问有瞀愚仆漏之问，不在经者，欲闻其状。"帝曰："大矣。"

传说中对俞跗其人的医术有极为精彩的描述。如《史记·扁鹊传》中说：

上古之时，医有俞跗，治病不以汤液醴酒，镵石挢引，案扤毒熨,一拨见病之应,因五脏之输,及割皮解肌,诀脉结筋,搦髓脑,楪荒爪幕,湔浣肠胃,漱涤五脏,练精易形。

所谓的"湔(洗)浣(洗)肠胃"可能如同今日的灌肠洗胃术,而"漱涤五脏"等则神乎其神了,恐怕连今日的医术也难以为之的吧。而《说苑》中的记载则更玄:"中古之为医者曰俞柎,俞柎之为医也,搦脑髓,束肓莫,炊灼九窍而定经络,死人复为生人,故曰俞柎。"《韩诗外传》中也说:"踰跗之为医也,榻木为脑,芷草为躯,吹窍定脑,死者复生。"对俞跗医术的描绘,实际上已带上了巫术的成分,俞跗也就成了上古时的巫医了。

又据《古今医统》说,俞跗还有一个弟弟叫少俞,他也是黄帝的大臣,"医术多与其兄同"。

传说中的桐君老人,亦是中医药的发明者。《古今医统》说:

少师桐君,为黄帝臣,识草木金石性味,定三品药物,以为君臣佐使,撰《药性》四卷,及《采药录》,纪其花叶形色,论其相须相反,及立方处治寒热之宜,至今传之不泯。

又据《历代医方考》中说,《采药对》与《采药别录》两本药物学著作就是桐君所写。而今在浙江桐庐县境内的桐君山,据说就是以古代药王桐君的名字命名的,如今人们还在以各种方式纪念这位远古的医药圣人。

据传说还有深通脉经的伯高和鬼臾区。《古今医统》中记载:

伯高氏,黄帝臣,未详其姓,佐帝论脉经,穷究义理,附《素问》中。

鬼臾区，黄帝臣，未详其姓，佐帝发明五行，详论脉经，有问对难经，究尽义理，以为经论，民到于今赖之。

传说中不但有人医，还有兽医，马师皇就是典型的代表。《古今医统》中记载：

马师皇，黄帝时医也，善识马形气生死，治之即愈。有龙下向之，垂耳张口，师皇曰："此龙有病，我能医之。"乃针其唇及口中，以甘草汤饮之而愈。又数有龙出其陂，师造而治之。一旦为龙负之而去，莫知所之。

上古的传说中，还有一些操巫术的巫医士，如苗父、巫妨、巫咸等等。《说苑》中记载：

上古之为医者曰苗父，苗父之为医也，以菅为席，以刍为狗，北面而祝，发十言耳，诸扶而来者，舆而来者，皆平复如故。

又据《古今医统》说："苗父上古神医，古祝由科，此其由也。"所谓"祝由"，就是用祝祷、符咒等治病的巫医术，一般认为是一种迷信欺人之术。

还有一个巫妨，据《千金方》记载：

中古有巫妨者，立小儿颅囟经，以占夭寿，判疾病死生，世相传授，始有小儿方焉。

另有巫咸,据《世本》记载:

> 巫咸,尧帝时臣,以鸿术为尧之医,能祝延人之福,愈人之病,祝树树枯,祝鸟鸟坠。

综上所述,以"医源于圣人"的传说来解释中国史前医学文化的发源,虽能满足一时的好奇心,但毕竟缺乏科学的认同,使之流于虚浮。我们应该进一步从人类进化的角度对中国医学的起源作一种科学的考察,这一任务将在下一章来完成。

另一方面,从以上的传说中,我们也看到了远古的医学与中国传统文化的基因,如"天人"关系、"阴阳五行"等,有着甚为密切的联系。探寻此中的奥秘,无疑是本书的目的,也是中国医学文化学所面临的一项长期而又艰巨的任务。

第二章 人类进化中的医学

第一节 原 始 医 术

中国医学的起源与人类的进化有着怎样的联系？抑或说，由于医学的出现，是否给人类的进化带来过影响，以及它在人类进化的过程中究竟有着怎样的意义？探寻这些问题，对我们认识和了解中国医学文化学的构成及其存在意义，无疑会有很大的帮助。让我们从研究中国古代原始人的生活方式和构成原始人生命形态的物质构造体的变异着手，对上述问题作一番有益的探索。

中国的原始人以云南省的"元谋人"、陕西省的"蓝田人"和北京周口店的"北京猿人"为代表，他们在中国古老广袤的土地上世世代代生息繁衍。考古学家们认为，早期的原始人，在漫长的年代里是赤身露体地出入于血气萧萧的原始莽林之中的。他们以生物的一种生命本能抗拒着雷暴、饥饿、毒蛇、猛兽的威胁，并以集体的凝聚力向大自然索取生存权。他们为了躲避野兽的侵袭，巢居树上，这就是后人所谓的"构木为巢，以避群害"的有巢氏时代。

在此种生活方式下，原始人是否就体魄强健、毫无疾病可言了呢？《韩非子·五蠹》中认为：

上古之世，人民少而禽兽众，人民不胜禽兽虫蛇，……民食果、蓏^①、蚌、蛤,腥臊恶臭而伤害腹胃,民多疾病。

虽然,以上的记载难以说明人类之初的疾病状况,但我们可以因此而进行某种推想。我们的原始初民即使不患肠胃等疾病,那么,由于树居容易坠地,得各种外伤疾病也是难以避免的。又由于树居生活既要挨日晒雨淋,又要受到各种自然灾害的侵袭,加上外伤、内患,以及生物特有的物竞天择的淘汰选择,原始的人类确实面临着一个又一个的生存危机。然而,人类毕竟是伟大的,对于疾病,不仅会以动物的本能与之抗衡,而且还设法以各种不同的方式与疾病进行斗争。由树巢向洞穴的居住方式的改进,以及火的发明,都是积极的疾病防御,尽管这些防御手段,对原始人来说,不会如我们今人认识得这样清晰。

由于穴居,原始人高居于树巢易受坠伤和由于风雨雷电侵袭易受外疾的危机,便被具有相当安全感的洞穴文明所解除。而随着火的被发现,原始人一方面能够利用它来抵御严寒和野兽的进攻,减少冻伤或战伤等疾患;另一方面,大大地减少了由于吃生食带来的肠胃疾病,同时,熟食有利于消化和营养,有力地促进了原始人大脑的发育和智商的提高。考古发现,在北京猿人的洞穴里就有厚达6米的灰烬层和燃烧过的兽骨。

这样,人类也就进化到了传说中的"钻燧取火,以化腥臊"的燧人氏时代。穴居和火的使用,确实给以原始人类前所未有的战胜自然灾害的勇气,特别是人工取火,人类最终从动物中分离出来,使其在进化过程中完成了质的飞跃,这样,人类社会也就从蒙昧的

---

① 蓏(luǒ):指瓜类植物的果实。

阶梯跨入了文明的门槛。

但是,这样一来,人类是否就无疾患可言了呢? 庄子说:"民湿寝则腰脊偏死,木处则惴栗恂惧。"唐代韩愈在《原道》中亦说:"木处而颠,土处而病。"这就清楚地说明,原始人筑巢树居时容易导致坠地、造成外科创伤的疾患,被穴居中因阴晦潮湿侵袭、容易患上类似腰脊偏死的疾病所代替。

另一方面,火的使用和穴居,虽然使人类得以摆脱茹毛饮血的野蛮时代;从而变得"温文尔雅"又"卫生健康",但同时,不可超越的致命伤也随之发生了,这就是人类抵御自然灾害侵袭的生物机能也在不断地衰退,使得人同自然抗衡的这架天平发生了不利于人类生存的倾斜。

我们知道,由于树居,原始人餐风宿露,夏与烈日斗、冬与霜雪争,身体机能受自然气候的磨练,不但皮膏异常坚实,而且生理功能也较文明人亢奋,所以不易得感冒之类的疾病。又由于捕食方式落后,食物来源不固定,有则饱食、无则绝餐,故肠胃也较文明人更抗饥耐饿,不容易发生胃病等疾症。然而,由于火的使用,虽然能使人熟食,但稍有不慎,就会使人造成肠炎和消化不良等病症。于是,人类原先存在于身体机能中的那种鲜活剽悍的阳刚之气逐步丧失,一系列的文明疾病如感冒、疟疾等也就降临到了人类之中。真是一波未平一波又起,人类始终摆脱不了疾病的困扰和威胁。

后人对北京周口店发掘出的 40 多个北京猿人的残骸进行测试,发现他们的平均寿命很短,14 岁以内死亡的占 39.5%,能够活到 50 至 60 岁之间的只占 2.6%。这样的寿命状况,虽说与许多因素有关,但人类自身抵御大自然各种侵袭能力的降低,不能不说是一个重要的原因。

这里我们还应该看到,原始人与野兽搏斗以及自身的战争残杀中常有外伤,也是重要的致死原因,如在"北京猿人"和"山顶洞人"的遗骸上都可以见到伤痕。对此,我们可以猜测,他们对负伤部位的压迫、抚摸也许是最早的止血术和按摩术的发现。他们用泥土、树叶、草茎涂裹创伤,久之便会发现一些外敷药物,这也许就是外治法和外用药的起源。由于用火,在烘火取暖的基础上,也许就将借助于温热作用的热敷、热熨法与灸法逐渐地应用于治疗。而最早的医疗工具砭石,就是锐利的石块,可以用来刺破创伤后的脓肿,这不仅是原始的外科工具,也是我国针术的萌芽。以后随着石器、骨器制作技术的发展,出现了用于治疗的石针、骨针、石刀、骨刀等就更不用说了。这些原始医术的存在无疑是人类祖先进化过程中的足迹。

虽然,尚未具备健全的智慧头脑的人类祖先,面对大自然的胁迫和自身的疾病创伤,不可能像今天的文明人那样机智和有办法,但求生的本能,再加上原始的种种医术,使他们在无数次生与死的拼搏中,杀出了一条淌满鲜血的生存之路。人类终于顽强地生存下来,并得到了繁衍和进化。于是社会也就逐渐从原始渔猎期进入到了原始农业种植期。

传说"神农尝百草,始有医药",似乎是人类的祖先为摆脱疾病的困扰所采取的某种理性行动,其实这是一种错觉。神农时代正是人类社会的原始农业种植期,而神农尝百草,只是从某种意义上反映了人类向土地获取食物的最初情景和方式手段。传说中的神农氏为牛头人身,是典型的农耕者偶像。对此,汉代的陆贾就早有评说:

神农尝百草之实,察酸苦之味,始教人食五谷。然则尝草之初,原非采药,但求良品,以养众生,果得嘉谷,爰种爰植是种。①

由于原始的生产工具和种植方法,以及不可抗御的自然灾害(包括野兽的侵袭),原始的人类不可能从土地上获得足以维持生命的谷物,因此常常面临饥饿的威胁。在饥不择食的生理需求下,他们便向大自然的植物大开戒口,见什么吃什么。偶然吃到大黄便腹泻,吃到麻黄就出汗,吃到藜芦而呕吐,吃到车前尿增多,吃到致呕吐的藜芦胸闷便消失,如此等等。需要说明的是,以上情形,在更早的原始人群中也许已经发生过,以后随着机会的不断增多,又经过多少万年的无数次的反覆实践,原始人类逐步地意识到了植物与人体不适之间的种种联系,于是原始的医药学终于随之建立和发展起来。

同时,随着原始人类由穴居向原始村落的再度移居,使得人与人之间的交往更加频繁和密切。如考古中不断发现原始人群住的"大房子",就是人类这一时期的生活写照。对此摩尔根曾在《美洲土著的房屋和家庭生活》中有过详细的考证。他说,住在这种"大房子"里的人,"大家集体生产,共同消费,几个小家庭合用一个灶"②。这种"大房子"无疑为人与人的思想交流以及增进人类的文明提供了积极的帮助。对此苏联人文志学家柯斯文在《原始文化史纲》中指出:"集体生活曾是并且自古以来一直是人类进步的

---

① 转引自《医故》。
② 转引自《考古学报》1983 年第 3 期,第 272 页。

基本的不可缺少的条件。"这种情况在中国也同样存在。

由于原始村落的形成,原始人类的智慧得以交流和冲撞,而原始的医学知识也就能在日益频繁的人的交往中得到传播和积累,并最终成为保障人类生存、解除生命痛苦的一种科学。如《素问·异法方宜论》中说:

> ……砭石者,亦从东方来。……毒药者,亦从西方来。……灸煏者,亦从北方来。……九针者,亦从南方来。……导引按跷者,亦从中央出也。

第二节 步入文明门槛的医术

夏、商、周三代,由于人们在生产和生活中不断扩大了对自然现象和生命的了解,又随着天文气象、农业生产、手工业技巧以及饮食烹调技艺的提高,中国医学也开始由原始向文明阶段发展。

首先是酿酒和中医汤液的发明。传说仪狄是夏禹时的造酒发明者。传说虽不足信,但酿酒术确实最迟在夏代时就有了。酒字在甲骨文中作"酉",表示以罐储粮,发酵成酒,而"龙山文化"遗址中就发掘出许多陶制酒器。商代农业有更大发展,酿酒技术亦更趋成熟和精湛。殷墟出土的青铜器中,有许多专用酒器。甲骨文又有"鬯其酒"的记载,即百草合郁金香酿制的酒,亦即芳香药酒。酒的药用疗效甚佳,《素问·汤液醪醴论篇》中说:"邪气时至,服之万全",后世也有"酒为百药之长"的说法。古"醫"字从酉,亦说明了酒在中医药上的重要地位。对古代中国来讲,酒文化同时也体现了与生命息息相关的中医学文化,这是现代人文化认同中的失落,应当引起高度重视。

伊尹是商汤的宰相,皇甫谧《甲乙经·序》中说:"伊尹,亚圣之才,撰用《神农本草》以为汤液。"所谓汤液,即是我们今天常见的中草药煎服法,在汤液发明之前,服药还是简单地"咬咀"(咬嚼)吞服,并多使用单味药。而生药加水煎服,不仅可以同时使用多味药,还可以降低生药的毒性,同时又促进了后世复方药剂的发展。

其二,随着文明的发展,人们的疾病和病因知识也不断地丰富起来。殷墟中出土的几千个甲骨文卜辞中,尚能辩认的疾病记载已不下 20 余种,如对某些疾病和症候的记载有"𧏾"(蛊),像虫在皿中,表示腹中有寄生虫。《说文解字》中说:"蛊,腹中虫也。"还有"𪙊"(龋),表示龋齿为虫所蛀。

到了西周时,人们已认识到四季多发病,《周礼》中记载:"春时有痟首疾,夏时有痒疥疾,秋时有疟寒疾,冬时有嗽上气疾。"同时也认识到气候异常易引起流行病,如《礼记》中记载,"孟春行秋令,则民大疫";"季春行夏令,则民多疾疫"。另外,从西周的《诗经》、《尚书》、《周易》等典籍中可以看到,当时对热病、昏迷、浮肿、顺产、逆产、不孕等症都已有所了解。

由此,人们对病因学,如疾病与自然的关系、"六气致病"、"阴阳五行"等有所认识,同时还发展了科学的望、闻、问、切的医疗检测方法,这些在下一个章节中都将作详细的论述。

其三,药物学知识也得到了不断的扩展。周代对药物品种已有初步归类。如《周礼》中已有"草、木、石、虫、谷"的"五药"记载,《诗经》中记载的药有"葛"、"苓"、"芍药"、"蒿"、"芩"等不下 50 种。更有甚者,《山海经》记述的药物多达 146 种,其中植物类 59 种,动物类 83 种,矿物类 4 种,可治数十种病。书中还详载了食、服、浴、佩带、涂抹等多种用药方法。特别是所述药物中有 60 种可用于防病,如防蛊 8 种,防疫 4 种,强壮 25 种,防五官病 8 种,防皮肤诸病 8 种,防脏器诸病 4 种,避孕 2 种,防兽病 1 种。《礼记》中还有关于采药季节的规定,如"孟夏月也……聚蓄百药"。由此可见春秋末期人们对于药物学知识已经有了相当程度的掌握。

其四,卫生保健业也得到了飞速的发展。商代已有洗脸、洗手、洗脚、洗澡和洗涤食具的卫生习惯,如甲骨文"🜕",即沬字,像人散发洗面;"🜔",即浴字,像人在盆中洗澡。殷墟出土的文物中有壶、盂、勺、盘、陶槎、头梳等全套盥洗用具,并已有畜圈、厕所和水沟。在距今 3200 年前,我国就有了这样有关医学卫生方面的记录和实物,在世界医学史上也少见。

周代进一步发展了卫生预防,如《左传》中记载:"土厚水深,居之不疾","土薄水浅,其恶易觏"。周人还知道了定期沐浴的治疗意义,即"头有创则沐,身有疡则浴"。《礼记》中还提到"疾病,内外皆扫,彻亵衣,加新衣",要人们懂得卫生对健康的重要性。周人对婚姻及优生学也提出了一些合理的主张,如《礼记》称,"三十曰壮,有室";《左传》说,"男女同姓,其生不蕃"。另外在个人卫生方面,主张饮食生活应适应四时气候变化,如"春多酸、夏多苦、秋多辛、冬多咸",同时认为饮食不节、起居失常、劳逸过度都是发病的重要因素。

其五,医学分科与医事制度亦有了明确的规定。《周礼》中已将当时的医学分为食医、疾医、疡医、兽医四科,并对每一科有严格的人员规定。同时还制定了一整套医政组织和医疗考核制度,规定医师"掌医之政令,聚毒药以供医事"。建立了病历记录和报告制度，"凡民之有疾病者，分而治之，死终则各书其所以，而入于医师"，这是世界上最早的病历记录制度。年末依据病历考核医生、评定待遇，"岁终则稽其医事，以制其食。十全为上，十失一次之，十失二次之，十失三次之，十失四为下"。这样的考核评级制度，对推动古代中医学的发展具有深远的历史意义，并为中医学的最终建立打下了坚实的基础。

出自战国、编纂成书于西汉的中国第一部医学典籍《黄帝内经》的问世，使中国医学最终完形和确立。《医学正传》中说：

> 夫《黄帝内经》虽疑先秦之士依仿而作之，其言深而要，其旨邃以宏，其考辩信而有征，是当为医家之宗。

《黄帝内经》虽托名于"黄帝"，实则是通过多人之手，在一个相当长的时期内，集各方医学家们经验的总结汇编，而形成此书理论体系的客观基础，则是以古代的解剖知识为基础，以古代的哲学思想为指导，通过对生命现象的长期观察，经医疗实践反覆验证，由感性到理性，由片面到综合，逐渐发展形成的。因此，这一理论体系在古代朴素唯物辩证法思想指导下，结合人体生命活动规律，提出了许多重要的理论原则和思想方法，不但形成了中华医学的独特风格，奠定了中医学的发展基础，而且为中国医学文化学、乃至为整个中国传统文化的建构和发展产生了极其深远的影响。

第三章 世界三大民族医学的文化比较

医学的对象是生命。千百年来,无数医学家们通过解剖和各种检测手段,并结合丰富的临床实验,把对人的生命现象的认识发展到一个相当高的阶段。

但是,医学作为一种文化现象,则是从人类整个大文化场中衍生出来的。它在形成发展中,不仅要受到整个大文化场的制约,而且还对其制约者进行反制约,这样就构成了我们所说的医学文化学,乃至医学人类学的概念。1973 年,美国学者利班(R. W. Lieban)指出,医学人类学(含医学文化学)"包括研究受社会文化特征影响的医学现象,也包括从医学方面来阐明的社会文化现象"[①]。

这就清楚地表述了医学文化作为人类文化的某种表现形态和社会存在所具有的价值。

"从医学方面来阐明社会文化现象",是本书为之努力的方向,

---

① 见 G. M. Foster and B. G. Anderson: Medical Anthropology, John Wiley & Sons, New York, 1978, p. 9.

但是,如果不搞清"受社会文化特征影响的医学现象",诸如医学的文化起源和医学所反映的文明特征等问题,就难以完成前一个任务。

世界上最著名的民族医学有中国的中医学、古希腊的体液病理学和古印度的佛教医学。如果我们将中医学与古希腊和古印度的医学作一番文化起源和文明特征的比较,那么对我们更深刻地认识受中国社会文化特征影响的中医学现象,进而从中医学角度来阐明中国社会的文化现象定会提供有益的帮助。

第一节　闪耀着科学理性主义光辉的古希腊医学

西方的民族医学中,以希波克拉第为代表的古希腊体液病理学最为著名。因此,希氏亦被称为医圣或医学之父。正如以上所说,任何一种医学的发生都有着深刻的社会文化背景,在希氏时代已经相当专门化了的希腊医术,是与古希腊的宇宙论和生命论这个形而上学的哲学紧密结合在一起的,而医学对生命现象的研究,最初则是由那些研究宇宙生成问题的哲学家们发端的。从认识宇宙以及人的生命,进而形成完整的医学体系,确实是古希腊民族和其他民族共同走过的道路。

古希腊哲学的始祖泰勒斯认为,水是宇宙万物的本质。泰勒斯游历过埃及,尼罗河那奔腾咆哮的激流滋润了富庶的土地,养育了千百万生命,同时也开启了他智慧的心灵。随着古希腊岛屿的海上贸易之路逐渐向地球的各大洲延伸,泰勒斯头脑中那种对地中海潮涨潮落的神话和宗教般的迷幻,便被彻底丢弃。从滋润的土地到植物的根和动物的脉管,一刻都离不开水,水是万物的主宰。而日常经验又表明,液体遇热化为气体,气体遇冷凝成固体,固体遇热又化为液体,正是这三者的相互变化和运动,产生了宇宙间的万物。

泰勒斯的弟子阿那克西曼德发展了先师的思想,把宇宙的根源解释为在质和量上都无限的"无限的物质",从这无限的物质中又会分离出相反的东西,一方面是热和燥,另一方面是冷和湿。冷和湿变成地,位于宇宙的中央,为圆柱形;热和燥变成火围绕着地。地经四周的热的蒸发,化气上升而凝集于地的表面,气受热的作用膨胀起来,遂把火分成一道一道的轮形层,而罩在地面的厚而不透气的水气,因有许多如笛孔般的小孔便露出火来,这就是人类看见的日月星辰。

以后,被称为古希腊哲学米利都学派三巨头之一的安那西梅尼斯,又进一步发展了前人的思想,认为宇宙的根源是空气。空气布满于无限的空间,因气流的作用而运动不息,遂生出宇宙万物。由于空气的稀散作用是暖的而成火;空气的凝集是寒冷的而成云、水、土、石等万物,宇宙万物发展到一定的阶段又复归为空气。

从水、无限的物质到空气,古希腊的先哲们开创了人类认识世界的朴素的唯物主义认识论,同时也为认识人的生命提供了武器。如地是水变成的,水中不是有鱼吗,因此人就是由鱼类进化而来的。人类是宇宙万物的一部分,同样受着自然规律的支配,如阿尔科麦恩就认为,人的健康是热和寒、干和湿这两种人体对抗物处于合理的"调合"状态,而疾病则是因某一对抗物的"过剩"引起的。

古希腊医学的中心形成于意大利南部的克罗托尼。阿尔科麦恩就是克罗托尼人,他最早对动物进行解剖,并因发现视觉和嗅觉等感觉作用的中枢是大脑而著名。另外,当时活跃于克罗托尼的还有一个著名的毕达哥拉斯教团,而毕达哥拉斯本人就是一位对医术深有见解的哲学家。

活跃于公元前 5 世纪的哲学家恩培多克勒进一步发展了阿尔科麦恩的学说,把火、空气、水和土列为万物的四个根,而人体的健康就是这四个根在暖、湿、干、寒的结合和分离上处于均衡状态,一旦失衡人也就患病了。

继恩培多克勒,菲洛拉奥斯又提出了液体病理学的新学说,他认为人得病是由于"胆汁"、"血液"和"粘液"不均衡造成的。他的这一学说不久又被发展成为开俄斯学派的液体病理论学说。这一学派很重视临床实验和观察,他们在历来认为的火、空气、水、土等构成因素中,又加上了血液、粘液、黄胆汁、黑胆汁四种体液。认为血液具有热——湿作用;粘液具有寒——湿作用;黄胆汁具有热——干作用;黑胆汁具有寒——干作用,而人体中这四种体液混合是否合适,则决定了其是否健康或患病。著名的希波克拉第的体液病理学,就是建立在前人一系列与哲学紧密相关联的医学成就之上的,他的伟大贡献则是将这些理论改造成了科学的具有划时代意义的一种人类宝贵财富。

希波克拉第在《论人类的自然性》一文中指出:

> 人的身体内部有血液、粘液、黄胆汁和黑胆汁,所谓人的自然性就是指这些东西,而且人就是靠这些东西而感到痛苦或保持健康的。[①]

---

① 转引自[日]岸野雄三:《古希腊希波克拉第养生法》,人民体育出版社 1984 年版,第 14 页。

他还认为，人的这四种体液不完全相同，不但其颜色各异，而且用手触摸也会感到不同，所以如此，是因为这些体液未受到同样的热、冷、干、湿的缘故。人活着时这四种体液相互调合，一旦死去，这些体液就分别各自归还为构成因素，即冷归还为冷，热归还为热。如要对希波克拉第的体液病理学展开充分的论述，不是本书的任务。我们所进行的以上的考察，旨在使大家得到如下的启示：

古希腊的医学是从人类对世界的朴素的唯物主义认识论中逐步形成和诞生的。以后，随着各种科学实验手段的不断完善，西方的医学又逐步摆脱了希波克拉第时代的某种迷幻色彩，将人体的每个部位力求放到理性面前加以审视，逐渐发展成为现今以外科手术为主体的医疗体系。因此，西方的医学文化从一开始起就闪耀着一种科学理性主义的光辉。

第二节　充满宗教神秘主义色彩的古印度医学

印度的医学文化始见于《吠陀》文集中。"吠陀"是梵文"知识"的音译，主要指宗教知识。最古的《吠陀本集》共四部：《梨俱吠陀》（颂诗）、《娑摩吠陀》（歌曲）、《耶柔吠陀》（祭祀仪式）、《阿闼婆吠陀》（巫术咒语），它们是婆罗门教的圣书。所谓"吠陀"时代，就是由集这一时代历史文化资料之大成的《吠陀本集》而得名，时间大约在公元前13世纪至公元前7世纪。

在《阿闼婆吠陀》中我们可以见到有关最早的治疗及药物知识，有关解剖学、胚胎学及卫生学等在吠陀经典中亦已萌芽，如在《阿闼婆吠陀》及百道梵书中就有人骨真实数目的记载。那时的医生认为,脑髓、脊椎和胸腔是主要的患病区,他们还提到了有关黄疸病、关节病、头病等疾症。在印度,医学的古名是延伸的吠陀(Ayurvede),而且被认为是《阿闼婆吠陀》补充材料之一。

在印度医学中,最古老的专门医书是《寿命吠陀》,也叫生命之书,它有三种版本,最后一种版本是在公元前 4 世纪编成的。书中列举了大约 760 种药,其中有汞、砷、锑、明矾、氯化胺和各种草药。随着历史的发展,印度医学家中出现了内科、眼科、外科等专家。在公元最初的几世纪,这些医生就已经会施行无痛的外科手术,去掉白内障,并对头盖骨施行穿颅术。在一些医书中,还就如何把伤口洗净和弄干,如何拿刺络针,如何进行包扎等医术作了十分详细的记述。

虽然,古印度的医术在《吠陀本集》中早有记载,但是,由于印度文明的特征,这些记载就像有关中国古代医学中的神话传说一样显得虚幻。况且,记载印度最早医术的《阿闼婆吠陀》就是一部关于巫术咒语的文集,它充其量只能勾勒出古印度医学的极不成体系的原生状态。

我们知道,古印度是一个多宗教的、且神秘主义色彩最为浓烈的文明古国。印度文明亦有"森林文明"(泰戈尔语)之称,这不仅因为印度先民的物质生活与热带雨林的丰厚赐予其为密切,而且因为印度古老的智慧结晶大多来源于人的森林之玄思,如反映雅利安人生活习性的古印度典籍《法论》中,就将人生四阶段中的第三阶段规定为"林栖期",即出家到静穆的山林中过苦思冥想的宗教生活。如果说以下的见解不是一种偏见的话,那么笔者认为,古代印度,体现了较为科学和系统的医学,应首推佛教医学,而这一医学的文化来源就是佛教的宇宙观和人生观。印度古代的医学与佛学的关系就如同中国古代的医学和道学的关系(有关中国医学与道学的关系将在第二部分中有专章论述),在古印度作为治身的医学与治心的佛学是同铸在一个文化链中的。

在古印度,人们观察茫茫的宇宙,观察包罗万象的世界,不知宇宙的本源,不知日月星辰的来由。那么这些东西到底是谁创造的？想来想去觉得除了人有创造活动之外,再也没有看到过其他创造活动。于是,善于思索的人就认为,宇宙一定有一个能力无穷的超人创造了万物,这个超人名曰"布鲁舍"(Purusa),或曰"原人"。这个原人就是以后反映在印度宗教中的"我"论的原始形式。以后经过了梵书(Brāhmana)时代和奥义书(Upanisad)时代,"我"论渐趋成熟,到了《薄伽梵歌》时代,"我"被升到了至高无上的地位,并被授以生灭万物、主宰宇宙的权力。这个"我"("自我"Ātman)的写相也被概述为无始无终、隐而不明、不生不灭、遍布太空、亦是亦非、平静常恒。这就是说宇宙的本源是没有任何质的规定性的,无论在时间上或者空间上都是不可思议的,它体现的是一种看不见、摸不着的空灵世界,即"无"。这个"无"即佛教思想的源头和中心。

当然,这种属于客观唯心主义的世界万物都是由"我"(宇宙精神)创造的宇宙观,受到与时并存的唯物主义思想即数论哲学的影响和融合,也还承认极微(aun 原子)的存在,承认世界是由原质(Prakrti)构成的。在数论中(Prakrit)称作"自性",意思是构成世界万物的质料原因。它含有 23 种基本成分(即 23 滞):大,我慢,五知根(眼、耳、鼻、舌、皮),五作根(手、足、口、生殖器、排泄器、心),五唯(声、色、香、味、触),五大(地、水、火、风、空)。到了《薄伽梵歌》中,只是将以上的数论哲学思想进行了改造,一方面它将原质定为 9 种成分,即地、水、火、风、空、心、觉、我慢和有命,认为前 8 种为低级原质,而"有命"为高级原质,整个世界都由它主宰;另一方面,它不承认万物的形成取决于原质的内因,而断言在原质的背后还潜藏着一种创造的本原——"我"①,这样,所谓宇宙物质的原质就不是自在之物,而是隶属于"我"这个宇宙精神的。

我们知道,古印度是一个宗教门派林立的国度,佛教是在与婆罗门教的抗争中发展起来的,以后佛教的某一部分又与婆罗门教相联姻,构成了以后的印度教等等。但是,《薄伽梵歌》与《奥义书》和《吠檀多经书》一直是古代印度各宗教教派的理论基础,而印度学者普列姆·纳特·巴扎兹则认为,从史前到当代全部的印度文献中,没有哪一部著作像《薄伽梵歌》那样享有如此巨大的声誉。每一个印度教徒,不管他是否读过这部圣诗,他的思想和行为无不受到它的熏陶和影响,因为在印度流传的文化是以它为基础的。印度教的道德生活也是从它那里汲取营养的。②

当然,我们这里并无意讨论《薄伽梵歌》的理论体系以及它在印度文化史上的影响和地位,只是想就此而说明,佛教的文化来源或所体现的文化意蕴,是受整个古代印度的大文化背景的制约和影响的,而作为佛教医学文化来讲就更不言其自明了。

佛教有"四大皆空"的理论。"四大"指地、水、火、风,佛教认为以上四大就是构成物质世界的基本元素(也就是《薄伽梵歌》中所说的原质)。"四大"又名四界,界是种类的意思,即说明地、水、火、风都能保持各自的性状而不相紊乱。"四大"亦名四大种,种,是说

---

① "我"指宇宙"我"或称"无上我"(Paramātmā)。

② 参见巴扎兹《〈薄伽梵歌〉在印度历史上的作用》一书的导言。转引自张保胜译《薄伽梵歌》,中国社会科学出版社 1989 年版,第 11 页。

四大犹如种子,能够生成万物。

"四大"又各有不同的性能和功用。地大以坚为性,能受持万物;水大以湿为性,能使物体摄聚不散;火大以热为性,能使物成熟;风大以动为性,能使物成长。四大又分内外两类,人和动物体内的四大称内四大,人和动物体外的四大称外四大。这样佛教医学就自然地把人的身体也认为是由四大组成的了,而人的生老病死和人体的新陈代谢,也是与四大的增损变化有着根本的联系,这也就是佛教医学理论基础中的"四大增损学说"。

"四大增损学说"认为,人体四大调和,人体就健康;人体内四大如与外四大不调和,就会产生疾病。《大乘悲分陀利经》说:"诸根四大,代谢增损,全身得病","四大调和,众病皆愈"。

《佛说佛医经》中对"四大增损学"有更加详细的论述:

> 四大不顺者,行役无时,强健担负,棠触寒热,外热助火,火强破水,是增火病。外寒助水,水增害火,是为水病。外风助气,气吹火,火动水,是为风病。或三大增害于地,各等分病,或身分增害三大,亦是等分,属地病。此四(大)既动,众恼(病)竟生。
>
> 人身中,本有四病,一者地、二者水、三者火、四者风,风增气起,火增热起,水增寒起,土(地)增力盛。本从四病,起四百四病。

佛教还认为,"色",即色、受、想、行、识五蕴中的色,是指物质。而任何物质现象都是因缘所生法,究竟而无实体,故名"空"。而"缘起性空"才是宇宙万物的真实相状,即所谓的"诸法实相",这也是"四大皆空"的原旨所在。所以佛经说："空者理之别目,绝众相,故名为空"。"空"才是佛教义理的最高境,这样佛教就把"空"也视为"大"了。

　　佛教医学则根据以上佛学原理把地、水、火、风与空合称为"五大",并用"五大归纳法"来系统地说明人与人体各部及周围环境的相互联系。根据"五大归纳法",佛教医学把人的形体、脏腑与人所处环境的类比关系列表如下:

表 1

五　大	空	风	火	水	地
五　脏	肝	肺	心	肾	脾
形　体	筋	皮毛	脉	骨	肉
五　官	眼	鼻	舌	耳	口
气　质	魂	魄	神	志	意
时　间	春	秋	夏	冬	季夏
空　间	东	西	南	北	中央
味　道	酸	辛	苦	咸	甘
颜　色	青	白	赤	黑	黄
梵　音	阿	尾	罗	吽	欠

　　本书不可能对佛教医学作深入的论述。通过以上"四大增损学说"和"五大归纳法"的简介,旨在说明古印度的医学文化同样是与其宇宙观和生命论紧密结合在一起的,而对比古希腊的具有科学理性主义光辉的医学文化,古印度的医学文化则显示出一种宗教神秘主义色彩。

第三节　古代中国医学的文化意蕴

　　一般认为,中国医学的文化源起,是阴阳、五行的宇宙生成论和生命构造说。[①] 阴阳、五行作为一种文字符号,虽然是古代中国人认识宇宙万物的表象体系,即以此象来象征和概括宇宙万物的存在和变化之规律,但它们实在是凝聚了古代中国人对宇宙和生命的"神秘"体验和省悟。尽管我们今天对古人的这种"神秘"体验和省悟难以考证出一个所以然来(即使要考证也不是本书所为),但是其中所显示的文化意蕴却足以为我们认识中国医学的文化来源提供了极好的致思途径。

　　据专家们考证,阴阳、五行作为两套不同的表象体系,本属于不同的文化来源,本书对此不作论证,只是说明缘由并分别加以论述。

　　对于阴阳观的起源,虽有种种不同的说法,然而,"自然取象说"是合乎人类进化之根本法则的。老子说:"万物负阴而抱阳。"远古的中国人在对自然界现象作长期的观察后认识到,万物都有其表象为两种不同且又相互对立的形态,如天有日月、昼夜、阴晴之相;地有水陆、高低之貌;寒凉为阴,暑热为阳;女"谷"为阴、男"根"为阳,等等。最初的阴阳观便从人类的大脑中产生出来。

　　虽然老子也有"一阴一阳之谓道"的说法,而所谓"道",又被老

----

　　① 也有认为中国医学文化导源于"精气"说。这主要是从物质世界的本源论认知的。如《周易·系辞上》说:"精气为物,游魂为变。"孔颖达疏:"云精气为物者,谓阴阳精灵之气,氤氲积聚而为万物也。"这样,精气也就自然是构成人体的物质了。所以王充说:"人之所以生者,精气也。"(《论衡·论死》)"精气"说是讲物质世界的本源,而笔者重在论述这一本源的文化表象体系,殊途而同归。

子说成是"不知其名,字之曰道,强名之曰大"(《老子》),而被庄子说成是"不可闻,闻而非也"(《庄子·知北游》)的一种神秘之物。但是,这里的"道"是否可以将它看成是古人对"阴阳"之象的一种追本溯源的理性思辨呢?对此,笔者认为,所谓"阴阳",是古人从理性之思到万物之象的一种"中介",它对上承担着人对宇宙之源的道的求索,对下承接了人对万物之象的解释,它自身所体现的文化价值,就是"道"这个文化符号的"体"和"用"。这样我们就可以领悟到老子的所谓"道生一,一生二,二生三,三生万物"的文化意蕴了。

中国古人的生命观就是与阴阳之道的宇宙观合为一体的,而作为医学对生命的认同亦是起源于表现为人的思维之学的哲学之悟性的。如中医学认为,世界是阴阳二气相互作用的结果。故曰:"清阳为天,浊阴为地。"(《素问·阴阳应象大论》)而"人生于地,悬命于天,天地合气,命之曰人"。(《素问·宝命全形论》)

与阴阳观相比,中国的五行学说的文化起源,对今天的人来说更是一个谜。在现存的古代文献中,最早出现与"五行"有关的观念,是《尚书·大禹谟》:"德惟善政,政在养民,水、火、金、木、土、谷惟修。"另外《尚书·甘誓》和《尚书·洪范》中亦是最早出现"五行"观念的古代文献,其中又以《洪范》的"五行"说更具系统性。

即使我们承认以上这些本来非常值得怀疑的史料是可信的,我们也难以说清"五行"观念的来源,这也是中国传统文化之所以神秘的根本原因之所在。现在一般都对"五行"的来源作一些唯物主义的解释,认为五行中的木、火、土、金、水,是古代中国人长期的生活实践中认识到的五种最基本物质。这种认为在古代文献中也得到了印证。如《左传》中说"天生五材,民并用之,废一不可";《尚书》中说,"水火者,百姓之所饮食也;金木者,百姓之所兴作也;土者,万物之所资生,是为人用"。以后中国古人又在此基础上进行抽象思维,"五行"学说便成为人们分析各种事物的五行属性和研究各事物间相互联系的基本法则和宇宙观。

《素问·天元纪大论》说:"天有五行御五位,以生寒暑燥湿风。"《素问·阴阳应象大论》又说:"人有五脏化五气,以生喜怒悲忧恐。"在天的五气,又可化生为在地的五行,这就是"在天为气,在地成形"的宇宙客观存在,同时又与人的五脏之气和三阴三阳六经六腑之气结合,这样,天、地、人三者五气相通,五行相合,便达到"天人相参"之境界了。

需要说明的是,虽然阴阳和五行似乎来源有异,但经过后人的归并抽象之加工,便成为一种融会贯通又相互为倚的宇宙观和生命观。如《类经图翼》中说:

> 五行即阴阳之质,阴阳即五行之气。气非质不立,质非气不行。行也者,所以行阴阳之气也。

这样论阴阳则往往联系到五行,言五行则必及阴阳,中国医学对生命的解析便与古人对宇宙的体验合二为一了。

以上只是对中医的文化源头——阴阳五行的宇宙观作了简略的探讨,有关中医学对生命的认解以及与"阴阳五行"的宇宙观的关系,将在以后的章节中有专门的论述。通过以上简略考察,旨在使我们认识到中国的医学文化与古希腊和古印度不同,它既有古希腊医学文化的朴素的科学理性主义的光辉,如阴阳、五行之"象"的直观性;又有古印度医学文化的宗教神秘主义色彩,如阴阳、五行之"道"的令人玄迷的道家"宇宙精神",这是一种更为复杂的人类医学文化。

第四节　三大民族医学文化的异同性

首先,三大民族医学都满足于这样一个文化前提,即生命的发生和宇宙的生成,或者说生命的构造和宇宙的形态是紧密相联的。不但中国古人有"天人合一"的宇宙观,古希腊人的宇宙论和生命论也是合而为一的。他们认为,人类也是宇宙的一部分,人这个小宇宙也是受自然的大宇宙那个原理支配的。在古印度,人们更是把人的本质与宇宙的本质抽象到一个共生的"无我"境界,从而得出了人等于宇宙万物的结论。恩格斯早在近一个世纪前的《自然辩证法》一书中就指出:"不管自然科学家们采取什么样的态度,他们总还是在哲学的支配下。"因此,我们说三大民族医学都有一个共生的文化源,这就是人类对宇宙创生和生命创生的认同。

然而,在对待宇宙和生命的本体构成上,三者却显示出明显的差异。在这方面,古希腊人偏重于对构成宇宙和生命本体的物质性的探掘,从对宇宙万物是由水、"无限物质"、空气构成,到把火、空气、水和土列为宇宙万物的四个根的朴素唯物主义的认识过程,古希腊医学就把火、空气、水、土以及血液、粘液、黄胆汁、黑胆汁等看成是构成人的生命体的最基本的物质元素。所以说古希腊的医学文化闪耀着的是一种科学理性主义的光辉。

古印度人受唯物主义的数论哲学的影响,虽然也承认世界的物质性,并把地、水、火、风、空、心、觉、我慢、有命定为物质世界的构成原质,另外又有佛教的"四大"(地、水、火、风)学说的创立,但是,由于他们认为所谓的宇宙原质并非自在之物,而是隶属于"我"这个"宇宙精神"的。受这一宇宙观的影响,古印度的医学也就呈现出一种宗教的神秘主义色彩。他们虽然认为人的生命也是由物质世界的"四大"基本元素所构成的,但是,在他们看来,这些物质元素是"因缘所生法"的,并受到"空"这个"宇宙精神"的制约,所以"缘起性空"才是宇宙万物包括人的生命存在的本质。

古代中国人虽然把阴阳之"气"和五行之"材"看成是宇宙创生和万物生成的物质基础,似乎呈现出一种朴素唯物主义的色彩,但是,由于中国古人不像古希腊人那样把探寻宇宙奥秘的眼光落在这些物质元素的质的规定性上,而是落在了探寻这些物质元素的呈动态性的内在联系上,从而呈现出一种"有"与"无"的玄学(道)思辨特征,因此,就使那些原来充满唯物主义色彩的宇宙创生论罩上了一层神秘主义的光晕。中国的古代医学则依附于此种宇宙观,把人的生命看成是阴阳相生、五行相运的物质现象,形成了一种与古希腊和古印度都不尽相同的生命观。当然,从本质上来说,中医学的生命观更接近古印度佛教医学的生命观,这也是为什么佛教思想以及佛教医学更能为中国古人接受并加以吸收改造的根本原因。①

第二,古代三大民族医学都强调对诸生命构成因素的均衡、协调,认为只有各因素达到和谐一致,生命才能保持健康。如古希腊的体液病理学认为,人的四种体液(血液、粘液、黄胆汁、黑胆汁)必须均衡调合;古印度的佛教医学认为,人体的内四大(地、水、火、

---

① 关于印度古代医学文化对中国古代医学文化的影响问题,将在本章下一节中作专门的论述。

风)必须与自然界的外四大调合一致；古代中医学认为，人体必须达到"阴平阳秘"、五行(木、火、土、金、水)生克谐和。

然而，在如何使人的生命诸因素达到和谐一致的具体做法上，三者则存在一定的差异。如同样作为养生法的医疗运动，古希腊采取的是奥林匹亚的竞技方式，希波克拉第就是把各种奔跑运动当作基本内容加以推荐和发挥，并将其整理归纳为如下项目：

1. 呼吸停止运动；

2. 摆臂运动；

3. 举臂运动；

4. 臂部运动；

5. 二人相对手掌臂屈伸；

6. 拳打吊袋；

7. 空拳攻防练习；

8. 站立摔跤；

9. 跪摔。

还有令今人难以理解的呕吐疗法等等。而对古印度和古代中国来说，其养生法颇为相似，两者一般都采取室内的身体机能的内在协调运动。如古印度佛教医学中的瑜伽功夫，讲究调息炼气和止观；中医学中的气功、导引等术强调体安气和、血疏筋通等等。

第三，古代三大民族医学都认为，生命具有一种生生的活力，但是要使人的这种生生活力强旺不息，三者又存在着差异。古希腊的医学强调的是运动，从此播下了"生命在于运动"的文明火种，这一文明火种与西方人那种敢于冒险、勇于进取，改造自然、征服自然的文化精神并行不悖，又相互渗透和影响。对古印度和古代中国的医学来说，强调的则是"静止"(运动的特殊形态)，它们要求生命保持一种相对的"静止",即让生命充满内在的凝聚力,从而促成了一种生命在于"静止"的文化胚质的诞生,由此同保守的、自足的、与自然保持和谐一致的东方文明相互观照,并熔于一炉。①

第五节　古印度佛教医学对中国医学的影响

中国与印度的文化接触历史悠久。自西汉张骞通西域起(公元前2世纪),印度文化便从丝绸之路流入中国。"印度"这一称谓,最早出现在唐代玄奘所著的《大唐西域记》中,汉代史籍将印度译作"身毒"或"天竺"。

古印度输入中国的学术总称"五明学":(一)"内明",就是佛学;(二)"因明",即思辨规则之学(相当于逻辑学);(三)"声明",语言、文字之学;(四)"工巧明",工艺、技术、历算之学;(五)"医方明",也就是医学。它们是佛教对古印度学术的分类。这五种学术在印度,好像六艺在中国,被视为国粹。一般认为印度传入中国的只有"内明",即佛学,而其余的"四明"尚未传译到中国。别的且不谈,有史料表明,就医学而言,它确实与佛学一起传到了中国。

首先,印度的医学和佛学的关系与中国的道教和医学的关系相似。如前所论,在印度,作为治身的医学与治心的佛学是同系于一种文化链中,且彼此有着神圣的联系。如佛教经籍记载:"(佛)为大医王,善疗众病。分别病相,晓了药性,随病授药,令众乐服。"而佛经中也有不少医学知识,如《长阿含经》中曾提到沙门婆罗门用"铖灸(即针灸)药石"治疗各种疾病。因此在佛教流入我国的同

---

① 当然,古代印度与古代中国的文明特征也有差异,这里不再作详尽的阐述。

时，印度医学也必定东渐，为我们所接纳。

第二，关于印度"五明"的学术，从后汉以至六朝就早已为我国所接受。其中有关"医方明"的许多作品在当时曾被翻译，只是这些经论，数千年来，尤其是唐宋以后，被专治"内明"的和尚们所排弃以致佚失。我们现在只能以敦煌石窟的写本，和中国目录家所收藏的流通别本中的有关古印度医学经论目录的记载，来推知佛学东渐时的佛医学流入之状况。如：《耆域术经》一卷①（梁《僧祐录》说是晋时《道安录》所采的凉州的异经），《佛医经》一卷（三国时吴主孙权黄龙二年，由印度僧侣竺律炎与支越二人同译，不是全典，而是从大经中节略出来的。梁《宝唱录》说就是《医王经》），还有 30 多种，此处不一一列举。

第三，自西域道路打通之后，印度、西域有不少精于"五明"学识，身怀医药绝技的番僧来中国。如后汉桓帝时安世高（安息国人），此人"洞晓医术，妙善铖脉，觇色知病，投药必济"（《僧祐录》）。三国时，魏国有叫昙柯迦罗的（中印度人），"善学四韦陀论，风云星宿，图谶运变，莫不该综"（《僧祐录》）。到了西晋，此类人物就更多了。人与人的直接交往，更有利于包括医学在内的"五明"学术在中国的传播，并加快了中国与印度文化的相互渗透。

第四，1890 年，在我国新疆的库东佛教窣堵波中发掘出一种古代梵文著作的抄本，年代约为公元 350 年，即我国的东晋时期，而真本的传入又肯定在此之前。其中有三册为医学著作。书中提到有关大蒜的特性，称其可以治疗许多疾病，并可延人寿命至百年

---

① 耆婆为释迦牟尼佛的弟子，相传为古印度佛教医学的开创者，故《耆域术经》指有关医术的经典。

之久。还提到其他一些外敷、内服药方。所有这些抄本虽都不尽完整,却是中国印度文化特别是医药学术久已往来的实证。

印度的医学不但早已传入中国,而且对中医的发展产生过重大的影响。在这个过程中华佗可说是融印度医术与本国医术为一体的先驱。我们知道,印度的佛教自东汉后期开始传入我国,后经魏、晋、南北朝得到了飞速的发展,作为古印度"五明"学术之一的"医方明"也正是与佛教这股东进的潮流裹夹着一起涌进了中国的大门。陈寅恪先生曾经考证华佗二字与天竺语 agada(药字意)相应,省去阿字,犹阿罗汉省为罗汉。他说华佗原名敷,所以相传为佗,可以推想到当时由于印度文化充斥我国,民间比附印度神话故事甚多,因而将他看作药神并称他为华佗。

《三国志》中介绍华佗的方药、针灸、解剖三种医术理论时说:"华佗……精方药,其疗疾,合汤不过数种,心解分剂,不复称量,煮熟便饮,语其节度,舍去辄愈。若当灸,不过一两处,每处七八壮,病亦应除。若当针,亦不过一两处,下针言'当引某许,若至,语人';病者言'已到'应便拔针;病亦行差。若病积结在内,针药所不能及,当须刳割者;便饮其麻沸散,须臾便如醉死无所知,因破取。病若在肠中,便断肠湔洗,缝腹膏摩。四五日差,不痛,人亦不自寤;一月之间即平复矣。"(《魏志·华佗传》)有证可考,这段记载中,关于华佗这三种医术的来源,都可以为是当时西来医学的反映。

先拿解剖术来讲,我国最早的人体病理解剖首见《南史·顾觊之传》,其中记载有个名叫唐赐的人,原籍在沛郡相县(即今安徽省濉溪)。一次因到邻村彭家喝酒,回来后便得了一种怪病,从口中吐出 20 多条虫,不久便病逝。他的妻子张氏根据其遗嘱对尸体进行了解剖,观察了五脏六腑,终于弄清了唐赐的一些体内病变。

由于张氏的行动有悖于封建礼教,被郡县的官吏处以死刑;甚至唐赐的儿子唐副也以"未加阻拦,忤逆不孝"的罪名而被同时处以死刑。中国的传统封建道德尚且不允许对尸体进行解剖,更何况将解剖用于活人呢?因此华佗的"刳割"术能早在东汉后期就施行自如实在使人生疑。

再则中国古代实以形气二者来认识人。人之所以为人者,以形,而形之所以生者,以气也。人禀天地之气而生,人身上的元气绝不能走漏丧失,像华佗这样刳腹破肠、放走人身元气的医术,能在当时的社会文化背景下创立之说也是难以成立的。

以上而论,华佗的"刳腹"之术就不得不被涂上了一层西域印度的佛教医学色彩。印度的宗教向来厌恶一切,甚至连自己的身体也在厌恶之列。所以,自焚的,自投石死的,以自身剖腹的宗教信徒比比皆是。尤其是印度人还有一种解剖自身可以利益他人的信仰。因此,解剖人体对古代的中国人是不可忍的,而对印度佛教徒却视为寻常。如《晋书》中记载:西晋佛图澄为"天竺"人,永嘉四年来洛阳。腹旁有一孔,常以絮塞之。斋时,平旦至流水侧,从腹旁孔中引出五脏六腑洗之,讫还内腹中。

在印度文化的影响下,中国的佛教徒也每以效仿,如刘宋时就有和尚自剖其腹而自己治病的传说。"僧富因村人有劫,劫得小儿,欲取心肝以解神。因脱衣以易小儿,自取劫刀,划胸至脐。群劫散后,取针缝其腹皮,涂以验药。还寺,将息少时而差。"

由此看来陈寅恪先生将华佗疑作天竺人,并认为其解剖人体,乃是"三国志因佛教故事而辗转因袭,杂糅附会"的说法不是没有道理的。至少我们可以说华佗即使不是印度人,也一定是个积极接受印度"医方明"学术的学者兼医师,而印度佛教医学对中医的影响实可见一斑。为更充分证明这一点,还可以略引旁证。

据三国时两种佚书的片段记载(被引于《三国志》注),琅邪刘勋做河内太守时,他的一个 20 多岁的女儿左膝内生了疮,七八年来痒而不痛,但数十天就要复发一次,请华佗治疗。华佗用两匹好马牵着一只黄狗奔驰 30 余里,当狗累得不能再走时再叫人拖曳 20 里。然后令病女饮下安眠药,遂取大刀剖开黄狗的肚子,借取黄狗身上因犬马相互驰逐后血流急速的筋骨的吸力,吸出病女疮内的毒虫,再用铁锥横刺虫头将其从疮内牵出。此虫长 3 尺许,有眼无珠,身上倒长着鳞片。最后华佗用膏药敷于疮口,7 天后病女便告痊愈。华佗这种用犬马治病的医术完全可以认为是从西域畜牧社会的经验得来的。

如果我们将历史朝前推移,还会发现,解剖人体不但在古代印度早已施行,就是在中国西汉末也曾有过。如王莽诛翟义,分解肢体。《汉书·王莽传》中说:"量所度五脏,以竹筳导其脉,知所始终,云可以治病。"

当时解剖尸体虽不以治病为直接目的,但了解人体内脏却是医学上必要的工作,而完成于西汉的《黄帝内经》中就有关于人体内脏的较为详细而准确的记载,这两件事在时间上吻合,似乎可以作为否认华佗的解剖术源于印度医术的论据。但是我们只要注意中国从上古至周、秦、汉初未见有解剖人体的医术学说,王莽的尸体解剖又大大晚于汉武帝通西域的事实,就马上会提出相反的疑问。况且经许多学者证明,《黄帝内经》中,从人体解剖术得来的有关专论人体内部组织的章节都是两晋间所加入的。由此可见,中国的医学确实与印度的"医方明"有着种种神秘的联系。

据史书记载,中国上古时代确实已有针刺疗法,但所用的针不是金属,而是用石头做的并称作"箴石"。《汉书·艺文志》记载"施箴石,汤火所施",指的就是中国古代的针灸术。更有许多论证可以确定,周、秦、西汉一直使用的是从原始期遗留下来的砭石刺病术,而不是用金属针。如《山海经·东山经》说:"高氏之山多铖石。"郭璞注:"可以为砭。"又如《春秋》中记载"美疢不如恶石。"服子慎注:"石,砭石也。"以上的说法到了《南史·王僧孺传》中就说得更加明确:"古人以石为针,必不用铁。……李世无复佳石,故以针代。"这些都可以说明三国以前中国的针灸术用的是石针。

魏、晋以后,从印度传入了新的针灸术,这就是用金属针替代石针,而有史可考的第一个接受外来医道并使用金属针的人应首推华佗。为什么这么说呢?首先我们可以从考证华佗的门徒彭城樊阿的高超针灸术中得到证实。

《魏志·华佗传》中说:"阿(指樊阿)善针术,凡医咸言背及胸脏之间不可妄针,针之不过四分,阿针背入一二寸,巨阙胸脏针下五六寸,而病辄皆瘳。"可想如用石针刺灸怎么能"针下五六寸"之深呢?因此必用铁针无疑。樊阿对师傅华佗所传的针术不但运用自如,还为此专门著有《华佗枕中灸刺经》一卷。

当然,说用金属针刺灸的人首推华佗,并不等于说这种针术一定来自古代印度,为要证实这一点且再作以下的分析。

魏国张揖所著的《广雅》中记载,当时的针刺有许多动作,如挬、撞、铗、挃、剚、租、䍶、捊、刏、扰、筑、劀、抵、挋、挣等。首先,三国以前我国并没有这些针刺术上的专门名词。第二,我国周、秦、两汉的一些训诂辞书里有关释疾病的条目中也不见这 15 个字。并不是这些著书的人将此给遗漏了,而实在是直到三国时我国才出现了如此复杂的针刺术,并用如此繁杂的名词加以表达。

进一步考证这 15 种针刺名词,在《说文解字》中除不见捗、劀、挣 3 个字外,其余的 12 个字,依清代王念孙考证,在周、秦、西汉时都各有其本意,并不为针刺术所用。如撞,"迫则杖戟相撞"(见《秦策》),说的是两种兵器的碰击。这样看来,金属针为外来医术则有了较为可靠的文字旁证。

因为针刺是金属的,故其手法会有如此之繁多。张揖之所以在《广雅》中收入,也许他当时看见了新译出的针刺术著作,张揖写此书又与华佗同时,因此,不但可以认为金属针刺来自异域印度,而且可以旁证华佗为施用此术的第一人。

敦煌是古代中国与印度文化交通的枢纽。华佗以后,更有从敦煌输入印度针刺术技巧的考证。如晋朝刘景的《敦煌实录》中说,有一个名张存的人针刺很精,手下有一些奴隶总要逃走,他就用针刺奴隶的双脚,使他们难以行动,等要使用奴隶时,张存又用针法恢复他们双脚的常态。

针刺的这种技巧在我国本土是绝未有过的。另外,自从敦煌和尚输入印度古代耆婆(医学大师)的医术后,在魏、晋、六朝时便流行起来。《高僧傅本传》中记载,当时有个叫于法开的敦煌和尚,祖述耆婆,妙通医法。有一次化缘到一人家,正值其主妇难产,许多医生治疗无法。此时正好主人在宰羊,于是该和尚就叫主人取一些羊肉做成羹叫产妇吃下,同时采用气针。不一会儿,胎儿便顺利产出。这敦煌和尚祖述印度古代医师耆婆的医术的传说,不但旁证了《敦煌实录》所记载的张存针术来自印度,而且确定了作为印度的金属针刺术是由敦煌传入我国的。

此外关于魏、晋以后在我国传译的印度"医方明"中专论针灸术的五种著作的流行,以及当时文人、方士、游宦等跟随胡僧、道人

（当时胡僧亦称道人，见《高僧传》）学习针刺的许多史实，都证明了印度针刺术对我国医学的广泛而又久远的影响。

《神农本草经》是我国最早的药物学典籍，可是，此书的结集期不但在印度文化传入我国以后的魏、晋间，而且当时也不称作《神农本草经》，仔细考证，此书确实留有印度医学的痕迹。

我们知道神农尝药的传说始见《淮南子》，此书是刘安在汉武帝时所作，其时正当印度文化开始输入的早期。这种传说也许是附会托古，但当时确实没有"本草"的名称。《汉书·艺文志》也没有《本草》一书，只有《神农》二十篇，列入农家者流。

到了西汉末年，"（汉平帝）元始五年，举天下通知……方术、本草者，在所为驾一封轺传，遣诣系师"。《汉书·平帝本纪》才出现"本草"二字。到了三国，始有吴普撰写的《吴氏本草》六卷。吴普是华佗的门徒，又当佛教盛行时期，书中杂糅了许多外来的药物，如羌活从羌中来，玉屑从于阗来，胡麻从大宛来等（见《本草纲目》）。以后到了晋代，又有张华等人依托古学，附以新说，而编《本草》。有史考证张华是亲近胡僧及婆罗门一类的人物，他撰写的《本草》中确杂有许多西域来的药物成分。

以上所述，魏晋两代的《本草》编纂者为吴普、张华两人。而吴普为华佗的门徒，名师出高徒，由此推断，印度的方药在与中国的方药杂糅过程中，华佗理当承担了一个先师们所应承担的职责。

然而，《神农本草》究竟始于何时呢？依据唐朝李世勣说，梁《七录》中始有《神农本草》三卷的记载，《旧唐书·经籍志》也有相同的记载，因此，可以断定从西汉时神农尝百草到三国两晋间的《本草》结集，以及发展到南朝梁代方演变汇合成为神农作本草的传说。

　　另据梁代陶弘景说,《神农本草》是黄帝的臣子们编著并经后世逐渐增加的作品,其中夹带着华佗、吴普、李当之等接受外来药物学的影响。陶弘景自己就作过《本草》的结集工作,他还说《神农本草经》有 365 种药味,但到了明朝李时珍所编撰的《本草纲目》,共有 1882 种,可见中国药物增加的速度之快,其中确有一部分是从印度与西域传入的。

　　古印度对中国的文化影响源远流长,所涉及领域很广,单就医学上,除以上考证的解剖、针灸、方药三方面外,还有气功、导引、养生、幻术(用巫祝治病)、兽医学等各方面。这些医术的流入,对古代中国医学发生了不小的影响,并促进了中国医学的蓬勃发展。

第四章　中国医学的基础 体系与文化

中国医学是研究人体生理、病理以及疾病的诊断和防治等的一门科学，她同其他任何一种民族的医学一样，无论规模多少庞大、内容如何繁复、门派怎样众多，总是围绕着发病——诊断——医治(疗养)这一基础体系展开的。

国外医学人类学的发展告诉我们，每一个民族的医学文化的构成以及基础体系的确定，都是这个民族大文化中极为重要的一部分，并且与这个民族文化之魂的哲学(世界观)紧密地联结在一起的。英国医生兼人类学家里弗斯(W. H. R. Rivers)在收集各种民族志的材料时，就特别注意收集有关医学方面的材料来加以研究。通过一系列的研究，他将人类的世界观分为三种：巫术的(magic)、宗教的(religions)和自然论的(naturalistic)，并认为每一种世界观都将衍生出一套与之相应的病因学和治疗体系。

对此，在前一章，即世界三大民族医学的文化比较中，我们已经有了初步的接触和体验。然而，医学文化的存在，并不总表现为被动式的接受影响过程，她一旦建立，便会以自身独特的发展形态对整个民族大文化进行反渗透，这一状况体现了生命科学对人类文明进程的观照和反作用。因此，我们有必要通过对中医基础体系的考察，来进一步认识生命的本质并同时加深对中国医学中所隐涵的中华民族文化意蕴的认识，从而为我们进入到对中国传统文化作全方位的生命感悟打下厚实的基础。

第一节　六淫七情　内外致病

中医学认为，人有五脏六腑、气、血、津液，人体通过经络运行全身气血，联络脏腑肢节，沟通上下内外，保证自身以及与外界环境之间的动态平衡，从而保持生命的正常活动。当这种动态平衡因某种原因而遭到破坏，又不能立即自行调节得以恢复时，人体就会发生疾病，严重时则将导致生命的死亡。

破坏人体相对平衡状态从而引起疾病的原因，就是病因。所谓病因学就是研究人体发病的一门学问。中国古代的医家在阴阳五行的哲学思想的启迪下，曾对病因作过科学的探讨和一定的归类。

如《黄帝内经》首次将其分为阴阳两类，《素问·调经论》中说：

> 夫邪之生也，或生于阴，或生于阳。其生于阳者，得之风雨寒暑。其生于阴者，得之饮食居处，阴阳喜怒。

汉代张仲景在《金匮要略》中指出，疾病发生有三个途径，他说：

> 千般疢难，不越三条，一者，经络受邪入脏腑，为内所因也；二者，四肢九窍，血脉相传，壅塞不通，为外皮肤所中也；三者，房室、金刃、虫兽所伤。以此详之，病由都尽。

　　晋代陶弘景《肘后百一方·三因论》则将病因分为三类，即"一为内疾，二为外发，三为它犯"。宋代陈无择又引申《金匮要略》"千般疢难，不越三条"之意，提出了"三因说"，他说：

　　　　六淫，天之常气，冒之则先自经络流入，内合于脏腑，为外所因；七情，人之常性，动之则先自脏腑郁发，外形于肢体，为内所因；其如饮食饥饱，叫呼伤气，金疮踒折，疰忤附着，畏压溺等，有背常理，为不内外因。

　　从上述医家的经典中，我们不难看出，中医学上没有无原因的疾病，任何症候都是在某种原因的影响和作用下，患病机体所产生的一种病态反映。通过分析疾病的症状、体征来推求病因，为治疗用药提供依据的方法，就是所谓的"辨证求因"。而被"求"的发病原因，无外乎以下两大类：或如《内经》中所说为"阴阳致病"，或为"内外因致病"说，即表现为"六淫"的外因和表现为"七情"的内因，而作为非内外因的一类致病原因其实都可以归入内因或外因的两种发病情况之中，如"叫呼伤气"可归入内因，跌仆金刃、虫兽所伤可归入外因等等。

　　无论"阴阳致病"也好，"内外因致病"也好，其实都与中国古代的唯物辩证观"阴阳五行说"有关，同时也是天人贯通、化合为一思想在中医病因学中的具体展现。它证明人的生命体与大自然是息息相关的，而对比自然界这个大宇宙，人的生命就是一个"气象万千"的小宇宙。下面我们不妨对六淫、七情与阴阳五行的关系作一番具体的考察。

　　六淫，即风、寒、暑、湿、燥、火六种外感病邪的统称。在正常的情况下,这六者称为"六气",是自然界六种不同的气候变化。在中医学看来,六气又可称五气,并与五行相配,即风配木、寒配水、暑配火,湿配土,燥配金。还有一个火并不是没有一行可以相配,而是因为与火行相配的暑是为夏季的主气,为火热所化。故《素问·五运行大论》中说:"其在天为热,在地为火……其性为暑。"火与暑实为一种特性,不再归"行"。

另外,由于火热为阳盛所生,故火热常可混称。但火与温热同中有异,热为温之渐,火为热之极,热多属于外淫之类的病邪,而火常由内生,如心火上炎、肝火亢盛、胆火横逆之类病变。再则,人体感受风、寒、暑、湿、燥等各种外邪、或精神刺激,即所谓"五志过极",在一定条件下皆可以化火,故又有"五气化火"、"五志化火"之说。

六气(五气)本身对于人体是无害的,它们是大千世界万物生长的条件,所以《素问·宝命全形论》说:"人以天地之气生,四时之法成。"这就是说人是依靠天地之间的大气和水谷之气而生存,又是遵循四时生长收藏规律而成长发育的。

由于人体与自然是化合为一的,所以,一般情况下,天之六气(五气)是不会致人以病的。但是,当气候变化异常,六气(五气)发生太过或不及,或者六气不合时,如春暖之际返寒、秋凉之时返热等,以及气候变化过于急骤,如暴冷、暴热等,使原来与天地四时之气保持均衡贯通的人体机能出现了紊乱之状,于是天之邪气便侵犯人体,导致发病。这样的六气便称之为"六淫"。淫即是太过和不正之意,故又称为"六邪"。自然之六气本身在四时中是阴阳协调的,太过或不及,应暖之际返寒,应凉之际返热以及暴冷、暴热等等,就会造成阳盛或阴衰,打破平衡,成为淫邪之气,这就是外因致病不离阴阳观的所以之处。

六淫致病说有以下特点:

其一,强调人的疾病多与季节气候有关。如风为春季之主气,故风邪引起的疾病多在春季发生;寒为冬季的主气,由于冬季气温骤降,人体防寒保暖不够,易得寒疾;暑为夏季之主气,故夏季多暑病;湿为长夏之主气(古代中国人称夏秋之交为长夏),是一年中湿气最盛的季节,故多致人以湿病;燥为秋季之主气,此时天气敛肃,空气中缺乏水分,人最易得阴津亏虚的燥病。

其二,六淫之邪气,既可以单独侵袭人体,又可以同时有两种以上侵袭人体,使人得病。而在发病过程中,不仅可以互相影响,而且可以在一定条件下相互转化,如寒邪入里可以化热,暑湿日久可以化燥伤阴等。

其三,人受六淫之邪,其途径多从肌表,或从口鼻而入,也可以两者同时受邪,所以又有"外感六淫"之称。

六淫致病说,实质上是一种外因致病论的体现。从今天的眼光看,人体的外因致病因素除了六淫外,还应包括生物(细菌、病毒等)、物理、化学等各种因素。中国古代医学中六淫致病说尽管还不够完善,但它把外在的致病因素与人的机体反应结合起来的病因观,确实是合乎科学之理的。

相对六淫外因致病论,中医还有"内伤七情"的内因致病说。七情是指喜、怒、忧、思、悲、恐、惊七种情志,是人体的精神状态。和六气一样,七情本不会使人致病,只有突然、强烈或长久的情志刺激,超过了人体本身的正常生理活动范围,使人体气机紊乱、脏腑阴阳失调,才导致人体疾病的发生。

七情与六淫一样,首先与阴阳五行观中的五行相配伍,即怒配木、喜配火、思配土、悲配金、恐配水。七情中的另外两情"忧"和"惊"不是没有"行"可配，而是根据其特性相应归入"金"行和"水"行。如《宣明五气篇》中说：

> 忧者，愁虑也，情之迫。悲者，哀苦也，情之惨。然悲极则忧，忧极则悲，悲忧同情，故皆为肺志。

根据五行配五脏，五脏中的肺脏配金，所以"悲"和"忧"为同一特性。所谓"恐"与"惊"的特性也是同理。惊是心理上先无准备，突然受到外界的刺激而感到惊骇、恐惧；恐是未受突发性的惊吓，而内心自感恐惧，所以，惊与恐情感相似，可以相合，于是同归与水行。

由于七情致病发乎人体之内，而人体内部又以五脏六腑为主，所以，人的情志与内脏有密切的关系。《素问·阴阳应象大论》中说："人有五脏化五气，以生喜怒悲忧恐。"又说心"在志为喜"，肝"在志为怒"，脾"在志为思"，肺"在志为忧"，肾"在志为恐"。可见情志活动又是以五脏精气作为物质基础的。

与六淫致病发乎外、入乎内的特征相反，七情致病则发乎内、表于外。《三因极——病证方论·三因篇》说："七情，人之常性，动之则先自脏腑郁发，外形于肢体。"故中医上又有"怒伤肝"，"喜伤心"，"思伤脾"，"忧伤肺"，"恐伤肾"之说（《素问·阴阳应象大论》）。

当然，人体又是一个有机的整体，互相牵扯，不同的情志刺激对人体的各脏都会产生不同程度的影响，如《灵枢·口问》中说："心者，五脏六腑为主也……故悲哀愁忧则心动，心动则五脏六腑皆摇。"这里的"摇"就是受到牵扯后产生疾病。而所谓的"外形于肢体",就是由于内脏病发使人体外表发生病态之状,如遇事恼怒、肝阳暴涨,可使人体发生眩晕、昏厥之状,或者昏仆不语,半身不遂,口眼㖞斜等。

有人认为,七情发病看似人体内因所致,实仍为外因所感。因为人之情志作为一种精神现象,本来就是客观外界作用于人体,特别是五官的一种反应。这个意见固然有其道理,但作为"内伤七情"的发乎内、表于外的发病途径,与"六淫"致病的发乎外、入乎内的状况,正好互为补充,并构成中医病因学的主干。另外,"内伤七情"的致病说,虽与五行的"木、火、土、金、水"相合并且变异,但归根到底还是使人体脏腑的阴阳气血失调,破坏人体的"阴平阳秘"之均衡机制。所以说,七情致病论仍是与中国古代的阴阳五行观以及"天人合一"观相联系的。

中医的人体发病原理及病因学还有丰富的内容,难以本书为之。所以作六淫、七情致病的原委说,旨在使我们认清生命与自然合一的文化现象。

第二节　望闻问切　合参诊断

《灵枢·外揣》篇中说:

> 日月之明,不失其影;水镜之察,不失其形;鼓响之应,不后其声。动摇则应和,尽得其情。

疾病是由于六淫、七情等原因造成人体生理、心理活动异常,破坏

生命内在和谐的一种态势,而这种生命的异常态势必然通过其相应的征候反映出来,所以中医学认为:

> 欲知其内者,当以观乎外;诊于外者,斯以知其内。盖有诸内者,必形诸外。(朱丹溪语)

这也就是中医诊断学的基本原理。

中医诊断的方法,一般人都知道为"望、闻、问、切"的四诊法。其实概括地讲,古今中外所有的医疗诊断手法都不外乎此。医生都要靠五官和手的功能来搜集"有诸内者,必形诸外"的疾病征候,从而作出正确的判断,并对症下药。现代医学应用的种种仪器可以看作是医生(人体)感觉器官之功能的延续和加强。

我们知道,医学对生命的理解,一般总是取决于人类对宇宙本源(包括生命本源)的认同的。由于人类生存环境和文化的差异性,以及不同的民族有不同的生命体悟,造成了各个民族医学体系的差异性。正如人类学家里弗斯所说,每一民族地区的治疗方法是由特定的病因学观点所引出的一系列行为形式。中医的"四诊"法亦是中华民族传统文化的忠实反映,其中充满了"阴阳、五行"之学的意蕴,对中医的整个基础体系来说,望、闻、问、切的四诊法与六淫、七情致病论具有一种内在的文化沟通性。

《素问·脉要精微论》中说:"色合五行,脉合阴阳。"《难经·六十一难》中说:"望而知之者,望见其五色,以知其病。闻而知之者,闻其五音,以别其病。问而知之者,问其所欲五味,以知其病所起所在也。切脉而知之者,诊其寸口,视其虚实,以知其病,病在何脏腑也。"可见中医"四诊"之法就是用具体的诊断手法,对搜取的疾病现象进行综合分析，从而推断病情用于治疗，而整个诊断过程始终遵循了阴阳相习、五行有归的变化规律。对此，我们不妨作一番有意义的考察。

先看四诊之首的望诊。《医宗金鉴》中说"望以目察"。医生用视觉对病人进行神色、形态的观察，并以此来判断疾病的方法，即称望诊。

根据"有诸内者，必形诸外"的人体生理反应，望诊的关键就是通过人的体表测知内在的病变，如《黄帝内经》中说：

> 肝热病者，左颊先赤；心热病者，颜先赤；脾热病者，鼻先赤；肺热病者，右颊先赤；肾热病者，颐先赤。

医家的这种疾病诊断法，据说还与儒家礼教祭祀的布局有相似之处，它反映了中国传统文化中各个门类间的相融性。

其次，望诊中的另一显著特色，就是将人的颜面之色泽与"五行"相配属：肝属木为青，心属火为赤，脾属土为黄，肺属金为白，肾属水为黑。这就是《医宗金鉴·四诊心法》中所说的"天有五气，食人入鼻，藏于五脏，上华面颐"之道理所在。

由于内脏精气的华彩能外现于人的颜面，医家就很重视对病人面部的"色诊"。如患有脾虚的病人，面见青色，就是肝火太盛以致侵脾的缘故；而患有心脏病的人，面见黑色，就是肾水过旺以致攻心所造成的。五行配属，似乎有人为的牵强附会之嫌，但其中也确实不无合理之处。既有"嫌疑"又"合理"，这就是中医的神秘之处，解开这个谜，实在具有生命科学的伟大意义。

其三，望诊还要结合心理学，对病人进行心理诊断。诊断的重点乃在望神,因为神的表露不仅是面部色泽的荣晦,而且在形态、言语等方面均能有所反映,其中尤以两目的表露为明显。杨仁斋在《直指方》中说:

> 五脏六腑之精气,皆上注于目,望而知之,当先以目中神气为验。

"以望目察神机"的医家诊断之法也是与传统思想相合的,如道家的《阴符天机经·目》中指出:

> 目者神之门。神者,心之主。神之出入,莫不游乎目。

人的心理活动必然会以神、色、形、态表露于外,所谓"大惊失色"、"愁眉苦脸"、"得意忘形"说的就是这个道理,医生若能结合心理学来操"望诊"之术,就能达到明察秋毫、药到病除的境界。清时的医师石芾南在《医原·望色须察神气论》中,对其诊法的内容和方法都作了精辟的论述:

> 经曰:"望而知之谓之神。"既称之曰神,必能以我之神,会彼之神,夫人之神气,栖于两目,而历乎百体,尤必须百体察之。……春山先生曰:"人之神气,在有意无意间流露最真。医者清心凝神,一会即觉,不宜过泥,泥则私意一起,医者与病者神气相混,反觉疑似,难于捉摸。"此又以神会神之妙理也。

"闻诊"是指医生用耳与鼻去收集病人身体器官透露出来的病

态信息。这一信息包括呼吸、喘息、哭喊、歌笑等等,如有些经验丰富的老中医,只要凭小孩的一声咳嗽,就能辨清其病状,进行合理的诊治。

人体器官的各种声音与脏腑的内在病变也是联系在一起的,所以喻嘉言《医门法律》中说:"凡闻声不能分呼笑歌哭呻,以求五脏善恶,五邪所干及神气所主之病者,医之过也。"《素问·阴阳应象大论》中还将人体五脏与人体器官发出的五种不同声音相配伍:"肝在音为呼","心在音为笑","脾在音为歌","肺在音为哭","肾在音为呻"。

医家的"闻诊"之法也是与中国传统文化熔为一炉的。《礼记·乐记》中说:

> 凡音之起,由人心生也。人心之动,物使之然也。感于物而动,故形于声……是故其哀心感者,其声噍以杀;其乐心感者,其声啴以缓;其喜心感者,其声发以散;其怒心感者,其声粗以厉;其敬心感者,其声直以廉;其爱心感者,其声和以柔。六者非性也,感于物而动。

既然音之起是由心生、哀心、乐心、喜心等内心的变化,那么从变化的声音推测人的心理活动当属合理之道。前面所论的"七情"致病论正是合乎于此道的,而"闻诊"之法,只是将此原道结合生命的特征,通过临床的实践作了合乎人体客观规律的总结。

五脏病变不同,发声亦各有异,如心病气动则为噫,神有余则笑不休,神不足则悲;病在肝则多言,叨絮不休;肺气虚则忧愁善虑,肾气虚则恐惧而呻,脾气虚则多虑低吟。对此《医灯集焰》中概括为:

　　　　闻诊耳听音,音清病亦轻;神衰多呓语,火盛必狂鸣;……
息高非善候,太息郁哀情;呃逆盈虚别,音嘶痨瘵成;歌呼呻笑
哭,五脏记分明。

　　"问诊"是指医生通过与病人或其陪诊者进行有目的交谈,从
而了解病人发病经过、生理感觉、生活习惯、人事环境等,来判断病
人所患之疾的诊断法。

　　询问的范围很广,典型的有以下三种:

　　其一,了解患者的人品起居:人品起居包括人的禀性、品格、
体质、生活习惯等。《素问·上古天真论》将人的品德高下分为真
人、至人、圣人、贤人等,认为这些人品格高尚,"外不劳心于事",
"内无思想之患",具有"精神不散"而登寿域之宏福。《灵枢·通
天》中还将人品归纳为阴阳二十五人①,他们的心理状态以及在社
会生活中的表现各具特点。医生可以通过询问,掌握各种类型之
人的外表变异之状,从而推知患病之根进行治疗。可见,"问诊"之
法同样蕴含了传统文化之精髓。

　　其二,询问病人的嗜欲苦乐。徐灵胎《医学源流论》中说:"病
者之爱恶苦乐,即病情虚实寒热之症。"

　　爱恶过甚,苦乐失节,都可导致人体精气害损,更严重者甚至
会死亡。如历史上周瑜三气而死是可信的。今天医学上所说的心
肌梗塞之症,亦多发于病人情绪激烈波动之后。另外,人的种种欲
望之嗜也会反映一定的病情,如病热者畏衣,肝虚者嗜酸,阳虚者
不欲饮或欲热饮等等。

------

　　①　有关阴阳二十五人之详情,请参阅本书第十一章第一节。

其三,问睡梦。中医临床发现,有时人的梦可起到预报疾病的作用,因为人的睡梦往往是各种内外因素刺激所造成。如心阳不振、血气不畅者时常会有梦中受压迫或追赶、心中恐惧而又呼喊不出的感受。《灵枢·淫邪发梦》等篇中就列举了数十种梦境的病因病机。

"问诊"可以说是一大艺术,因为不同的表情、态度、语言决定着问诊的成功与否,它与心理学有着极为密切的关联。《素问·移精变气论》中说:"闭户塞牖,系之病者,数问其情,以从其意。"这就是说医生采用问诊时,要顺从病人之情意,决不能不分场合。不无顾忌地信口随问。因为心身病变常牵涉到病人的隐私,家庭生活,如性病、妇科病、发育缺陷等。当患者有此类情况时,心理常有压抑之感,并害怕外泄而不愿意吐露。此时,医生不但要"闭户塞牖",获取病人的信任,而且还要晓之以理、动之以情,多方启发,解除病人不必要的顾虑,使其道出真情,以便于诊断。

"切诊"是通过局部的脉诊或按诊,了解机体脏腑、经络、气血、精神、情志等病变的一种方法。《黄帝内经》中记载,我国最早采用的诊脉方法很复杂,要在人体的头部、手和脚上各选几处动脉来诊候,故亦称"三部九候法"。

由于此法过于繁琐,与医生和病人均有不便,尤其在封建礼教的束缚下,给妇女看病时麻烦更多,所以就由"遍身"诊逐渐改变为只取病人的"寸口脉"。此间,西晋太医王叔和所著的第一部脉学专著《脉经》起到了极大的作用。

《脉经》中的切脉之法规定,医生用食、中、无名三指去按病人的寸、关、尺三部分,以此来诊断人体各个脏器的病状。如"大喜伤心",病人便气缓,于是脉就散而且虚;思虑太过,脾伤气凝,病人的脉就短而且结于关部等。王叔和还归纳了 24 种脉象,从速度、长短、大小、位置、血流的状态等角度进行了描述。

《脉经》一书著成后,经由西藏传入印度,后又传到阿拉伯。公元 17 世纪,《脉经》被翻译成外文出版,为世界医学作出了积极的贡献。英国的医学家弗洛伊尔,就是受到一位波兰传教士卜弥格译述的中国脉学的启发,发明了欧洲最早的脉搏计数诊断法。

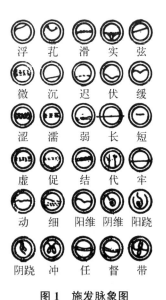

图 1 施发脉象图

由于每个医生所感受的脉象都是主观的,因此对同一位病人的脉象会得出不同的结果。中医还有一句话叫"心中了了,指下难明"。切脉的学问讲起来头头是道,学起来也明白,但一到实际做时就不免糊涂。为了更好地解决以上的矛盾,使理论和实际脱节之现象减小到最低程度,我国宋代的医学家施发绘制出了世界上最早的脉象图,对脉诊的规范和传播以及更准确地为人掌握作出了贡献。(见图1)

综上所述,中医"望、闻、问、切"四诊法各具特色,但同时也各自存在着或多或少的片面性,因此决不能单凭其中的某一诊断,就对病人的病症作出盲目的判断,只有综合四诊所获的资料加以合参,去伪存真,去粗取精,才能确诊病因,以免失误。故《素问·五脏生成》说:"能合色脉,可以万全。"张仲景《伤寒论·平脉法》中亦提到"人愧者,其脉何类? 师曰:脉浮而面色乍白乍赤也"说的就是色脉合参、四诊并用的道理。

第三节　阴平阳秘　辨证施治

辨证施治是中医认识疾病和治疗疾病的基本原则。

"证"是疾病发展过程中的某一阶段的病理概括。它包括了病变的部位、原因、性质以及邪正关系,反映了疾病发展过程中某一阶段的病理变化的本质。所谓"辨证",就是综合望、闻、问、切四诊所得的有关病人的疾病信息进行分析,找出疾病的原因、性质、部位以及邪正之间的关系,判断概括为某种性质的"证"。

"施治"则是根据辨证的结果,确定相应的治疗手段和方法,对症下药,解除疾患。同时也可以通过施治后的效果检验"辨证"之真伪,为下一个疗程提供经验。

由此得知,"辨证"和"施治"是诊治疾病过程中相互联系不可分割的两个方面。辨证是决定治疗的前提和依据,施治是治疗疾病的手段和方法,它们是中医理论和实践相结合的体现。

中医对于人的疾病是既辨"病"又辨"证"的。如感冒、发热、恶寒、头身疼痛等,病发在人体之表,但由于致病的因素和人体反应性的不同,又常表现为风寒感冒或风热感冒两种不同的"证"。只有把感冒所表现的"证"区别清楚,才能确定是用辛温解表还是用辛凉解表的治疗方法排除疾患。经验表明,我们有时感冒,在吃一些中医草药后往往疗效不佳,除了其他一些原因外,主要就是见感冒药就吃,不问药性,没有对症下药。辨证施治既区别于见热退热、头痛医头、脚痛医脚的局部对症疗法,又区别于那种不分主次、不分阶段、一方一药对一病的治病方法。

辨证施治的法则,由于能辩证地看待病和证的关系,既看到一种病可以包括几种不同的证,又看到不同的病在其发展过程中可以出现同一种证,因此在治疗时,往往还采取"同病异治"或"异病同治"的方法来处理。

所谓"同病异治",是指同一种疾病,由于发病的时间、地区以及患者机体的反应不同,或处于不同的发展阶段,所以表现的证不同,因而治法也不一样。还以感冒为例,如暑季感冒,由于感受暑湿邪气,故在治疗时常须用一些芳香化浊药物,以祛暑湿。这与治冬季的感冒就完全不一样。

所谓"异病同治",是指不同的疾病在其发展过程中,由于出现了相同的病机,而采用同样的治疗方法。比如久痢脱肛与子宫下垂是不同的病,但如果均表现为中气下陷证,就可以用同样的升提中气的方法治疗。

中医中这种不着眼于病的异同,而着眼于病机的区别;相同的病机,用基本相同的治法,不同的病机,用不同治法的治疗原则,就是中医辨证施治的精神实质,它是由于"证"的概念中包含了病机的缘故。

医学人类学家里弗斯认为,每种不同的世界观都会衍生出一套相关的病因学。由于病因学的不同又会导致治疗方法的差异,也就是说不同的病因学会产生不同的治疗法则。因此,中医的治疗法则同样受到了传统文化的熏染和渗透,这就是阴阳、五行与中医治疗法则的化合。

中医学认为,正常的人,其机体各方面都呈一种均衡势态,而疾病就是机体的阴阳平衡失调。所以,治疗的过程就在于调整阴阳,补偏救弊,促进机体的平衡协调,达到恢复均衡的常态。《素问·至真要大论》中说："谨察阴阳所在而调之,以平为期。"所谓调整阴阳,其原则就是补其不足、泻其有余。

人体阴阳失衡的病态之一,是阴、阳偏盛,即阴或阳的某一方过盛,为有余之证。如阳热亢盛的实热证,应"治热以寒",即用"热者寒之"的方法,以清泻其阳热;阴寒内盛的寒实证,则应"治寒以热",即用"寒者热之"的方法以温散其阴寒。

治疗此种病证时要处理得当。《素问·阴阳应象大论》指出:"阴胜则阳病,阳胜则阴病。"如肝火旺的病人往往阴液损伤,致使唇燥、舌苦;而阳痿病人往往又是阴盛所致。所以,在调治阴阳时,千万不能见风就是雨,当阴或阳的任何一方偏盛,而相对的另一方并没有虚损时,可采取"泻其有余"的方法;若相对一方有偏衰时,则当兼顾其不足,并配以扶阳或益阴之法。

人体阴阳失衡的病态之二是阴、阳偏衰,即阴或阳的一方虚损不足的病证。如阴虚了就不能和阳抗衡,造成阳的亢进,产生虚热之症,这时就不能用寒凉药去攻阳亢,而应当用滋阴壮水之法以抑制阳亢火盛。《黄帝内经》称这种治疗法为"阳病治阴",反之则叫"阴病治阳",这就是中医注重从分析疾病现象着手,采取治病求本(质)的辨证施治之实质所在。

由于阴阳是"辨证"的总纲,故凡是表里出入、上下升降、寒热进退、邪正虚实,以及营卫不和、气血不调等等疾病,无不属于阴阳失调的具体表现,均可以对其进行合理的调整,达到祛病之目的。如《素问·阴阳应象大论》说:

　　其高者,因而越之;其下者,引而竭之;中满者,泻之于内;
　其有邪者,渍形以为汗;其在皮者,汗而发之;其慓悍者,按而收之；其实者，散而泻之。审其阴阳，以别柔刚，阳病治阴，阴病治阳，定其血气，各守其乡。

道出了调整阴阳这一治疗法则的具体应用。

治疗疾病除了"辨证"、察情，知其所以，再就是用药。所谓"药到病除"，就是这个道理。中医药物的成分很广，包括草本(各类中草药)、动物内脏、矿物质等等，但是无论多么庞杂，都有一定的性能归属。

药物的性能一般由四气(性)、五味以及升降、浮沉所表现，而这些特性又以阴、阳来归并。如称作四气(性)的寒、热、湿、凉，其中寒、凉属阴，一般用来消除热证疾病；而温、热属阳，则可用来消除寒证之患。

再如五味：辛、甘、酸、苦、咸，前两种属阳，后三种属阴。另外，升、降、沉、浮中，升、浮为阳，降、沉为阴。什么叫"药到"呢？就是指"药性"的阴阳，要与"病症"的阴疾阳患相配。这样才能起到"补其不足、泻其有余"的"病除"目的。

上面提到中医还将人体五脏、六腑及各个部分分属木、火、土、金、水五行，而五行之间又是环环相扣连成一气的，所以，当某一脏腑受病时，往往会波及与之有相关联系的脏腑患疾。这样，就要根据五行的生、克、乘、侮规律来调整各脏腑之间的关系，并以此来抑制受邪的一方，使之归正。

相生、相克是阐释五行之间相互联系、相互协调平衡的整体性和统一性，而相乘、相侮，则是阐释五行之间协调平衡被破坏后的相互影响，这就是生、克、乘、侮的主要意义。

具体一点讲，相生是指一方对另一方有促进、助长和资生的作用,如"木生火"也即"肝生心",说的是以肝脏之血来养心。相克是指一方对另一方的生长和功能具有制约作用,使被克的一方不至于偏邪和不脱离五行的平衡状态。如《素问·五脏生成论》说"心……其主肾也",这里的"主"就是"克",也就是说肾(属水行)克心(属火行),说明肾水有制约心火的作用。因为"克中有生","制则生化"所以又称为"主"。相乘,"乘"即以强凌弱的意思,相乘是指五行中的某"一行"对被克的"一行"克制太过。由于主克的一方过强或被克的一方过弱,都会产生相乘的后果。如肝气横逆犯胃、犯脾都是"相乘"致病的原因。相侮,又称"反侮",即受克的一方盛,不仅不为主克的一方所克,反而对其进行反克;或是主克的一方太弱,不仅不能对受克一方相克,反被其所克。如肺(属金行)克肝(属木行),然而在肺(金)不足或肝(木)之火上逆的情况下,就会出现肝气、肝火犯肺的反克病状。

需要指出的是,五行间的相生、相克,本来反映的是人体此一行与相关的另一行阴阳抗衡、和谐相处的正常状况,从而构成了生命整体系统的正常循环。当出现相乘或相侮的状况时,即说明相生或相克中的某一行过盛或偏衰,造成阴阳失调,进而可能导致整个生命循环系统的病变,于是疾病丛生。所以中医又有"言五行必不离阴阳"之说。对于整个治疗过程来说,也必须察之以行(形),治之以本(质)。

另外,中医还有"扶正祛邪"、"调理气血关系"、"疏理经络"等医治方法,以及治与疗一体的防治原则。然而,无论什么治疗方式、方法,都在使人的机体达到或恢复"阴平阳秘"的和谐状态,即使人的脏腑、经络、气血等各个方面处在互相制约、互相消长的动态平衡之中。

根据中医的"七情"致病说,中医还有一整套心理治疗法则,这在前两节中已有涉及。如果说我们以上所论述的治疗法主要体现了用药物诊治的一面的话,那么,心理治疗方法其实也是合乎药物治疗之原则的。张景岳在《类经·疾病类》中说:

> 药以治病,因毒为能。所谓毒者,以气味之有偏也。……其为故也,正以人之为病,病在阴阳偏胜耳。欲救其偏,则惟气味偏者能之。

而心理治疗也正是根据"以偏救偏"的药物治疗原理所为的,这正如吴昆《医方考》中所说:

> 情志过极,非药可愈,顺以情胜,《内经》一言,百代宗之,是无形之药也。

另外,人之"七情"虽分属五脏,五脏与情志间又存在着五行制胜的原理,但是,言五行必不离阴阳,人的情志活动仍有阴阳属性可分。一旦出现了阴阳偏胜失调,就应该采用与之相对的情志之偏加以矫正,从而使五行制胜系统恢复正常。

按中医学之理,人的多种多样的情感,都可按阴阳分类,并可配合成对,如乐与哀、喜与恶、爱与恨、怒与恐、惊与思、喜与怒、怒与思等等之间,在病理生理上都构成了矛盾,矛盾的一方失控、就是阴阳失调。心理治疗的方法就是使阴阳平衡,典型的方法有"以情胜情"、"劝说开导"、"移情易性"、"暗示解惑"、"顺情从欲"、"气功导引"等,这里不再一一展开。总之,由于心理因素致病的,只有

通过心理疗法才能有效地消除,这就是《程氏易简方论》中说的:

> 大凡病原七情而起,仍然以七情胜负化制以调。昧者不悟,徒恃医药,则轻者加重,重者乖危矣。

如上所考,体现为发病——诊断——医治的中国医学的基础体系中着实包含了中国传统文化之意蕴。而作为力图掌握这一基础体系,操纵治病疗疾之法的医家来说,就更不应是单单为行医而问医的医生了,他应该成为一个深知"五经"、"三史"、"庄老",晓通"阴阳禄命"、"五行休王"、"七耀天文"之人。对此唐朝名医孙思邈在其《千金方》中说:

> 凡欲为大医,必须谙素问、甲乙、黄帝针经、明堂流注、十二经脉、三部九候、五脏六腑、表里孔穴、本草药对、张仲景、王叔和、阮河南、范东阳、张苗、靳邵等诸部经方。又须妙解阴阳禄命,诸家相法,及灼龟五兆,周易六壬,并须精熟。如此乃得为大医。若不尔者,如无目夜游,动致颠殒。次须熟读此方,寻思妙理,留意钻研,始可与言于医道者矣。又须涉猎群书,何者? 若不读五经,不知有仁义之道;不读三史,不知有古今之事;不读诸子百家,则不能默而识之;不读内经,则不知有慈悲喜舍之德;不读庄老,不能任真体运,则吉凶拘忌,触涂而生。至于五行休王、七耀天文,并须探赜;若能具而学之,则于医道无所滞碍,而尽善尽美者矣。

孙思邈在《千金方·论诊候》中还说:

古之善为医者,上医医国,中医医人,下医医病。

古代著名的大医、汤液发明者伊尹就是商汤时治国的宰相,而传说中的伏羲氏、神农氏就更是集医国、医人、医病于一身的伟人了。后来,由于历史的、社会的、阶级的种种原因,医家才逐步地独立出来。尽管如此,中国古代的医学与传统文化之关系仍是至为密切的。关于二者间的关系,我们将在以下作更为深入、全面的探掘和论述。

第二部分
医学文化与人

科学发展至今日,也许不会再有人怀疑以下的命题:文化作为人类智慧的结晶,其中蕴涵着人对生命的体验,涌动着生命的生生活力。

　　天地之博大、宇宙之神奇、生命之精奥,使得人类的文化呈现出玄冥的意境。虽然,人类至今还难以用匮乏的理性对文化的生命意蕴作出完满的解析,但是,人类自诞生时起,就一直在为认识自身和洞悉文化的生命意蕴作着不懈的努力。

　　医学,作为人类文化的一翼,说它是研究生命现象的最前沿学科,还不如说它就是生命文化的显示或胚质,通过它,人类不但能最终找到生命的答案,而且还将深刻地体悟到文化的生命意蕴。中国的传统文化观是"天人相应"、"天人合一",它体现了远古的中国初民对文化的生命悟性。而中国传统的医学受传统文化的影响,从对人的生命现象的切入,进而对传统文化进行生命形态的反观内照,自有其独特的文化魅力和价值。因此,开展中国传统医学文化的研究,对我们更深刻地体悟中国传统文化的生命意蕴,乃至解析中国传统社会的结构系统和历史进程都会有极大的启迪。

第五章　打开通向心灵世界的大门

——中医学与巫文化

　　中国的医学之所以会被认为是一门神秘的学问,与装神弄鬼的巫术牵扯在一起是其重要的原因之一。在中国医学的起源问题上,历来有"医出于巫"或"医巫同源"的说法。考察历史,医同巫不但确有一段难解难分的姻缘,而且它们还交合繁衍,其"血统"甚至一直遗传到今天的"子孙"。

　　因此,对医同巫的关系,不能简单地归之于是一场科学与迷信的婚变。从人类生命文化的高度来看待这一问题,其中还有许多我们至今无法测定或认解的文化密码。我认为,对以上两者的分合关系作进一步的历史考察,也许对我们能更深刻地认识中国传统文化中的这一奇异现象会有所帮助,从而引起我们对医与巫这两者关系的文化人类学上的重新思考,使人类由于自身的努力向科学更跨进一步。

第一节　从神灵世界走来

　　考古学发现,中国古老的甲骨文中的医字写作"毉",它反映了中国上古时代医巫一体的事实与状况。这种情况到了汉代就更加盛行。在考古发掘的汉代"武威简牍"中,就有"朔晦、甲午皆不可始灸刺"的记载。当时正是阴阳、五行、谶纬神学颇为红火之时,巫术便与医术一起繁衍,遂成为中国传统社会中一种久盛不衰的文化现象。

对此,反映中国封建社会世俗风情的长篇小说《金瓶梅》、《红楼梦》中均有翔实的描写。如《红楼梦》第二十五回写道,马道婆受赵姨娘收买,施巫术陷害贾宝玉和王熙凤,致使王熙凤狂言杀人,并持刀乱砍;贾宝玉则突发头痛、神智迷乱,胡话连天。到了第三日,二人气息微喘,奄奄待毙。幸奉癞和尚跛道人致至,悬通灵宝玉于室槛上,以巫医治巫,宝玉、凤姐之性命才得以保全。《红楼梦》虽属文学创作,难为佐证之史料,更不能证实巫医术之神通广大,然而,如此这般的描述,足以使我们体会到封建社会中医巫交合和兴盛之文化氛围了。这种文化现象一直延续至今。不要说在有些处于原始社会或奴隶社会阶段的民族中间,就是在一些不很开化的边远山区,医术和巫术也还是合流同行的。

巫术是一种利用虚构的超自然的力量来实现某种愿望的法术,它是原始社会的信仰和后世天文、历算、宗教的起源。而巫术一旦与医学结合,就成了巫医术。它是用符咒、驱神、祈祷等方法,结合药物、手术等为人治病的一种原始的医疗方法。世界各地几乎都流行过,曾经是古代人类生活方式中的一个重要的组成部分。那么这种文化现象是如何发生和形成的呢?

原来,当原始人类一旦从动物界分离出来,成为有意识的智慧物时,他们在对自身的理性省悟中,不但有一种幸运之神降临的原始快感,同时也为一种恶魔相伴所带来的痛苦所纠缠。面对风雨、雷电、洪水、火山等自然现象知而不晓,尤其对自身的疾病现象更难以琢磨,而意识又强烈地催促着他们企图对这些现象作出解释。欲罢不能的现状,使得他们自然地被一种神秘的力量所感召,于是就形成了"神"这个原始的宗教观念,产生了祈祷、求神等基本的宗教仪式。这些原始的人类,企图以心灵的宣泄来弥补和控制因痛苦的意识而造成的心理失衡,从而深陷于一种以无限希冀为内容的循环生活流之中。

物竞天择,如同一切生物以躲避威胁、伤害它的对象,作为自己重要的生存内容一样,原始的人类同样将逃脱自然对他们的危害视作生活的重要内容。意识的崛起和原始的宗教制衡心态,使他们在对自然危害作抗争的过程中增添了信心。这样久而久之,信心就被一种神圣的牢不可破的偶像所替代,于是神的地位,最初便以各种图腾形式在各个原始人群中得到确立。而图腾崇拜实际上是自然崇拜或动物崇拜与鬼魂崇拜或祖先崇拜互相结合起来的一种宗教形式。

各种考古研究资料表明,生活在中华大地上的原始人类,他们所崇拜的原始图腾大致有两个,那就是龙与虎。传说,我国各族人民的远祖是同出自一个葫芦里的伏羲、女娲兄妹婚配后所生养的子孙。龙女娲部落以苗、壮、黎、蒙、满等原始先民为代表,彝、羌、白、土家等各族的原始先民则构成了虎伏羲部落,而汉族又是在龙虎两部落为基础的结合上产生、发展起来的。因此,汉民族历来是以"龙虎兄妹"为自己的图腾崇拜物的。在我国的历史上,夏有"龙旗、虎历";商有"龙虎尊";周秦有"龙虎钮";刘邦有"龙虎气";东汉经学大师著有《龙虎赋》;诸葛亮"龙骧虎视";唐宋有"龙虎榜",作为万民之首的天子,必有"龙行虎步"之仪态。如《宋史·太祖本纪》中记载:"太宗龙行虎步,生时有异,他日必为太平天子。"而作为帝王之宅也必须具有龙蟠虎踞之风水。

传说中还说,龙女娲炼五色石补天,折断鳌足支撑四极,治平洪水,杀死猛兽,使人民得以安居;而虎伏羲则"造书契以代结绳之政,画八卦以通神明之德、以类万物之情,所以六气六腑五脏五行阴阳四时水火升降得以有象,百病之理得以类推,乃尝味百草而制九铖以拯天柱焉"(《中国医门小史》)。女娲与伏羲,两神分工,通力合作,补天地之缺,灭四海之灾,理百姓之政,拯万民之疾,偌大个中华民族才得以生息不已,世代相传。从对中华民族原始图腾崇拜的考察中,我们看到,原始医术就是这样被原始宗教包裹着,并夹杂着对原始祖先的崇拜,成为人类先民排疾解患的"灵丹妙药",伏羲也就成了中国医学的始祖和被顶礼膜拜的神医偶像。

如果说以上的描述还难以勾勒出一幅清晰的远古时代的人类巫医并举的图画,或者说那时的"医术",只是后人推理、假说中的认为,还没有严格意义上的医术的成分的话,那么,随着人类的进化和社会分工的日臻完善,出现了专门从事宗教活动的巫觋[①]后,以上的情况便发生了根本的变化。巫医术便成为一种相对独立的文化现象在社会上流行和发展。

商代的统治阶级非常崇信鬼神,遇事必由巫占卜,巫除了掌管祭祀、占卜外,还兼管医事活动,同时还将祭祀、占卜、医事三者从巫术上统一起来。殷墟出土公元前 12 世纪商王武丁时的甲骨卜辞中有许多是问卜疾病的,如"乙丑,贞帚爵,育子亡疾",翻译成今文就是说,在乙丑日,巫占卜并祈祷商王武丁的妃子妇爵,妊娠中

---

① 古时,中国人称女巫为巫,男巫为觋(xí)。

不要生病。还有一则卜辞中记载："甲辰卜,出,贞王疾首,亡征①。"就是说,在甲辰日占卜,巫出问王的头病,不要迁延。

　　巫觋们主要是通过祈祷、符咒等巫医术为人治病,但他们还往往以药物加以辅佐。《山海经·海内西经》中说:"开明东,有巫彭、巫抵、巫阳、巫履、巫凡、巫相……皆操不死之药以距之。"《山海经》中所指的这些人,都是中国古代有名的巫术师,是否确有其人,一时还难以考证,他们手中所操的"不死之药"显然也是为今人所不可信的胡言乱语,但不可否认的是,他们确实掌握了一些民间的药物与治疗经验。如《路史》中说:"黄帝命巫彭桐君处方,盄饵湔澣刺治,而人得以尽年。"这里的"盄"字,古时指铫(diào 吊)子。朱骏声《说文通训定声·小部》中说:"今苏俗煎茶器曰吊子,即此盄字。"是指煎茶煮药用的器皿。"饵"字意为食或饲。"盄饵"二字,就是用吊子煮药食之,"湔"字的意思是"洗";"澣"通"浣",也是洗的意思,而"湔澣"就是医学上的一种治疗方法。如《三国志·魏志·华佗传》曰:"病若在肠中,便断肠湔洗。""刺"讲的是用砭石针刺治病,可刺激体表某些部位以解除疾病痛苦,或刺破皮下浅表血管放血及切开脓包排脓等,自从出现金属针后,砭石应用才渐少。

　　从以上的考证中我们看到,巫术与医术就是这样鱼龙混杂地绞合在一起,给早先的中医学涂上了一层神秘的色彩。

第二节　与鬼魂世界分离

　　"沉舟侧畔千帆过,病树前头万木春。"历史不会永远停止在医

---

① 亡征(wú xǐ):无徙。

巫合一的阶段。生活在中国这块古老土地上的黄色人种,也像世界上其他地方的各色人种一样,经历了漫长的由神主宰一切的蒙昧时代。人类自身进化的自然规律是不可抗拒的。随着人脑机制的不断完善,人类的理性最终携带着文明的火种冲破了蒙昧的罗网,给中华大地带来了勃勃的生机。在向神权进行全面挑战的整个文化大背景之中,医、巫分离的时代也就随之而来。

历史进入春秋时期,中国的思想界开始大放异彩,社会也孕育着一种新旧势力的更替。"天道远,人道迩,非所及也,何以知之。"(《左传·昭公十八年》)春秋时郑国子产提出的这一命题,揭开了无神论向有神论挑战的序幕。人们开始对神权迷信产生了怀疑,并对鬼神致病和巫术治病的观念发生了动摇。

继而,中国先秦的思想家孔子对鬼神究竟是怎么回事作出了明确的回答。"宰我曰:吾闻鬼神之名,不知其所谓。子曰:气也者,神之盛也;魄也者,鬼之盛也。合鬼与神,教之至也。众生必死,死必归土,此之为鬼。骨肉毙于下,阴为野土,其气发扬于上为昭明,焄蒿悽怆,此百物之精也,神之著也。因物之情,制为之极,明命鬼神,以为黔首则。百众以畏,万民以服,圣人以是为未足也,筑为宫室,设为宗祧,以别亲疏远迩,教民返古复始,不忘所由生也。众之服自此,故听且速也。"(《礼记》祭义第二十四)

孔子虽然承认有鬼神,但他认为鬼神并不是什么超自然的神秘之物,而是人死后埋在土中的尸体和死人从坟墓中蒸发出来的臭气。统治阶级之所以要把鬼神抬到很高的地位,就是要达到"百众以畏,万民以服"的目的,以顺从他们的统治。同时,只叫百姓害怕鬼神还不够,还应给鬼神"筑为宫室"(修庙宇),"设为宗祧"(定期祭祀),只有叫百姓对鬼神顶礼膜拜,才能驯服地服从圣人的统治。

公孟子是孔子学说的忠实信徒,他从孔子对鬼神的看法中得出了"无鬼神"的结论,后又经东汉《神灭论》作者王充从理论上作了系统的阐述和发展,为医学最终从巫术、神学中剥离出来,扫清了思想观念上的障碍。

其实,医、巫之争斗早在先秦之前就有所发生。按皇甫谧《甲乙经·序》,商朝时的大臣伊尹,就是一个以撰用神农本草为汤液为人治病的医生,他能"明寒热温凉之性,酸苦辛甘醎淡之味,轻清重浊,阴阳升降,走十二经络表里之宜"。按《古今医统》说,巫彭初作周朝的医官时,教人用五谷五药养其病,五声五色视其生,观之以九窍之变,参之以五脏之动,遂用五毒攻之,以药疗之。

按《通志列传》说,医缓即是医和。他是一个具有朴素唯物主义思想的医生,在医和巫的激烈抗争中,是一个去巫术以正医道的杰出代表。一些古书对此都有栩栩如生的描绘。据《左传》记载,一天晋侯得了重病,向秦国求医。秦伯公命医师医缓去治病。在医缓未到之前,晋侯夜里做梦,梦见附在自己身上的两个鬼在商量:医缓是良医,定会杀死我俩,如何逃才是呢?其中一个鬼说,只要我俩各居在膏之上,肓之下,他就奈何不了我们了。另一个鬼问,是何为居膏肓而能免于此难呢?前面那个鬼说,心上为膏,心下为肓,此处针灸不能及,汤药不能至。二鬼相喜,各居其处。医缓到了以后,观察了晋侯的容颜,并候了他的脉,说病在膏肓,针灸不能攻,药饵不能至,此病不可医也。晋侯连称医缓为良医,并以重金相赠,医缓受而还国,不久晋侯便病重身亡。

其他,如郑国的子产认为疾病是由"饮食哀乐"造成的,与鬼神无关。齐国国君生病,祈神保佑,大臣晏婴认为,疾病由生活引起,求神是无用的。这些都说明,当时人们对巫医术已失去了信仰。然而,在中国医学史上,真正将医术与巫术分离、并使医学摆脱鬼神羁绊获得独立价值的功臣,应首推扁鹊。

扁鹊,勃海郡郑人,姓秦氏,名越人,约生于公元前 5 世纪,为春秋末年齐国的名医。传说他有《扁鹊内经》等医书著世,均已佚失。现存《难经》传为扁鹊所作,实系托名。

《史记·扁鹊仓公列传》中说,扁鹊敢于公开向巫术挑战,他提出的"六不治"中明确宣称:"信巫不信医不治",这对当时的有神论是一个有力的挑战。关于扁鹊治病的故事历代医书都有所记载。《史记》中说,一次扁鹊路过虢(guó)国,虢太子病死已有半日,大臣们别无他法,只是祈祷。扁鹊在问明发病情况后说,我能让太子起死回生。其中一个名叫中庶子的大臣对扁鹊说,我听说上古时候为医的苗父,"北面而祝①,发十言耳",便能教死者活过来,你难道有这样的本领吗?扁鹊回答,没有。中庶子又说,我还听说中古时为医的俞跗,能"搦脑髓,束肓莫,炊灼九窍而定经络",令死人复为生人,你难道有他那样的技法吗?扁鹊回答,也没有。他告诉中庶子,太子患的是"尸蹷"②,并没有真死。中庶子不信,但还是引扁鹊进宫诊治。扁鹊诊断后,发觉病人两股内侧尚温,并有微弱的呼吸,遂以针法急救,不一会儿,太子便苏醒过来。以后,扁鹊又用汤药对他调养,终于使其恢复了健康。虢国的君王感激地说:"有先生则活,无先生则捐填沟壑。"面对众人"起死回生"的赞誉,扁鹊实事求是地说:"越人非能生死也,此自当生者,越人能使之起耳。"

---

① 祝:祈祷。
② 类似休克。

史书还说，扁鹊"过邯郸，闻贵妇人，即为带下医；过雒阳，闻周人爱老人，即为耳目痹医；来入咸阳，闻秦人爱小儿，即为小儿医，随俗为变"（《史记·扁鹊仓公列传》）。可见扁鹊在长期的医疗实践中积累了丰富的经验，用科学的望、闻、问、切四诊为人治病，名闻天下，深受人们的欢迎。

在中国思想界不断解放的文化大背景下，医学大师们的努力实践，为以符咒、驱神、祈祷为主的巫医术最终完成向中国传统医学的过渡奠定了坚实的基础，而《黄帝内经》的问世，使中国传统医学走上了一条健康发展的道路。

当然，偌大个中国，医学的发展也是不平衡的。《中国医学源流记》中说："盖南人重巫鬼，医术之明迟于北方也。"清代的《医故》中也说："南人信鬼，草木百药多产于南方，故今巫医之术犹盛行于江淮。"此又当别论了。

第三节　向心灵世界迈进

祈神咒鬼的巫医术虽然阻碍了中国医学的发展，但用历史唯物主义的观点来看，巫医术的存在，着实是中国医学发展进程中一个不可忽视和不可替代的历史阶段，它自有其存在的合理性和历史价值。其次，由于人类理性的局限，对一些所谓的"巫医术"现象还缺乏科学的解析，这就有待于我们对那些貌似"巫医术"的现象进行深入研究，也许从中还能发现另一片充满神奇色彩却又不乏科学理性的"大陆"。

下面让我们首先对第一个问题进行一下历史的回顾和实事求是的分析。当人类还处在蒙昧时期，对大自然的各种现象，如风雨、雷电、日月、星辰还不能作出合乎自然规律的解析之前,他们那种以求助神灵来治病去疾的行为,不但显得合理,而且在某种意义上还确实能起到实际的作用。这是为什么呢?我们知道,人一旦生病,尤其是生了大病,就有两种强烈的情感交叉地制约着自身,这就是对死的恐惧和对生的渴望。当一个病人的心理处于失衡的状态之中,并无力通过自己的力量使之得到消解时,自然会产生一种绝望后的依赖心理,这时巫医术正好充当了被依赖的对象,于是巫觋们施展巫术,使病人的心灵得到安慰,失衡的心理逐渐得到恢复,这样病也许就真的好了几成。何况有些本来就属于心理障碍的病,如惊恐、猜疑等造成的病症就属于这一类,一旦得到调摄,自然就会得到某种程度的恢复。中国医学对治病历来有"三分靠药,七分靠养"之说,清心静养与恰当调理,对于去除疾患自有着不可忽视的作用,这也是巫医术所以能治病的原因及其合理性所在。

对于巫医术,前人也曾有过从心理学范畴所作的公允评价,并指出其在治疗中的局限性和流传中的变异和危害性。如明代虞抟所著的《医学正传》中记载,有人问,古代医家有"禁咒一科",今天为何不用?对曰:"禁咒科"者,就是《素问》中的祝由科,它是一种移精变气之术,可治小病。或男女入神庙惊惑成病,或山林溪谷冲着恶气,其证如醉如痴,此为邪鬼所附,一切心神惶惑之证,可以借咒语,以解惑安和而已。古有龙树咒法之书行于世,今流而为师巫、为降童、为师婆,而为扇惑人民哄吓取财之术。邪术为邪人用之,知理者勿用也。

事实表明,巫医术并不是科学,如果从心理学意义上来说,巫医术能利用病人的心理自我调节,达到对疾病的治理,其治愈率是很低的,而且治理的效果也不会很好。随着人类理性的勃发,人们企图走出巫医术的峡谷,攀上文明医学的高峰,这是一种历史的必然。然而,巫术对医学是一段不可割裂和替代的历史,它为医学的创立和进步提供了必备的条件。正是在这个意义上,我们可以说,中国医学的诞生有其阵痛期,而巫术就是她的助产婆。

历史在不断地发展,人类在向大自然不断地探寻中又会有更新的发现。科学"心灵学"的创立和发展,迫使人类对心灵(包括产生于人类远古时期而后又无从绝迹的巫术)现象,提出了新的思考,她对只用物质概念来解释人和人的心灵的方法,无疑是一种新的挑战。

早在 1848 年,住在美国纽约海斯韦村的福克斯三姐妹,就通过敲击家具和其他一些物理现象与该家族死者的灵魂有了"信息传感",由此引起了一场巨大的轰动。虽然至今人们对这一事件仍有争议,但它促成了人们的调查研究,并从中发现不少具有特异功能的人和现象。诸如为什么有人可以用肉眼透视扫描人体,可以为从未见过面的病人遥感测病治病。这些看似光怪陆离、奇异荒诞的现象却是无法回避的事实。人的心灵是一个神奇的领域,它与传统的鬼神、巫术观念混杂在一起,成为用现代科学知识所无法圆满解释的"未来世界"。

关于心灵现象,不但我国古老的医学典籍中早有记载,而且许多史书中亦有描述。中国古老的医学还将通过心灵渠道治病的方法,专门设为一科,即前文提到的"祝由"科。但是现在一般都将它视作迷信欺人之术而束之高阁。今天,如果我们用科学的眼光对它重新进行审视,也许是很有意义的。

据《史记·扁鹊仓公列传》记载,扁鹊因受长相君之医法,服用其授予的用"上池之水"调合的药后,能"视见垣一方人①,以此视病,尽见五脏症结,特以诊脉为名耳"。这与当今有人可以用肉眼透视扫描人体为人治病的报道如出一辙。

再早有对苗父、巫咸的传说。《说苑》中说,上古的医师苗父,在为人治病时"以菅为席,以刍为狗,北面而祝,发十言耳,诸扶而来者,舆而来者,皆平复如故"。《世本》中说,作为尧帝大臣的巫咸,医有"鸿术","能祝,延人之福,愈人之病,祝树树枯,祝鸟鸟坠"。

《神医奇术》中记载,相传黄帝有两个善医的大臣,一个是"岐伯"(即在医典《黄帝内经》中与黄帝对话的医师),他为人治病,按脉投药,病人无不为好。另一个则是用巫术治病的"祝由"(古医中祝由科由此得名),他治病不用药,只取清水一碗,用手捏诀,勒勒书符水面,然后教病人喝下,大病便告愈。书中还说,祝由为湖南辰州府人,所以辰州人多擅长用此术为人治病。虽然其中真正得秘传的人甚少,但他们为人治病不受金钱,只要酬以酒食即可。

时至今日,在中国这块土地上,各种各样的气功和用气功治病的事实正为人们所注目,其中气功麻醉术已成为当今世界叹为观止的又可以通过实验亲身感受到的奇迹。对此,钱学森先生说:"气功、中医理论和人体特异功能蕴育了人体科学最根本的道理,不是神秘的,而是同现代科学技术最前沿的发展密切相关的,因而它们本身就是科学技术的重大研究课题。"②

巫术、祝由、灵魂、鬼神、气功、人体特异功能等等,归并到一

---

① 能够看见墙那边的人。
② 《开展人体科学的基础研究》,1981年5月全国第二届人体特异功能科学讨论会论文。

处,就是人类对自身心灵现象的疑惑和解惑。国外对人类心灵的科学研究早在 100 多年前已开始。19 世纪 40 年代,正当科学迅速发展、达尔文进化论深入人心之际,唯灵论就出现了。19 世纪 50 年代,几个心灵学组织相继成立,其中就有被人称为"鬼神会"的英国剑桥大学心灵调查会。其会员亨利·西奇威克(1838—1900),后来又成了在英国成立的第一个世界心灵研究会的首届主席。1885 年,美国也成立了心灵研究会。随后,西方大多数国家也都相继成立了同类组织。苏联对心灵学研究也很重视,据美国学者 A·奥托 1980 年的文章《灵魂与人体的生长》《Psychology and Personal growth》介绍说,在苏联有 20 多个政府主办的心灵学研究所和研究中心从事专门研究,他们称这种特殊的心灵感应现象为"脑电波传感",相信人的大脑可以像广播电台那样传递信息。相比之下,中国在这方面的研究就大为逊色,不但至今尚未建立相应的学科,就是对人体超常现象的研究也没有受到应有的重视,当然更不用说对中国传统医学中埋藏着的宝贵的心灵学方面的学问进行科学的整理和研究了。我认为,中国的传统医学对人的生命及人的心灵世界有着独特的理解,其中蕴藏着至今无人解析的文化密码。因此,要建立中国的心灵学体系,从中医学角度去切入,不失为一条极好的途径,这也是中国医学人类学所面临的一项艰巨而又伟大的任务,我们决不可等闲视之。

综上所述,"鬼神"、"巫术"是一种源远流长的文化现象,人类迄今为止的全部历史不能不说与它有着千丝万缕的联系。在东方,算卦、看风水、巫祝治病等屡见不鲜;在西方,巫蛊术、占星术、魔杖探测等也层出不穷。这种现象正如英国马林诺夫斯基在他的《文化论》中所指出的那样:"科学的及巫术的宇宙观是相近的……,若我们分析种种交感巫术,我们会见到……它们都是两大思想基律的误用,这两大基律应用得正确就得到科学,误用了就得到巫术,所以巫术是科学的庶出姊妹。"①

　　历史表明,科学是贯通过去和未来的桥梁,而一切需要我们从今天去努力。人类社会已进入以生命科学为标志的 21 世纪,从某种意义上来说,解开医术与巫术的文化链结,也许正是人类打开神灵世界的大门,使生命科学得以大放异彩的时日。

---

　　① ［英］马林诺夫斯基《文化论》,中国民间文艺出版社 1987 年版,第 58 页。

第六章 气——空——运

——中医学与道

中国历来有"医、道同源"、"医、道合一"的说法。我们知道,医学是解除人的疾病,维护人的健康的学问,而作为"道",我们暂且把它规定为是中国古代社会的一种文化现象,它关注的是宇宙万物的本源、本体,反映了中国古人的信仰和思维方式。庄子说:"古之道术有在于是者,某某闻其风而悦之。"(《庄子·天下篇》)如庄子所说,医与道之所以有同源、合一之说,从人类文化源流上说都有一个集远古之传说、造后来之精华的发生、发展过程,它反映了医与道都发轫于同一个原始文化母体之中。而从文化学意义上看,两者的同源、合一旨在证明,中医学对人的生命的洞察,认同于道对宇宙本体的解析,它们的结合,构成了中国传统文化整合过程中的一对原初的双边关系,也就是我们通常所说的"天人"关系。以"天"绳之于"人",以"人"反观于"天",天人化一,万物俱生,中国传统文化方显示出自身独特的生命意蕴。因此,深入研究医与道的关系,无疑对我们从生命文化视角入手,在中国传统文化的认识上有所新的突破。

第一节　三道合一之"道"

要搞清医与道的关系,首先就要认识什么是道? 前面我们把"道"暂且规定为中国古代社会的一种文化现象,是一个极为含混的概念。所谓道,有老庄之道,并以他们的关于"道"的学说为中心组成的道家学派;有渊源于古代的巫术,反映了汉民族固有的宗教的道教之道;还有流行于世俗间的方士、道人之道,这些人泛指从事巫祝术数(包括天文、历法、医术、神仙术、占术、遁甲、堪舆等)之人,后来一般指那些自称能"求仙药"、"通鬼神"者。[①]

医与道的关系,首先指的就是医学与老庄之道的关系。老子说:"有物混成,先天地生……可以为天下母。吾不知其名,字之曰道。"(《老子》)老子所谓的道,指的是宇宙万物之本源。"道生一,一生二,二生三,三生万物。"《老子》这里的一,指的是气,太极本为混沌之物,但其中含有一气,此乃道之所生;一气流行宇宙之内,无所不至,由于气之所动,将混沌的太极一分为二,始有天地,天在上为阳,地在下为阴;三为人,由于天地开人才得以生,人本是万物之精灵,更秉阴阳之气,于是万物萌生。[②] 所以老子说,道"为天下母",它具有"独立不改,周行而不殆"的永恒、绝对的本体意义,它概括了老庄的道之所存、无所不包的宇宙观和方法论。

中医学对人的生命的认同是与老庄之道同于一炉的。如《素问・天元纪大论》说:"五运阴阳者,天地之道也,万物之纲纪,变化

---

① 在汉代著作中,"方士"也写作"道士"。
② 有关《老子》中的以上思想,笔者将有另文探究。

之父母，生杀之本始，神明之府也。"又说："天有五行御五位，以生寒暑燥湿风；人有五脏化五气，以生喜怒思忧恐。"天人之间，息息相关，谁要是违反了"道"，就必受罚，于是疾病袭来，重者则置人于死地。故中医去病养身有重在调气之说。如明朝胡文焕所编《新刻类修要诀续附》中说："天地虚空中皆气，人身虚空处皆气。故呼出浊气，身中之气也。吸入清气，天地之气也。人在气中，如鱼游水中。鱼腹中不得水出入，即死。人腹中不得气出入，亦死。其理一也。善摄生者，必明于气之故矣。欲修调气之术者，常得密室闭户，安床暖席，枕高二寸许，正身偃卧，冥目握固，两足间相去五寸，两臂与体相去亦各五寸。先习闭气：以鼻吸入，渐渐腹满，乃闭之。久不可忍，乃从口细细吐出，不可一呼即尽。气定，复如前闭之。始而十息或二十息不可忍，渐熟渐多，但能闭至七、八十息以上，则脏腑胸膈之间皆清气之布濩矣。至于纯熟，当其气闭之时，鼻中惟有短息一寸余，所闭之气，在中如火蒸润肺宫，一纵则身如委蜕。神在身外，其快其美有不可言之状。盖一气流通表里、上下彻泽故也。其所闭之气渐消，则恍然复旧。此道以多为贤，以久为功，但能于日夜间得此一两度，久久耳目聪明，精神完固，体健身轻，百疾消灭矣。凡调气之初，务要体安气和，无与意争。若不安和，且止；俟和，乃为之。久而弗倦，则善矣。"

　　人之所以能通过调气达到去病养身之功效，就是因为"人身大抵同天地也"（元和子语）。人身这个小宇宙是与天地这个大宇宙对应合一的，"命系乎气，性系乎神。潜神于心，聚气于身，道在其中矣"（《李清庵太极颂·类修要诀》）。这个道就是老庄所谓的天地之道。

　　中医学与老庄之道的同炉化合，最突出地反映在中医学的典籍《黄帝内经》的思想体系上。黄帝之名,在《尚书》、《诗经》、《周易》中都曾提到,但是属于黄老之学的新道家却在秦汉之际才逐步形成。此派以传说中的黄帝同老子相配,并同尊为道家的创始人。在哲学上,此派提出"静作相养,德疟(瘥)相成,两若有名,相与则成。阴阳备物,化变乃生"(《十大经·果童》)等观点。这样,成书于秦汉之际、托黄帝之名而编成的医学经典《黄帝内经》充满了老子的道家之观念就更合乎常理了。如《上古天真论》中论及的"恬淡虚无"就源出老子之道;《四气调神论》中的论四时起居作息之道也同样如此。而作为《黄帝内经》这部医书权威性注释者的王冰本系道家,因此,他谈医又以"论道"居首,在注《黄帝内经》时,不但引用道家之语,而且还以道家思想为指导,改变原本的编次。

中医学与道的关系,除了以上与老庄之道的关系外,第二就是合于流行于世俗间的方士、道人之道。这个道一般属于民间的方技,是结合谶纬之说所形成的一种文化现象。所谓"方技"也就是"方术",中国古代指天文(包括占候、星占)、医学(包括巫医)、神仙术、占卜、相术、命相、遁甲、堪舆等。《后汉书》专门列有华佗、左慈、费长房等35人的《方术列传》上下篇。所谓谶纬,"谶"是巫师或方士制作的一种隐语或预言,作为吉凶的符验或征兆;"纬"对"经"而言,就是将《诗》、《书》、《易》、《礼》、《乐》、《春秋》等经典加以神话,起源于古代河图、洛书的神话传说,主要把自然界某些偶然现象神秘化,并把它看成是社会安危、人命吉凶的决定因素。

汉书《艺文志》载方技书有四种:(1)医经,(2)经方,(3)神仙,(4)房中,并说《黄帝内经》亦属其中之一,因此,也称医家方士之术。书中还说商王的宰相、首创汤液的伊尹就是如此道家,他的《汤液经》也属方士之作。《神农本草经》中也揉进了秦、汉以来浓重的道家方士思想。如书中将药分为上、中、下三品，并认为，"上品玉泉……久服耐寒暑，不饥渴，不老神仙……"等。从体系上说，《汤液经》与《神农本草经》皆与道家系统成书时代相近，因此，其说合于道家、方士之言，殆无疑义。

第三，中医学与道的关系，还反映在它与道教之道的关系上。道教为东汉后期张道陵所创。凡入道者，须出五斗米，故亦称"五斗米道"，又因道教徒遵张道陵为"天师"，故又名"天师道"。道教奉老子为教祖，尊称"太上老君"。他不但将老子之道神秘化，并承袭中国古代社会的方术，即巫术、求仙术等，将它们融为一体，给中医学平添了一种出神入化的迷幻色彩。其中表现最为突出的就是炼丹术的发明与炼丹修行可以"与道合一"、得"道"成"仙"的迷信伪说的盛行。

东晋著名的医学家、炼丹术家、道教理论家葛洪是典型的代表。他少小就好神仙导养之法，随从祖葛玄弟子郑隐学练丹术，兼习医术，后来在广东罗浮山上隐居炼丹，直至终生。他所著的《抱朴子》一书中有"金丹"、"黄白"、"仙药"诸篇。其内篇中说："神仙方药，鬼怪变化，养生延年，攘邪却祸。"后世之医家和凡人多尊奉效仿他，如南北朝梁代道教思想家、著名医药学家陶弘景，其思想就是融合了老庄哲学和葛洪的神仙道教之说的。他写有《养性延命录》、《合丹节度》、《炼化杂术》等著作，弘扬道教、精化丹术。就是非为道家的王焘，其编著的《外台秘要》中亦收有禁咒服石之法，可见道教之深入人心、丹术之切入医法的情景了。

当然，作为中医学一支的炼丹术，自有其合乎科学的要旨所在。葛洪所言炼丹过程中的物质分解、化合、置换等学说也为世界化学史上最早的记录。对此，英国著名学者李约瑟博士称葛洪为

"最伟大的博物学家和炼金术士",这亦是人所共知、名垂千古的。但是,由于中医炼丹术染上了浓重的道教之迷信色彩,导引人们违背科学,去追求虚幻的神仙境界,也确实害人匪浅。如《红楼梦》中宁国府的贾敬,此人一味好道,梦想成仙,抛官弃职,一心烧丹炼汞,常年住在城外玄真观修炼,手下有一批道士服侍,终因吞金服砂,烧胀而死。死时肚中坚硬如铁,唇烧得紫绛皱裂,而人们却说他"功行圆满,升仙去了"。

由上可知,论及医与道的关系,要注意到这个道实际上包含了三个方面:一为老庄之道,二为方士之道,三为宗教之道,这三者彼此相依,并与中医学结成了神圣的联姻,作用于中医学的形成和发展。其中虽以进步、科学的因素为主导,但也夹杂了落后、迷信的因素,择其精华,去其糟粕,是为当今之要务,它在我们弘扬中华民族传统文化的伟业中具有不可替代的意义和作用。

由于中医学与道具有如此复杂缠绵的关系,因此,古时也有将医术称之为医道的。反观内照,正因为医道的存在和发展,使中国传统文化受医学的反作用,充满了生命的意蕴,它实质上显示了医术向"道"这个传统文化形态的渗透和影响。下面我们不妨结合医术对此作一些实证性的研究。

第二节　无影无踪之气

中医学中的气功疗法,其原旨与"道"这个传统文化形态是紧密联系在一起的。医书《类修要诀》中说:"道本至虚,至虚无体。穷于无穷,始于无始。虚极化神,神变生气。气聚有形,一分为二。"这个虚幻无体,无边无际,无始无终的道由于神变才化合为有形的"气"，所以宇宙间"一切万有未有不本乎气；推其终也，一切万物未有不变于形"（《类修要诀》）。这也就是说，太极本来是混混沌沌、无形无意的，而其中却含有一气，其气流行宇宙内，无所不至。于是由这个无所不至的气而生两仪，天地始分，阴阳始判，人类亦于是产生。所以人类以及天地这些形的产生都是气的作用，气实在是人的性命之根、造化之源、生死之本。人的身上是充满了元气的，而一旦气机①发生异常，如气机不宣、气机阻滞等病理变化，人就会患病受疾。

气功疗法就是遵其法旨，用"入静"和"调节呼吸"等方法，即所谓的做功，来强化人体神经的自稳作用，去除由于大脑意识系统给人的自然神经系统造成的紊乱状态，使人的机体对外与自然之气谐合一致，对内则达到经络疏通、气血调和的防病治病的生理功效。

为什么如此说呢？因为中医认为，人有五脏六腑、七情六欲，本应天地之道，而使其机体平衡协调、情欲中和、无疾无患。但是，由于尘世间有许多罪恶和浊气，它们一旦被摄入人的大脑，就会使人产生强烈的意识，这种意识又会通过神经系统遍布全身，从而影响到人体内气机的正常运动，导致疾病产生。

我们说，人世间确实存在着许多罪恶。这种罪恶如《红楼梦》中所描述的那样："金满箱，银满箱，转眼乞丐人皆谤；正叹他人命不长，哪知自己归来丧？""因嫌纱帽小，致使锁枷杠；昨怜破袄寒，今嫌紫蟒长；乱烘烘你方唱罢我登场，反认他乡是故乡。"短短几句，活勾勒出一幅人世间危机四伏的世态炎凉图画。在这个世界上，人的意识为福祸所困、生死所扰，必然会违反天理、刺激神经，

---

① 气机指人体内气的正常运行，包括经络、脏腑的功能活动。

致使机体百病丛生。

"金满箱,银满箱"则过喜,"喜则伤心"①;"转眼乞丐人皆谤"成忧,"忧则伤肺"②;工于心计则过思,"思则伤脾"③;偏激过愤则怒,"怒则伤肝"④;担惊受怕则恐,"恐则伤肾"⑤。当然,对于中医来讲,临床上不同的情志刺激,对各脏会有不同的影响,但并非绝对如此,因为人体是一个有机的整体,其影响会呈现出许多因人而异的现象。如《灵枢·口问》中说:"心者,五脏六腑为主也,……故悲哀愁忧则心动。心动则五脏六腑皆摇。"又如郁怒伤肝,肝气横逆,又常犯脾胃,出现肝脾不调、肝胃不和等症。

气功术就是经过气流的运行,巧妙地理顺人体固有的组织器官及其所含的血气物质之间的关系,达到谐合的生理状态,以归于自然,合乎天理。但是,气功又自有练功之道,要使功发全身,气到病除,必须达到老子的所谓"致虚极,守静笃"的无我之境界。这样,当大脑意识控制彻底解除后,身体脏器各部隐藏的疾患或不平衡、不调和之因素,就会自发地表露到机体的浅层面,或痉挛、或跳动、或呈现种种舞动之态,随着发功过程的作用,这些异样状态便逐渐趋向平缓,最终达到谐合,解除病痛,当然,这种过程并不是一次所能完成的。由于这种致虚守静、出神入化的境界不是轻而易举就能达到的,所以中医气功在世人眼中总有几分神秘。

气功疗法的医学原理,告诫人们为人处世不宜过激,那种"怒从心中起,恶向胆边生"的做法是万万使不得的,只有心平气和、温良恭俭让,才能使人无病一生轻,快活如神仙。由此引发了医学对人的气质的认识和分类,认为情绪体验的快慢、强弱、表现的隐显

---

①②③④⑤ 《素问·阴阳应象大论》。

以及动作的灵敏或迟钝,是在人的生理素质的基础上,通过生活实践,在后天条件影响下形成的,并受人的世界观和性格等的控制。[①] 这样,气功学就与中国传统的心理学具有了某种文化上的联系和影响。

中国古代为人讲气质,为文就更讲气质,只有"气"畅,才能做到文从字顺,挥洒自如,独具风格。如《宋书·谢灵运传论》中说:"自汉至魏……文体三变。相如巧为形似之言,班固长于情理之说,子建、仲宣以气质为体。"又如《隋书·文学传序》:"江左宫商发越,贵于清绮;河朔词义贞刚,重乎气质。气质则理胜其词,清绮则文过其意。"仔细品尝,其中蕴含着生命之气机。

凡此等等,中医学的气功原理对中国传统文化的观照是多方位、多层面、多视角的,这有待于我们作进一步的考察和辨析。

第三节　无边无际之空灵

中医的针灸疗法与道学也有渊源关系。针灸的对象是人身上的穴位。穴位又分布在人身的经络系统上。经络,是经脉和络脉的总称。《医学入门》说:"经者,径也;经之支脉旁出者为络。"说明经脉是主干,络脉是分支。经,有路径的意思;络,有网络的意思。经脉大多循行于深部,络脉循行于较浅的部位,有的脉络还显于体表。经脉有一定的循行径路,而络脉则纵横交错,网络全身,把人体所有的脏腑、器官、孔窍以及皮肉筋骨等组织联结成一个统一的有机整体(见表2)。

---

① 有关这方面的详细分类,将在第十一章第一节作专门介绍,此不赘述。

表 2　经络系统简表

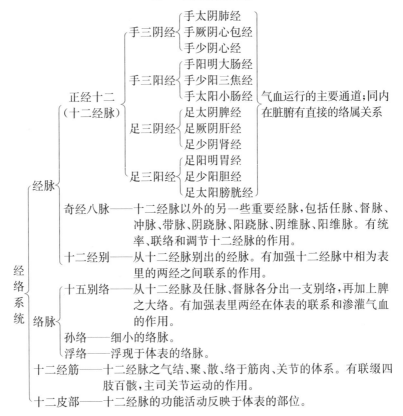

中医学认为,经络能运行气血和协调阴阳,使人体机体活动保持相对的平衡。当人体发生疾病时,出现气血不和及阴阳偏胜偏衰的症候,即可运用针灸等疗法以激发经络的调节作用,以"泻其有余,补其不足,阴阳平复"(《灵枢·刺节真邪》)。实验证明,针刺有关经络的穴位,可对各脏腑机能产生调节作用,即可以使原来亢进的得到抑制,原来抑制的转为兴奋。

所谓针灸取穴,主要是对于某一经或某一脏腑的病变,在其病变的邻近部位或经络循行的远隔部位上取穴,通过针灸,以调整经络气血的功能活动,而穴位的选取,首先必须按经络学说来进行辨证,断定疾病属于何经后,再根据经络的循行分布路线和联系范围来选定,因此,也叫"循经取穴"。如现在广泛应用于临床的针刺麻醉,以及耳针、电针、穴位埋线、穴位结扎等治疗方法,都是在针灸理论的指导下所创立和发展起来的,并已取得了可喜的成果。

然而,殊不知中医学中的这一"循经取穴"的针灸疗法,却与道学对生命的悟性有着神秘的联系。

首先,分布与人身中的经络系统就是修道家通过大脑启发植物性神经系统的自觉性能而认识出来的。对此梁漱溟先生有专门的考证和研究。他曾举一个粗浅的例子说:

> 人身督脉、任脉之循通为道家所谓大小周天功夫;其往复流通原属生活上自然的事情,却是其流通邻于机械不复自觉;道家则通过大脑启发其自觉,于是就清楚地认知有如此脉路。[①]

由于经络系统在人体的生理解剖中寻找不见,只能通过人的神经系统感觉系统才能认识到它的存在,所以,关于经络之谜至今尚未真正解开。那么经络到底是什么呢?

我们知道,分布于经络系统中的"穴位",又称"腧(输)穴"、"孔穴"、"穴道";《黄帝内经》中有"节"、"会"、"气穴"等名。所谓"腧",有输注的含义;"穴"有空隙的意思,因此也叫"孔穴",它是经络、脏

---

① 《东方学术概观》,巴蜀书社 1986 年版,第 150 页。

腑气血的输注处;因此又称作气穴。穴位也是经络脉路中的某个节点,或是此经路与彼经路的交汇处,因此《黄帝内经》中又称之为"节"或"会",自是不无道理的。

既然"穴位"是一种空隙,那么经络系统也无疑是人体中的一种空隙了,所以它不是有形的神经、血管,而是一种被血肉之躯裹挟着的无形的"空间",人体中的这种"空间"确实与道家的宇宙观有着某种神秘的对应联系。

天地有空,周天之气才能通循有方,运行自如,于是大自然才四季分明、岁岁复始,生灵雀跃、气象万千。天有五运六气之节律运动,如岁运,就是指统主一年的五运之气的运行是遵循着严格的空间路线的,而且又受天地之气的升降调节。如《素问·六元正纪大论》说:

> 天气不足,地气随之,地气不足,天气随之,运居其中而常先也。

其中贯穿的就是道家的一种时空意识。(参阅《五气经天图》)

人身这个小周天世界也同理。这样网布于人体、循行于周身的经络系统就是人体这个血肉之躯得以贯通、运动的"内在空间"。对外应宇宙之空灵,沟通天地之气与人身之气的交融合一;对内承气血之通运,兴脏腑之活力。因此,《黄帝内经》中说:"经脉者,所以能决死生,处百病,调虚实,不可不通。"(《灵枢·经脉第十》)

道家每以形神二者关系来解释人,其所说的形与神实质是身(形)与心(神),"身在心中"即是道家的箴言,对此,明朝的儒学多有认同,他们说:"识得身在心中,则肤发经络皆是虚明。"(《明儒学案》)我们是否可以这样理解,人体中网布全身,贯通内外的空

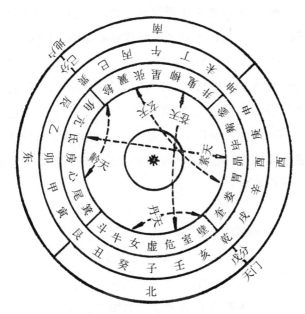

图2 五气经天图

隙——经络,就是道家所说的心(神)呢?当然,这种解释不免生硬、机械。其实,道家所说的心(神)应该是一种既贯通人体,又游乎天地,并使人和天地遥相呼应、和谐一致的空灵世界,它体现了形而上的"道"的规范。

《类修要诀·李清庵太极颂》中说:

> 道者神之主,神者气之主,气者形之主,形者生之主。

针灸术从形态上看是刺激人的穴位,似乎平常,但从神上解却莫测高深,它是使天人感应通道上的不畅之物(这里非指物质的物),即一般认为的人的疾病得到排解,使表现人体经络系统的虚空世界——心(神)与宇宙之神达到和谐一致,从而实现对人的生命进行优化控制。这也是针灸术之所以神秘的原因,以及医学与道学之间的生命密码系统的对应转换。

从中医学对生命的切入(针灸学的文化解码)认同,我们不难悟出"道"的生命文化意义,所谓"遁入空门"就是生命的最高体验。将这种生命的体验推而广之,就是要使人的灵魂万籁俱灭,致虚、守静,达到超尘出世的境界。我们不会忘记《红楼梦》中疯跛道人的那首"好了歌"吧:

> 世人都晓神仙好,惟有功名忘不了!
> 古今将相在何方:荒冢一堆草没了。
> 世人都晓神仙好,只有金银忘不了!
> 终朝只恨聚无多,及到多时眼闭了。
> 世人都晓神仙好,只有姣妻忘不了!
> 君生日日说恩情,君死又随人去了。
> 世人都晓神仙好,只有儿孙忘不了!
> 痴心父母古来多,孝顺子孙谁见了?

"我"从何来,向何处去? "我"的功名、金钱、美女、儿孙是什么? 乃至宇宙、人类、文化有什么意义? 世界皆"空灵";我即"无我";"我"就是与宇宙合一——这就是"道"的生命悟性。

第四节　无始无终之运化

"导引"作为中医学上的又一治疗和预防疾病的法术,与道学亦是同出一辙。所谓导引，就是用于医疗的一种体育锻炼方法。《庄子·刻意》篇中是这样描写"导引"的：

> 吹呴呼吸，吐故纳新，熊经鸟申，为寿而已矣。此道引之士，养形之人，彭祖寿考者之所好也。

意思是说，用控制呼吸的方法，排出有害的东西，吸入新鲜的空气；模仿熊、鸟等动物的动作，进行锻炼，就能取得长寿。彭祖就是进行这种锻炼即道（导）引的人。

有关彭祖此人，《神仙传》和《列仙传》中都有记载，传说他由于进行"导引"而活到800岁。古时都称他为长寿的道仙，也是传说中我国古代体疗术的始祖。

《庄子·刻意》的有关导引的记载还比较简单，到了战国后期，导引术不但用来防病和争取长寿，还进一步用于治病。《黄帝内经》中《素问·异法方谊论》中写道，在中原地区，人们常常得痿（下肢无力）、受寒、发热等病症，都可以用导引的方法来治疗。此外，像四肢筋肉这些软组织疾病也可以用导引治疗。

我国医疗体育虽然发源很早，但真正形成系统则要算华佗总结前人的经验而编制的医疗体操——"五禽戏"。《三国志·华佗传》记载，华佗曾对弟子吴普谈到"五禽戏"的防病，长寿和疗疾的作用。对此《后汉书·方术传》，亦有详细的记载：

> 人体欲得劳动，但不当使极耳。动摇则谷气得消，血脉流通，病不得生。譬犹户枢，终不朽也。……为导引之事，熊经鸱顾，引挽腰体，动诸关节，以求难老。我有一术，名五禽之

戏：一曰虎、二曰鹿、三曰熊、四曰猿、五曰鸟，亦以除疾，兼利蹄足，以当导引。体有不快，起作一禽之戏，怡而汗出，因以着粉，身体轻便而欲食。

华佗的弟子吴普按照五禽戏的要旨坚持锻炼，据说活到百多岁还耳聪目明。根据后来一部道教书《云笈七签·导引按摩》的记载，这套活动的动作如下：

虎戏者，四肢距地，前三掷，却二掷，长引腰，乍却，仰天，即返距行，前、却各七过也。

鹿戏者，四肢距地，引颈反顾，左三右三，左右伸脚，伸缩亦三亦二也。

熊戏者，正仰，以两手抱膝下，举头，左僻地七，右亦七，蹲地，以手左右托地。

猿戏者，攀物自悬，伸缩身体，上下一七，以脚钩物自悬，左右七。手钩却立，按颈，各七。

鸟戏者，双立手，翘一足，伸两臂，扬眉鼓力，右二七。坐伸脚，手挽足距各七，缩伸二臂各七也。

我国马王堆三号汉墓出土的帛画导引图，是世界上最早的医疗体操图（图3）。图中44幅人物图像，分成4排，每排11个人。有的全身着衣，有的裸露半身；有老年、中年；有男、有女。主要是模仿狼、鹤、龙、鹞、猴、猿、熊、龟、鹯等自然界的各种动物形态。图中有多处注明疾病的名称，可见它是利用活动肢体的方法来治病疗疾、增加体质健康的一种运动。

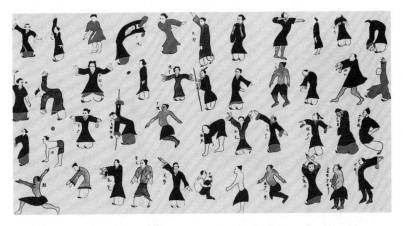

图 3　西汉时期的医疗体操图(长沙马王堆三号汉墓出土导引图复原图)

　　较马王堆帛画导引图晚些的导引图,有《隋书·经籍志》所载的《行气图》一卷,《道(导)引图》三卷,可惜这些图至今没有发现实物。值得一提的还有我国古代的导引术《八段锦》。这在曾慥辑的《道枢》和灵剑子的《子午引导记》中都有记载。到清朝光绪年初,又有人对它进行了改编,这在梁世昌《易筋经图说》附录中有所记载。其要旨为:

　　　　(一)两手托天理三焦;(二)左右开弓似射雕;(三)调理脾胃须单举;(四)五劳七伤往后瞧;(五)摇头摆尾去心火;(六)背后七颠百病消;(七)攒拳怒目增气力;(八)两手攀足固肾腰。

　　从上面的例证中,我们看到所谓导引,就是使人的肢体仿照自然中某种动物的形态和动作运动起来,其中深深地蕴涵着道学的原旨。

　　首先,欲行导引,必须去除一切思虑杂念,进入道家的"无我"

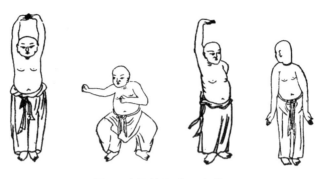

图4 中国的导引(八段锦)

境界,方能行动。因为,自然之物是"无我"的,只有以"无我"之我去合"无我"之物,才能物我交融,达到神通形似的功效。如操"五禽戏",必克练内功。按照古人的说法,人的两眼之间为上丹田,属心;肚脐是中丹田,属意。练内功时,两眼轻闭,意视中丹田,这叫做内视,也叫神视。内视之后才能达到心与意合、意与气合、气与力合。于是人体中的先天之气才会发动起来,使人的灵魂出窍,神游于天地间,与万物融合为一。

关于如何达到"无我"之境界,使物我合一,除练内功外,还有许多途径,正如《类修要诀》一书中所指出的那样"医家所谈,无虑数百。今取其要约切当者十六条,参之诸论,大概备矣":

凡行导引法,常以夜半及平旦将起之时为之。此时,气清腹虚,行之益人。闭目握固,冥心端坐,叩齿三十六通,即以两手抱项,左右宛转二十四(此可以去两胁积聚风邪)。复以两手相叉,虚空托天,仰手按项二十四(此可以除胸膈间邪气)。复以两手心掩两耳,却以第二指压第三指,弹击脑后二十四

（此可除风池邪气）。复以两手相捉，按左膝左扳身，按右膝右扳身二十四（此可以去肝家风邪）。复以两手一向前一向后，如挽五石弓状二十四（此可以去臂腋积邪）。复大坐展两手扭项，左右反顾，肩膊随转二十四（此可以去脾家积邪）。复两手握固，并拄两胁，摆撼两肩二十四（此可以去腰胁间风邪）。复以两手交捶臂及膊，反捶背上连腰股各二十四（此可以去四肢胸臆之邪）。复大坐斜身偏倚，两手齐向上，如托天状二十四（此可以去肺间积聚之邪）。复大坐伸脚，以两手向前，低头攀脚十二次，却钩所伸脚屈在膝上，按摩二十四（此可以去心络邪气）。复以两手据地，缩身曲脊向上十三举（此可以去心肝中积邪）。复起立据床，拔身向背后视左右二十四（此可以去肾间风邪）。复起立徐行，两手握固，左足前踏，左手摆向前，右手摆向后。右足前踏，右手摆向前，左手摆向后二十四（此可以去两肩俞之邪）。复以手向背上相捉，低身徐徐宛转二十四（此可以去两胁之邪）。复以足相扭而行，前进十数步，复高坐伸腿，将两足扭向内，复扭向外，各二十四（以上二条可以去两膝及两足间风邪）。行此十六节讫，复端坐闭目，握固冥心，以舌拄上腭，搅取津液满口，漱三十六次，作谷谷声咽之。复闭气，想丹田火自下而上，遍烧身体，内外蒸热乃止。

　　人一旦进入以上的境界（合道），就会全身诸邪尽去，满脑杂念尽消，飘飘然若道仙，悠悠乎物我合一，于是其肢体便会自发地动起来，然后再仿"五禽"或其他动物的神态和动作进行操练，才能达到运化自如，合天地之规范，得鸟兽之风韵，通万物之神灵。

因此,"导引"的所谓运(动),看上去似形运,即种种仿生的操练,实质乃是神运,就是要达到物我合一的"无我"境界,非此则没有功效。从神运入形运,由形运化神运,其中始终贯穿着道家形神合一的意蕴。

第五节 "道"之生命悟性

由上可知,中医学与道的关系,不但是说中医学在其发展过程中体现了与老庄之道、方士之道、宗教之道的三道合一的这样一种历史融合过程。而且还说明中医学与传统文化的历史交融中,给传统文化注入了生命的胚质,使其焕发出生生的活力,它给人们的启示是多元的。从对气功术(气)、针灸术(空)、导引术(运)这三者的考察中,我们是否可以这样来解析"道"的形而上的文化含义——它是无影无踪的气在无边无际的空间里无始无终地运行。于是才有了形而下的日月更替、万物昌盛、人类繁衍、文明跃进。在这"无"与"有"的形而上与形而下的文化辩证中,我们既看到了意识对生命的解码,又看到了生命对意识的启示,还体会到了被两者相互观照所包容着的文化的生命意蕴。

两千多年前,庄子曾说:

　　夫昭昭生于冥冥,有伦生于无形,精神生于道,形本生于精,而万物以形相生,故九窍者胎生,八窍者卵生。其来无迹,其往无崖,无门无房,四达之皇皇也。邀于此者,四肢强,思虑恂达,耳目聪明,其用心不劳,其应物无方,天不得不高,地不得不广,日月不得不行,万物不得不昌,此其道与![1]

有形的东西从无形中生来,精神从大道中生来,形质从精气中生来,庄子的"道"就是这样一种充满生命活力的"无"与"有"的宇宙统一体。

20世纪80年代初,英国的物理学家霍金和他的合作者提出了一个关于量子宇宙学的假说。他们认为,宇宙本身就是宇宙创生的原因。初始条件是宇宙自己决定的(创生"前"虚化时间);边界条件就是宇宙没有边界(没有任何东西存在于宇宙之外)。即不需要任何外加的时空条件,可以求出宇宙的创生解。这就是说,可以用物理方法来确定宇宙的"第一推动",它不是上帝,而是"无"。

呜呼!老庄的"无有"之"道",在现代科学中找到了知音。我们在称道中国传统文化中的"道"所展示的神奇的魅力之时,对中医学从生命文化角度给"道"所注入的生生活力,无疑应给予公正的评价。

---

[1] 《庄子外篇·知北游》。

第七章　宇宙运化与生命节律的共振

——中医学与中华民族的生命意识

　　自从智慧的幽灵降临人的大脑，人类对生命的崇拜便与日俱增。然而生命究竟是怎么回事？生命现象与天体宇宙人类发展有什么关系？随着人类理性的勃发和文明的推进，此类问题便构成了人类对自身生命的强烈兴趣和艰苦探求。

　　人类对自身生命的解析莫过于医学。自古以来，各种民族就借助古老的医学对生命进行了开掘。随着现代化科学技术的日益发展，医学借助最新的科学成果对生命的认同虽然有了长足的进步，但离真正揭开生命之谜则相去甚远。中国古老的中医学受整个中华民族文化体系的影响对人的生命有着独特的见解，现代科学与医学的种种突破与发现正在不断证实古老中医理论对生命认识的正确性。如近年法国学者通过在人的穴位上注射放射性物质锝，利用锝的 γ 射线使底片曝光的原理，借助电子照相机，成功地拍下了锝的行走路线，观察到了人的经络这一生理现象。因此，研究中医理论，弘扬中华民族的医学文化，不仅有助于人类彻底揭示生命的全部奥秘，开创科学的未来世纪，而且还能为我们进一步认识与生命有着千丝万缕关系的人类社会和中国传统文化现象提供武器。如果说前者是中医学的自然科学命题,那么后者则反映了中医学的社会科学的深层意蕴。而我所关心和考察的重点在于后者,在于通过中医学的观照引起对人类生命文化的社会认同。

第一节　阴阳消长与五行运化

人一旦认识到自身的存在意义以后,不可避免地要碰到的问题就是:人是什么? 宇宙万物是什么? 他们是怎么来的? 这些个古老的问题,延续了多少万年,至今仍旧困惑着整个人类。

在人类的远古时代,原始的初民由于缺乏理性的烛光,往往借助想象的翅膀对宇宙和人作出一番连引譬类的比附和类推的理解。于是出现了许多开天辟地的创世神话。在中国就有盘古开天地之说。此说认为,天地为神力无穷的盘古所开创,而人类所能感受到的自然界是盘古死后的化身。他的气息化成风云,声音化成雷霆,左眼化为太阳,右眼化为月亮,四肢化为四极,五体化为五岳,血液化为江河,筋脉化为地理,肌肉化为田土,发须化为星辰,皮毛化为草木,齿骨化为金石,精髓化为珠玉,汗流化为雨泽,身上的诸虫化为黎甿。①

神话虽然不能代替科学,但它的思维定势却世代相袭,遂演化成为中国古人的特殊思维方式,并深深切入一切意识文化的领域。作为对人体有着特殊观照意义的医学受其影响就更为深刻,如《类修要诀·孙真人已生歌》中云:"天地之间人为贵,头象天兮足象地。"还有的说"人身自腹以上为天,腹以下为地"(《缠足受病考》)。

---

① 清·马骕:《绎史》卷一引《五运历年纪》。

《素问》中讲得更具体:"人皮应天,人肉应地,人脉应人,人筋应时,人声应音,人阴阳合气应律,人齿面目应星,人出入气应风,人九窍三百六十五络应野。"如此等等的说法举不胜举。

中国有句古语叫做"形而上者谓之道,形而下者谓之器"。对于什么叫"道",古人早有定论,如老子说一阴一阳合为道,道实际上就是一种抽象的哲学之理,也可以把它归结为一种形而上的思维意识。所谓"器"就是我们平时看得见摸得着的一事一物,它具有一种形而下的直观可见性。但是道与器又是紧密相连、互为表里而不可分的。可以说器是道之体,道是器之神。道是从器中抽象出来的合乎器之规律的一种意识规范,反过来又为认识各种器提供方法与手段。而中国古老的阴阳之道,正是与原始先民们那种将人与自然界连引譬类的形而下的比附、类推行为紧密联系在一起的。它反映了人类在认识世界中的一种先初的智慧之光。当然这种最初反映为主观随意性的智慧之光,经过人类漫长的生活实践以及后人的不断纠正、充实,最后达到了精微之极,且合乎客观规律。考察这个不断实践和完善的过程,中医学起到了一种积极的、难以为其他各学科所起的催促作用。这就是说医学对人与自然的连引譬类之说并不仅仅表现自然与人的器的外表性促合,更在于表现为人与自然合乎命理的道的内在性贯通。这是我们认识生命,认识生命机理在整个中国传统文化整合过程中具有显著地位和不可替代作用的关键所在。过去,我们认识中国传统文化中天人相应的关系,往往只注重于以"天"理来准绳"人"理,也就是说人这一生命形态必须合乎宇宙的客观规律,而忽视了人这一具有生命特殊规律的文化现象,忽视了对其在中国古代世界观和方法论的形成和成熟过程中所表现出的反作用力的研究和认同。这种情况是我们今天研究中国传统文化时必须引起高度重视的一个十分重要的问题。

那么中医学将自然宇宙与人的生命藉以贯通的合乎命理的道究竟是怎么一回事呢？在中国古人眼里，所谓宇宙就是天地，将人的生理机制与客观世界相融合，——"上揆之天，下验之地，中审之人，若此则是非可不可，无所遁矣"（《吕氏春秋·序意》）。于是便构成了一幅纵横时空，包囊万物，使天地自然与生命形态同源同理、同步消长的富有生命意味的宇宙图式。

中医学认为，人体是一个有机整体，人体内部充满着阴阳对立统一的关系，所以说："人生有形，不离阴阳。"（《素问·阴阳应象大论》）人体一切组织结构既有联系又可以划分相互对立的阴阳两部分。就大体部位来说，上部为阳，下部为阴；体表属阳，体内属阴。就其背腹四肢内外侧来说，则背属阳，腹属阴；四肢外侧为阳，内侧为阴。以脏腑来分，五脏属里，藏精气而不泻，故为阴；六腑属表，传化物而不藏，故为阳。五脏之中，又各有阴阳所属，即心、肺居于上部（胸腔），属阳；肝、脾、肾位于下部（腹腔），属阴。再具体到每一脏腑，又有阴阳之分。即心有心阴、心阳；肾有肾阴、肾阳等等。总之人体组织结构的上下、内外、表里、前后各部分之间，以及内脏之间，无不包含着阴阳的对立统一。

人体的生理功能即正常生命活动也是阴阳协调制控的同步消长的结果。我们知道，人体的生理活动是以物质为基础的，没有物质的运动就无以产生生理功能。而生理活动的结果，又不断促进着物质的新陈代谢。人体功能与物质的关系也就是阴阳相互依存、同步消长的关系。如果阴阳不能相互为用而分离，人的生命也就终止了。所以说："阴平阳秘，精神乃治；阴阳离诀，精气乃绝。"

《素问·生气通天论》)

中医对人体阴阳命理的认知是服从并反作用于中国古人对自然的解析的。阴阳学说认为,世界是物质性的整体,世界本身就是阴阳二气对立统一的结果。如《素问·阴阳应象大论》中说:"清阳为天,浊阴为地;地气上为云,天气下为雨。"宇宙间任何事物,都包含着阴和阳相互对立的两个方面,如白昼和黑夜、气候晴朗和阴雨、炎热和寒冷、运动状态的躁动和静止,等等。由于阴和阳的对立统一矛盾运动是宇宙间一切事物内部所固有的,宇宙间一切事物的发生、发展和变化都是阴和阳的对立统一矛盾运动的结果,所以《素问·阴阳应象大论》中说:"阴阳者,天地之道也,万物之纲纪,变化之父母,生杀之本始,神明之府也。"所谓神明,也就是整个宇宙万物阴阳合一、变化无穷的意思。

阴阳两个方面的相互对立,主要表现于它们之间的相互制约、相互消长。阴与阳相互制约和相互消长的结果,取得了统一,即取得了动态平衡,称之为"阴平阳秘"。如春、夏、秋、冬四季有湿、热、凉、寒的气候变化,春夏之所以湿热,是因为春夏阳气上升抑制了秋冬的寒凉之气。人的机体之所以能进行正常的生命活动,也就是阴与阳相互制约、相互消长取得统一(动态平衡)的结果。就组成人体和维持人体生命活动的最基本物质气和血的关系而言,气属于阳,血属于阴;气为血之帅,血为气之舍,二者是互根互用的。只有阴与阳之间相互制约、相互消长,事物才能发展变化,自然界包括人在内才能生生不息。

中医学还认为,人体生命的阴阳腠理与自然界的阴阳之道融会贯通,并受其影响和制约。所以,《内经》中说:"天地者,万物之上下也。"也就是说天位于上为阳,地位于下为阴,天覆地载而万物化生于间,故尔天地为万物之上下。"阴阳者,血气之男女也。"也就是说阴阳之道,其在人则为男为女,在体则为气为血,而生命是为阴阳的化身。"左右者,阴阳之道路也。"古代浑天说认为,天体自东向西旋转,称为右旋。天地左右旋转而后有昼夜四时。而天为阳、地为阴,所以左右就成了阴阳道路。"水火者,阴阳之征兆也;阴阳者,万物之能始也。"也就是说有阴阳而后生万物,阴阳是宇宙万物包括生命的本元,而水火就是阴阳的征兆或验证。正因为人的生命与自然界互通相应,所以,人生病的一个重要原因就在于自然时令对生命的制约,"冬伤于寒,春必温病;春伤于风,夏生飧泄;夏伤于暑,秋必痎疟;秋伤于湿,冬生咳嗽"(《素问·阴阳应象大论》)。我们就拿疟疾来剖析。西医认为,疟疾一般是由蚊虫叮咬引起的。要知道蚊子的生成本是由夏天暑热醖蒸而生的,因此蚊子的个体本已包含了自然界暑湿的成分。再者患疟疾也决不单单是由于蚊子叮咬。夏天因受暑多食生冷瓜果,积寒于体,一到秋风起时,体内血液的循环不能与外界空气作平顺的接触,自然发起寒热来了。所以中医说夏伤于暑,以荣为舍,秋感风凉,与卫并居,这就是患疟疾的大道理。其他各种病症的道理也与此大同小异,所以中医学不失为一种将生命与自然融为一体的科学学说。

中医对生命与自然融合的解析,即对"道"的认同和阐发,除了阴阳说以外就是五行学。在中国,五行的概念似乎要早于阴阳,而五行说的经典是《尚书·洪范》,相传此为天帝赐给大禹治国大法的第一条:"一,五行。一曰水,二曰火,三曰木,四曰金,五曰土。水曰润下,火曰炎上,木曰曲直,金曰从革,土曰稼穑。润下作咸,炎上作苦,曲直作酸,从革作辛,稼穑作甘。"由于《洪范》产生的时代难以确证,故这一思想是否为禹时的产物也是个谜。《左传》等书也多处谈到五行。如《左传》说"天生五材,民并用之"。由此看来,五行之本义更多的在于阐明自然万物构成的物质特性和运动特征。至于五行具有相生相胜的特征,并将这一特征归入生命与宇宙的共振图式,来作为人们对世界万物的认知方法则是中国古人不断实践和经验的结果了。在这个过程中,中医学不但起了一种催化和促进的作用,为中国古人更加形象和深刻地认识生命与自然的关系提供了帮助,①而且还从生命学的角度,通过对生命的特殊规律的解析,达到对充满了生命意蕴的宇宙本质的更为完善的认解。如五行之间的相乘相侮的基本概念就是首见于中医学经典著作《黄帝内经》的。这也就是我前面所说的,中医学通过对人的生命现象的特殊规律的认识,从而丰富和反作用于中国古人的世界观和方法论的实例。

医学以五行原理对人体五脏功能活动系统的划分,是与人体与自然相应这一认识紧密联系在一起的,这是古代医家通过对"象"的长期观察而总结出来的,这也是医学中所以有"藏象"的原因。藏象学说的五脏功能活动系统指出,人的内在生命活动是与自然相应并受着自然环境等外在因素影响的。我们可以将这种相应相联的关系通过表3展示出来:

从表3可以看出,五行学说是以五行的特性来推演和归类事物的五行属性的。所以事物的五行属性并不等同于木、火、土、金、水本身,而是将事物的性质和作用与五行的特性相类比,从而得出事物的五行属性。如《素问·阴阳应象大论》所说"东方生风,风生

---

① 这就是将五行与人体五脏配伍,把人体的各种组织和功能归结为以五脏为中心的五个生理、病理系统。

表 3　外内相应的五脏功能系统表

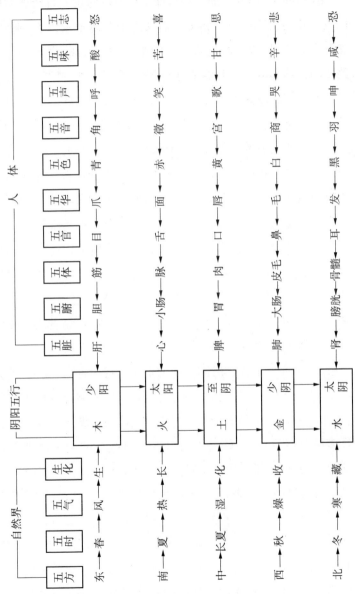

	自然界			阴阳五行				五脏	五腑	五体	五官	五华	五色	五音	五声	五味	五志
五方	五时	五气	生化														
东	春	风	生	少阳	木		肝	胆	筋	目	爪	青	角	呼	酸	怒
南	夏	热	长	太阳	火		心	小肠	脉	舌	面	赤	徵	笑	苦	喜
中	长夏	湿	化	至阴	土		脾	胃	肉	口	唇	黄	宫	歌	甘	思
西	秋	燥	收	少阴	金		肺	大肠	皮毛	鼻	毛	白	商	哭	辛	悲
北	冬	寒	藏	太阴	水		肾	膀胱	骨髓	耳	发	黑	羽	呻	咸	恐

木,木生酸,酸生肝,肝生筋……",即是说方位的东和自然界的风、木以及酸味的物质都与肝相关。而又由于肝属于木以后,则肝主筋和肝开窍于目,这样就把自然界的东方、春季、风、酸等,通过五行的木与人体的肝、筋、目联系了起来。推而广之,凡是与木这一主"升"和"发"相联系的万事万物都具有了木的特性,因此便全部归之于木的统领。于是,我们就可以顺藤摸瓜地解开上表中关于木这一项中所反映的自然界与人体间相互沟通之密码了。依此类推,其他四行的属性也同理,如南方炎热,与火的炎上特性相类,而心是跳动热烈的,故同归于火;日落于西,与金的肃降特性相类,而肺是和缓降息的,故同归属于金;北方寒冷,与水的特性相类,而肾是主水的,故同属于水;方位的中与东南西北相生相连,与土的生化、承载、受纳特性相类,而脾主运化,故同属于土,五行学说,将人体的五脏六腑五体五官与自然界的五方、五时、五气、五味等联系起来。如《素问·六节藏象论》说:"天食人以五气,地食人以五味……气和而生,津液相成,神乃自生。"天供给人以五气,地供给人以五味,从而保证人体脏腑功能的正常运行。再如《灵枢·五癃津液别》说:"天暑衣厚则腠理开,故汗出,……天寒则腠理闭,气湿不行,水下留(流)于膀胱则为溺与气。"人体因天暑出汗少尿、天寒少汗多尿的调节功能,就是人与自然求得统一的生理活动表现。如此等等,五行学说融中医学对人的生命的科学认同,把人的生命活动与自然界统一起来,丰富了中国传统的天人相应的思想观念。

　　五行学说并不是静止地、孤立地将事物归属于五行,而是以五行之间相生和相克的联系来阐释事物之间相互联系、相互协调平衡的整体性和统一性的。同时,还以五行之间的相乘和相侮,来阐释事物之间的协调平衡被破坏后的相互影响,以便用相应的平衡术进行重新协调整理，以求得新的和谐。

　　相生和相克的理论认为，世间任何事物之间正因为都存在着相生和相克的联系，才能保持自己在自然界中的生存平衡。五行相生的次序是：木生火，火生土，土生金，金生水，水生木。五行相克的次序是：木克土、土克水、水克火、火克金、金克木。见图5：

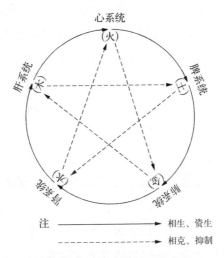

图5　五脏之间调节控制示意图

　　这样依次相生，依次相克，如环无端，生化不息，才维持了事物间的动态平衡。故《类经图翼》说："造化之机，不可无生，亦不可无制。无生则发育无由，无制则亢而为害。"而五行之间相乘、相侮的理论所观照的是五行间的生克制化遭到破坏后出现的不正常相克现象。①

　　阴阳学说重以"一分为二"的观点来说明一事物对立着的两方

①　参见第四章第三节。

面互根互用,消长平衡和转化的关系;五行学说则重以"五"为基数来阐释事物之间生克制化的相互关系。但是两者都有一个共同的特征,即将人的生命与自然融为一体,并同归于天人合一的思维构架。同时,两者在认识和解释的过程中又是互为连理的。如《类经图翼》对人的生命活动的阐释认为:"五行即阴阳之质,阴阳即五行之气。气非质不立,质非气不行。行也者,所以行阴阳之气也。"当然,由于人的生命现象,人和自然的关系是异常复杂的,其间还有许多东西未被人们所发现和认识,而且阴阳、五行学说又受到历史、社会等条件的限制,在解析人的生命与自然现象和谐一致的过程中还有许多难以解释清楚的问题,这都是需要我们加以扬弃和发展的。

第二节　五运六气与"甲子"演绎

"五运六气"是中国古代研究天时气候变化,以及气候变化对生物影响的一种学说。它以自然界的气候变化,以及生物体(包括人体在内)对这些变化所产生的相应反应作为基础,把自然气候现象和生物的生命现象统一起来,探讨宇宙节律与人体节律的对应关系。近年来随着人们对宇宙节律和生命节律研究的富有成效的进展,关于四时气候变化对人体生理、病理的影响,已日益引起世界各国学者的重视。因此对中国传统的五运六气这种"人与天地相参"的理论作一番剖析和介绍,对我们探究生命、宇宙之谜以及两者间的相互关系有着重要的现实意义和科学价值。

什么叫五运六气呢? 要认识它,首先就要弄清"气"是什么? 气,是古代中国人对自然现象的一种朴素认识。《周易·系辞》说:

"天地氤氲，万物化生。"所谓"氤氲"指的是气的动荡状态。所以气是构成世界的最基本物质，而人是自然界的产物，也就是天地之气的产物。故《医门法律》说："气聚则形成，气散则形亡。"

中医学还将人的生命体等同于自然界，把人体看作一个小宇宙，这样，对于人的生命体来说，气又是构成人生命本体的最基本物质。《素问·六节藏象论》说："天食人以五气，地食人以五味。"人的生命活动需要从"天地之气"中摄取营养成分，以养五脏之气，从而维持机体的正常运行。所以气的存在和作用，就使大自然与人的生命产生了共振效应。一旦这种共振波受到干扰，人体就会百病缠身。如中医认为中国古时妇女缠足就是伤气害体之举，亦是妇女多病的重要原因之一。因为"人身之气，……按内经曰，阳气起于足五指之表，阴脉者集于足下，而聚于膝上。……女子紧缠两足，则地气受伤，不能上通天气，故阴阳之气，郁结不舒者，十常居八九，夫气既郁结，血自虚疑，种种病根，多缘于此"（清《缠足受病考》）。

所谓五运六气学说，主要是由"五运"和"六气"两部分组成的。

五运，就是来自东、南、中、西、北五个方位的五种气流按照木、火、土、金、水的五行运化方式而周行不殆的运动规律，它是形成气候变化的地面因素。

六气，即存在于空间的风、寒、暑、湿、燥、火六种气候变化要素。《素问·五运行大论》说："燥以干之，暑以蒸之，风以动之，湿以润之，寒以坚之，火以温之……"因此，六气又是气候变化的空间因素。

地面与空间是宇宙的合体，所以五运六气（也称五气）是相辅相成的，正如《素问·天元纪大论》说："天有五行御五位，以生寒暑燥湿风。"所谓五行御五位就是,化生在天的风、热、湿、燥、寒五气,又化生为地的木、火、土、金、水五行,这也是"在天为气,在地成形"的理论,所以《素问·天元纪大论》说:"神,在天为风,在地为木;在天为热,在地为火;在天为湿,在地为土;在天为燥,在地为金;在天为寒,在地为水。故在天为气,在地成形,形气相感而化生万物矣。"

这里的神是指阴阳。因为阴阳变幻莫测,故称神。天为阳、地为阴、气为阳、形为阴,阳化气,阴成形。天地间一切事物的发生发展,都是形和气的运动化合,这就是"形气相感,而万物化生"的含义。

人体与自然相应,自然界有五运六气的变化,人体也有五脏之气和三阴三阳六经六腑之气的运动。正因为自然界的五运六气与人体五脏六经之气是相通应的,因而把自然与人体生命统一的中医学理论体系和临床实践就为中国传统的"天人相应",和"人与天地相参"的思想提供了科学的佐证。从而也提示了人们从生命学角度来反观宇宙和自然,进而使中国传统文化的整合充满生命的意蕴。

那么五运六气与人体的五脏六经之气究竟是通过怎样的运化方式相应和的呢? 这就要从天干地支谈起。

天干和地支,是运气学说的推演符号,五运配以天干(十干统运),六气配以地支(地支纪气)。十干统运,运从甲始,十二地支纪气,气从子始,因此甲子相合,就成为推算六十年中运和气的演变,气候的变化,及其对生物及人的生命影响的演示方法。

天干为:甲、乙、丙、丁、戊、己、庚、辛、壬、癸,故又称"十干"。天干,用来作为计算天日次第的符号,大约始于殷代之前。之所以名天干,颜师古注《汉书·食货志》说:"干犹个也。"十干,就是十个的意思。

地支为：子、丑、寅、卯、辰、巳、午、未、申、酉、戌、亥，故又称"十二支"。地支计象，是与一年中十二个月份生物发展的形象相吻合的。因而把十二支分建于十二个月，标志生物发展的形态，称谓"月建"。

运气学说又是以阴阳五行学说为其理论基础的，因此，天干、地支又各有其阴阳五行所属，详见表4—6：

表4　月　建　表

春			夏			秋			冬		
正月	二月	三月	四月	五月	六月	七月	八月	九月	十月	十一月	十二月
寅	卯	辰	巳	午	未	申	酉	戌	亥	子	丑

表5　干支五方五行分属表

五　方	东		南		中				西		北	
五　时	春		夏		长		夏		秋		冬	
五　行	木		火		土				金		水	
十二月	一	二	四	五	三	六	九	十二	七	八	十	十一
天　干	甲	乙	丙	丁	戊		己		庚	辛	壬	癸
地　支	寅	卯	巳	午	辰	未	戌	丑	申	酉	亥	子

表6　天干地支阴阳分属表

天　干	阳干	甲	丙	戊	庚	壬	
	阴干	乙	丁	己	辛	癸	
地　支	阳支	子	寅	辰	午	申	戌
	阴支	丑	卯	巳	未	酉	亥

天干地支既各有五行所属,又各有阴阳分属,这样五行中有阴阳,如木有阴木阳木,火有阴火阳火等。五行中有阴阳就能运,阴阳中有五行就能化,自然界阴阳五行的不断运动,不断生化,一切事物就能生长收藏,生化不息,所以说,五运阴阳就是天地的规律。

中国古代就是以五运阴阳这个天地之规律来纪年、纪月、纪日和推算四时节气的,这种方法也叫"甲子"法。它是将天干与地支配合,天干在上,地支在下。《素问·六微旨大论》说:"天气始于甲,地气始于子,子甲相合,命曰岁立,谨候其时,气可与期。"又因为天干数是十,地支数是十二,天干周转六次,地支周转五次,依次相合,所以,凡六十又回到甲子。这六十组合,又称"六十甲子"。详见表7:

表7 六十甲子表

甲子	乙丑	丙寅	丁卯	戊辰	己巳	庚午	辛未	壬申	癸酉
甲戌	乙亥	丙子	丁丑	戊寅	己卯	庚辰	辛巳	壬午	癸未
甲申	乙酉	丙戌	丁亥	戊子	己丑	庚寅	辛卯	壬辰	癸巳
甲午	乙未	丙申	丁酉	戊戌	己亥	庚子	辛丑	壬寅	癸卯
甲辰	乙巳	丙午	丁未	戊申	己酉	庚戌	辛亥	壬子	癸丑
甲寅	乙卯	丙辰	丁巳	戊午	己未	庚申	辛酉	壬戌	癸亥

运气学说就是以天干地支组合成的"甲子"法作为演绎工具,推算运和气的盛衰,测知气候的变化,所以说:"谨候其时,气可与期"。

由上我们知道,五运是在地的五方气流,六气是在天的五时之气。气候变化,关系到天气和地气的升降运动。而如何来把握气候的变化就要依据天干地支的演绎和推算来进行。这里分天干纪运和地支纪气。所谓天干纪运,就是在五行上配以天干,根据纪年的天干及其阴阳属性作为推演的工具,推算出值年的岁运、主运和客运。所谓地支纪气,就是以当年纪年的地支作为推演工具,对每年的六气,分为主气与客气以及客主加临三种情况,在观察主气的常序上,结合客气来分析气候变化对生物的影响。天干纪运、地支纪气,以甲子纪年,实际上就体现了运和气的合治,中医学就是以这种五运六气之说将宇宙本源与生命机理维系起来,揭示了大自然的规律和生命运化的奥秘。

这里我们不妨首先以五运中的岁运为例,简要地介绍它对气候、生物、人体的一般影响情况。

五运主岁,有太过、不及和平气的不同。凡运太过而被抑制,或运不及而得资助,以及交运的日干和时干与运同属相合,就为平气之年。例如戊辰年,岁运火运太过,太阳寒水司天。火运太过,得司天之气的抑制,即为平气之年。又如在木运平气的年份里,木气生发宣布于四方上下,阳气舒畅,阴阳布散,五行的气化,施行和平,其气端正,其性柔和顺从万物,其用疏泄条达,其生化使万物生长繁荣,其气候是温和,其主令之气是风气,应于人体是肝脏,肝所主之窍是目,其在谷类是麻,果类是李,其果实是核,所应的时令是春,所应的动物,在虫类是毛虫,在畜类是犬,其在五色是苍,其所充养的是筋,如发病则为里急而胀满,其在五味是酸,在声音是角,在物体是中坚,其在成数是八。

而岁运太过或不及,都会影响人体疾病的发生。如木运太过影响人体发病的规律是肝木本身及制其所胜脾土的病变。木胜克土,故见飧泄食减,肠鸣腹满等症;肝木本气太过,则见善怒、眩冒巅疾、胁痛等症。

其次,我们再以六气中的主气为例,简介其对事物的一般影响情况。

所谓主气,即主时令正常之气。在正常情况下,时至而至,气候正常,其施化,按着生、长、化、收、藏的顺序正常发展,万物生长一切正常。但主岁之气亦有太过和不及的变化,一旦发生就会影响到万物及人体的生存。如《素问·至真要大论》说:"清气大来,燥之胜也,风木受邪,肝病生焉;热气大来,火之胜也,金燥受邪,肺病生焉;寒气大来,水之胜也,火热受邪,心病生焉;湿气大来,土之胜也,寒水受邪,肾病生焉;风气大来,木之胜也,土湿受邪,脾病生焉。所谓感邪而生病也。"

最后,由于五运之气,五岁一周期;三阴三阳六气,六岁一周期,天地之气相盛,上下相临,而变生三十年一纪,六十年一周,所以五运六气就发生同化。即风湿之气,与春天的木气同化;热熏昏火之气,与夏天的火气同化;燥清烟露之气,与秋天的金气同化;云雨昏埃之气,与长夏的土气同化;寒霜冰雪之气,与冬天的水气同化。有关六十年运与气同化与人体发病的关系,中医学著作中都有详尽的分析和介绍,对此,沈括深得灵犀。他在《梦溪笔谈》中说:"医家有五运六气之术,大则候天地之变,寒暑风雨,水旱螟蝗,率皆有法;小则人之众疾,亦随气运盛衰。今人不知所用,而胶于定法,故其术皆不验。假令厥阴用事,其气多风,民病湿泄,岂溥天之下皆多风,溥天之民皆病湿泄邪……大凡物理有常有变,运气所主者,常也;异夫所主者,皆变也。"(《梦溪笔谈》卷七)

综上所述,从人类文化整合的意义来说,中医学对中国传统文化的贡献就在于结合临床的医学实践,从反观互照的角度出发将人体小宇宙与自然界大宇宙的运动变化之节律合为一致,把握四时阴阳消长之节律,以深化天人相应的思维构架。

　　由于中国古人从自然规律和人的生命节律合一的高度来认识整个世界和人本身,于是创造出了独具特色的黄土文明,这个文明所显示的是中国人的世界观和方法论,它渗透到社会的一切领域中,对中国的历史进程发生着奇特的影响。所以说不但中国传统文化是一种生命文化的象征,而且整个中国的文明史都跳荡着生命的韵律,深入解析这种生命文化的密码,是我们今天义不容辞的责任和良心。如果我们能在前人的基础上进一步用现代科学揭示出其中的奥秘,那么,不但中国乃至整个世界的文明也许就会呈现出更加辉煌灿烂的前景。

第八章　命运之神的拐棍

——中医学与中华民族的命相学

　　俗话说此人"福相"或此人"苦命相"。通过察看某个人的生理现象，或推算其生辰八字，便可得知此人的福祸、吉凶等命运。这就是中国古代源远流长的以看相、算命为形式的命相文化。

　　纵观人类历史，不同文化习俗的各个民族或各个国家，几乎都有一套自己的命相学。著名的如吉普赛人的"手相术"。这种手相术通过他们的"马背文化"，在世界各地广为流传。传说中，古希腊的太阳神阿波罗就是一个神通广大的命相学家。他曾断言，俄狄浦斯长大后一定会杀父娶母。事情果真如此，西方文学作品中都是这样描写的。著名的哲学家亚里士多德也有专门探讨人相的论文。一本19世纪英国的《命相大全》至今还在民间广为流传。据披露，就是美国前总统里根在作某些重大决策时也与星相占卜有密切关系。

　　"命相学"作为一种人类文化现象，与生命的衍化和人类的进步有着千丝万缕的联系。不同国家、民族的命相学都是从自身文化源头涌出的一条溪流，不仅散发出浓烈的本土气息，而且在其发展的过程中，还表现出一种向各种文化形态渗透的狂热。而当我们在考察某一个民族的传统文化时，都会被其中潜涵着的命相学之文化流所震慑。

与世界其他国家和民族相比,中国的命相学种类繁多,流派纷呈。它们不仅不是一种单纯的数理方术,而且是从医学对生命的认同出发,以生命文化的方式存在和作用于中国传统文化的一种文化样式,有着中华民族特殊的符号系统和文化意蕴。分析研究它,并对它的文化价值作出合理的评价,对我们全面、完整地认识中华民族的传统文化有着不可低估的作用。

第一节　同源合流　并行不悖

医学与命相学的不同之处在于,医学是探讨生命体构成或对生命体内容与本质认知的一种文化现象;而命相学则是研究生命体形式与现象的另一种文化现象。然而两者又有相同之处,他们都关心着生命体的延续并以各自的特殊方式企图操纵起人的吉凶、祸福。

我们知道,关于人的健康应属于医学顾及的范畴,而关于命运则是命相学的职责。然而在文化尚不发达的古时候,医学和命相学则是相依相存地包容在一起而密不可分的。

在远古时期,由于人类还没有完全从自然中独立出来,由"自在之物"变为"自为之物",所以当时的原始先民们在"混沌初开"的意识中还不可能对生命、尤其对人类自己的生命现象进行观照,而更多的只是对大自然的敬畏和崇拜。随着生命的进化和大脑智嫡的提高,同时由于生活的直接经验,人类慢慢发现大自然的许多现象,如洪水、雷电、猛兽以及各种自然灾害都可以决定人的命运,导致人的疾病和死亡。为求得生存而努力,这是包括人在内的一切动物的原始本能,于是人类就不得不关心起自己的健康与命运了。

世界上只有出现了科学意义上的人,才有了具有理性意义上的一切事物,而人对一切事物的认知都源出于对自身生存的关注,因为离开了人的生命也就无所为人的文化。所以不仅医学和命相学同源于人对生命的疑惑和解惑,而且人类一切文化现象的深层之处都蕴涵着生命的活力。在中国,医学和命相学同出一源的原因就在于中国古人较为成熟的思维定势始发于对人的生命的切入。或者说中国古代的文化体系都向心于人的生命,并与人的生命的展示并行不悖。典型的如"元气"说、"天人感应"说等学说。而作为传统文化象征的圣人之学也都离不开一个"命"字:"命理之学,由来久矣,古之言命者,简而赅。庖牺曰'正命'、仲尼曰'天命'、老聃曰'复命'。类皆得之于天,赋之于人者。"(《滴天髓阐微·孙序》)不管是伏羲还是孔子或老子,他们都主张把天地自然和社会人事与人的生命形态附着在一起来认同,由此使中国传统文化亦逐步形成一种自然、人的生命、社会人事三位一体,相关消长,同步变通的模式。这也是"类皆得之于天(泛指自然界的一切),赋之于人(包括生命现象和由此产生的各种社会人事)者"的文化链通过圣人之学所显现出的文化意蕴。

如果我们对以上这一有关中国传统文化的形态有了共识,回过头再来探讨中医、命相同源这个问题,也许脉络就更清晰了。从历史上的各种记载和传说中发现,早在上古时期中国古人就较为有系统地观照自己的健康与命运了。《帝王世纪》中说:"伏羲氏仰观象于天,俯观法于地,观鸟兽之文、舆地之宜,近取诸身,远取诸物,于是造书契以代结绳之政,画八卦以通神明之德,以类万物之情,所以六气六腑,五脏五行,阴阳四时,水火升降,得以有象,百病之理,得以类推,乃尝味百草而制九针,以拯夭枉焉。"

从这段文字中我们不难看出,发明医学的伏羲氏本来就是一个命相学家。他观象于天,观法于地,观鸟兽之文,画八卦以通神明之德。并以阴阳、五行之理为纲领将人的五脏六腑、百病之理与天文地理、四时水火、五运六气融会贯通,创造了具有生命意蕴的华夏文明。

关于医相同源以及医学、命相学与中国传统文化如胶似漆的神话传说可以举不胜举。虽然我们至今还难以对有关这方面的种种神话传说下一个科学的定义,并以此来科学地阐明宇宙、自然、人类的起源和相互关系,但这种文化氛围却为中国古人的思维定势提供了一种准绳,并最终为形成古人特定的思维方式起到了积极作用。这些神话传说代代相传,不同时代的人们又用自己的知识不断地改造和重建着它们,从而使中国传统文化中弥漫着一股与生命息息相关的医学、命相学之气。

随着历史的发展和文化的进步,医学和命相学最终以各自不同的文化形态和生存价值拓展开去,这是不言而喻的事。然而,尽管医学和命相学在以后的拓展中形成了有异于对方的文化轨迹,但由于"先天"的契合和后天的"遗传",使得两者在其子子孙孙的繁衍中始终显露出你中有我、我中有你、形影相随的本质特征,并在传统文化的深层合为一股奔突的潜流而作用着社会人事。如唐朝时,相术甚至还特别结合中医学理论,演化出一种可以通过诊脉断人吉凶、贵贱的"太素脉"。关于"太素脉"来源的说法颇多。一种认为是唐代一名叫张太素的医生由隐者董威等的密传而得,并经他之手而流传后世。[1] 另有说是唐代的一个樵夫在嵝峒山得

---

[1] 《中国人名大辞典·补遗》,第15页。

到的此书。还有一说是宋代隋州僧人智缘怀有此技,在嘉祐年间被召至京师,才传此术。宋代王安石对"太素脉"作过专门的考证。他认为,此术古已有之,春秋时秦国的名医和曾为前来求医的晋平公诊脉,便推断他的良臣将死,这就是太素脉的源头。另据《张扩传》记载,说张扩年少时好医术,与庞安交游甚笃,后来听说有个叫王朴的人善于切脉,并能通过切脉预言人的贵贱吉凶,于是拜之为师,从学一年,尽得其诀。① 王朴和智缘同为北宋时人,因此,一般认为此术流传于北宋年间。这一相命之法载于《太素脉法》一书,《鸡肋·编》有《太素脉法》一卷。

尽管难究这一医、相合一的"太素脉"术究竟源起何人、何时,但医学和命相学为历代绞合的事实却是可见一斑了。难怪汉代的贾谊说:"古之圣人,不居朝廷,必在卜医之中"。所谓"卜"就有操命相术之士的占卦、算命等行为。

如果说行医、相命作为一种深涵中国文化意蕴的方技一开始就源发于有知识的士大夫阶层的话,那么随着文化的发展,就像唐代嗜诗成风的文化氛围熏得唐人"童子能吟长恨曲,胡儿能唱琵琶篇"一样,医道和相术也由士大夫阶层逐渐移向下层,遂成为一种流行于街头巷尾的民间习俗。更有一些"有识之士"集巫、医、卜卦、占星、道术、望气、堪舆等各种方技于一身,扮演起为人"解惑排难"的社会角色。这种现象在明清时发展到了鼎盛期。关于这方面的情形在文学作品《金瓶梅》中有着较为详细的描写,如被潘金莲请来为西门庆算命的刘婆子的男人刘理星就是这么一个人。书中写道:"金莲道:'原来你家老公也会算命?'刘婆道:'他虽为瞽目

---

① 《四库全书总目》卷一一一《术数类存目二》,第95页。

人,到会两三桩本事:第一善阴阳算命,与人禳保;第二,会针灸收疤;第三桩儿,不可说,单管与人家回背。……治病酒村、禳星告斗都会。因此人都叫他做'刘理星。'"可见这个集巫、医道术与阴阳算命于一身的刘理星本事不小,但他比起那个西门庆恭敬得"忙降阶迎接"的吴神仙来,则是小巫见大巫了。吴神仙宣称:"贫道相知十三家子平,善晓麻衣相法,又晓六壬神课,常施药救人,不爱世财,随时任世。"这位吴神仙,集风水、星占、神课、医术、道学、看相、五星算命,时辰算命于一身,其可谓迷信,方术之"全才",稀世罕见的"活宝"。由上可知,医学和命相学以及各种迷信方术就是如此并行不悖且又互通文理的。

值得注意的是,中医学以阴阳五行审度生命之体,以四时水火升降穷究百病之理,由于医家的悉心观察和临床经验,使之终究成为一种造福人类的科学,然而看相、算命、占卜等命相学虽也以中国的哲学为原引,并也确实集中反映了中国古代哲学深层的内部机制和遗传基因,但由于江河日下、泥水混浊,命相学作为一种玄学,终因胡编乱造、故弄玄虚者多,而散发出强烈的迷信色彩,成了从中国古代文化中衍出的一股浊流。

不过,这仅仅看到了事物的一个方面。如果说命相学只是一种不值一钱的迷信,为什么几千年来,上至朝廷、下至百姓对此学着迷甚至顶礼膜拜者绵绵不绝呢?因此,这又不是一个简单的迷信问题。尽管我们现在对命相学之文化密码还难以解开,但是,由于中医学与命相学是同源合流的,并且在某种文化形态上又是彼此不分你我的,所以我们似乎可以通过对医学与命相学的某种联姻的考察,来为解开我们至今对命相学认识上存在的某种困惑提供一种可能,从而为最终解析中国传统的命相学这一特殊的文化现象作一番积极的努力。

此外，需要指出的是，中医学作为生命科学的一种形态，其主流是应当肯定的，但是，由于在其发展中不同程度地受到了某种非科学文化的影响，如命相学中某些迷信色彩的涂抹，使得中医学在某些方面也不同程度地染上了非科学的病菌，这是需要加以辨析和治理的。

第二节　唇齿相依　血肉相连

命相学究竟是如何与中医学唇齿相依、血肉相连的呢？原来，命相学以为"人命禀于天，则有表候于体"。但凡人的一切外在的"表候"，如骨骼、皮肉、眉须、毛发、额颊、五官、四肢、生殖器官、气色神情、言谈举止，以及大小粪便等都牵涉到人的寿夭、贵贱、生育、疾病、吉凶、福祸。命相学相信，通过看相、推命能测知一个人生活的全部内容。

中国古代的命相学种类繁多、门派林立，但主要分为相术与命学两大谱系，相术中包括相面、相骨、相体、相气色、相生死，等等。命学中又分时辰、易卦、星象、宗教四条块。各条块都有自己各成系统的体例。那么这些成员各具什么面目、各怀何等招术？它们和中医学又有怎样的联系呢？限于篇幅，我们只能择其一二作一番解剖，为我们窥视这一传统文化提供一孔之见。

先看"八字推命"。它是通过推论某个人的生辰八字所代表的禀受之气的不同特点，算出他的疾病情况。此术认为，一个人的四柱上下五行之气和谐畅达便身体健康、安然无恙；若四柱的五行之气战克不和，偏枯偏旺，都会形成相应的疾病。《金瓶梅》中吴神仙为西门庆推八字,根据他的八字中不宜"阴水太多"的忌讳,断言他"不出六六之年,主有呕血流脓之灾,骨瘦形衰之病"。而西门庆行运至 37 岁,为甲子,子中有癸阳水,正好犯了大忌,所以就大祸临头了。

如果说以上的例子只不过是文人的妙笔生花或故弄玄虚,不足为训,那么八字推命确实有着一整套将五行意义的干支分别与人的躯体内脏相关联而推算人的疾病的符号系统(详见表8),有了这样一个完整的符号系统,就能根据五行生克的原理,从一个人的八字中推出他的健康与受疾状况了。

表 8

天干	甲	乙	丙	丁	戊	己	庚	辛	壬	癸		
器官	头胆	顶肝	肩小肠	心	肋胃	腹脾	脐大肠	股肺	胫膀胱	足肾		
地支	子	丑	寅	卯	辰	巳	午	未	申	酉	戌	亥
器官	膀胱	肚脾	发胆	指肝	皮胸	咽肛	眼精神	腕、脊梁胃、膈	经络大肠肺	精血小肠	腿足	头肾

如八字中甲(胆)乙(肝)见庚(大肠)、辛(肺)、申(大肠)、酉(小肠)多的人,根据金克木的原则,可以推断此种人为肝胆受损。于是男子便会出现惊悸、头昏目弦等症状;女子则会表现出血气欠调、流产堕胎等病症;小儿便会出现惊风、夜啼等疾病。同理,八字中戊己见甲乙、寅卯多者,男子为脾胃不和、翻胃隔食,气噎鼓胀;女子为饮食不甘,吞酸虚弱;小孩则为内热好睡等病。八字中庚辛见丙丁、巳午多者,男子为痔疮便血,痰火咳嗽,气喘吐血;女子为咳嗽血痰;小儿则为脓血痢疾之病。八字中壬癸见戊己、辰戌、丑

未多的人,男子为遗精盗汗,虚损寒战,腰酸背痛;女子为白带鬼胎,经水不调;小儿则为耳中生疮、小肠疼痛等病。

另外,从五行相生的关系来说,也有种种说法。如木不受水者血病,土不受火者气伤,金水伤官、寒则瘦火,火土卯缓,热则风痰,燥则皮痒。金水枯伤而肾结虚。凡此种种,名堂甚多,不再一一赘述。

"八字推命"法能算病掐疾,命相学中的相术家族非但同样有如此神道,而且还能对一个人从娘胎里成形、出生到生病后的死期以及对人的全身体肤都进行合乎医学之道的推断。

(一)相生。相术从医,认为禀气成孕,阳盛为男,阴盛为女。生育的多寡、顺逆也可以从母亲的形相气色中表现出来:乳头大而黑者多子,小而白者绝嗣;腰细者无子,唇多纹者多子;寿上发黄者母子平安;人中有靥者产厄;有纹者难产。临产前,一要命门红紫、二要双眼光彩、三要耳有白光、四要声音清亮,方为顺产。一忌命宫、天庭起暗色;二忌面多青光,耳暗如濛;三忌唇青口角暗,四忌音哑眼无神,如果符合以上一条,便有产危。所产下孩子的身体健康状况也可事先从母亲的虎口中看出来,虎口筋纹暗,青点点,青筋暴露,产下的孩子体格强壮而且走路极早;青纹不足,则其子行动较迟;浮筋不正,则其子难养;纹筋相交,其子必死。

(二)相死。中医运气学认为"五运属阴,守于地内,六气属阳,周于天外。其化生于人也,五运化生五脏,属内;六气化生六腑、十二经,属外。其病变于人也,五运内变,病于五脏,甚则兼外;六气外变,病于六腑,十二经,甚则入内,内外变极,然后死也"[1]。

---

[1] 转引自程士德主编《内经讲义》。上海科技出版社 1984 年版,第 184 页。

相术深得医学关于生命运气说之神韵,可以通过看气知人生死:左右鼻孔黑气横过如虚气的叫"垂起休废",不出 6 日死;口四边有白色旋绕的叫"守魂休废",50 日内死;凡人额上忽有气如尘抹过一样的叫"医无休废",60 日内死;颐下拂拂如尘起,行连脖颈的叫"缠命休废",80 日内死;左右眼下如尘,又出现黑气的叫"灵光休废",1 年内死;鼻上忽忽如尘起或粉涂的叫"理狱休废",3 年内死。

当然这种"休废"说只为相士的某家之言,有的相士虽不用这种术语,然望气卜死的依据大致相同。如相气色者认为,病人目冥冥妄视而舌卷缩者,称之为"心焰",当日死;色惨黄、唇青短缩者,称之为"脾绝",不出十日死;齿牙干焦、耳黑而聋者,称之为"肾绝",口张不合、眼睛反恶者,称之为"肝绝",肥肤枯槁、鼻黑孔露者,称之为"肺绝",均不出旬日死。凡目下五色并起者,不出十日死;发直干脆无泽者,不出半月死,面色忽如马肝,望着如青黑者,不出三日死。

另外,病人眼有神者生,气脱者死;气正者生,悲啼者死;黑气如散者生,聚者死;黄红如浮云者生,黑气入于目者死;人中润者生,干枯者死。当然,相气色说决不限于以上这些,然而凡此种种均颇有几分道理,似乎都能从中医学的典籍中找到根据。

(三)相体。对人体的看相名目很多,这里我们就相术对人体的三才三停论,作一番具体的描述。所谓三才者:(1)额为天,欲阔而圆,名曰有天着贵;(2)鼻为人,欲旺而齐,名曰有人者寿;(3)颏为地,欲方而阔,名曰有地者富。所谓三停者:(1)发际至印堂为上府,是初主;(2)自山根至准头为中府,是中主;(3)自人中至地阁为下府,是末主。自发际至眉为上停;眉至准头为中停;准头至地阁为下停。而上停长,老吉昌;中停长,近君王;下停长,少吉祥。三停平等，富贵荣华；三停不均，孤夭贫贱。有诗曰："面上三停仔细看，额高须得耳门宽，学堂三部奚堪足，空有文章恐不官，鼻梁隆起如瓶胆，促者中年寿不长，地阁满来田地盛，天廷平阔子孙昌。"

除了面相三停外，还有身相三停：头为上停，身长大而头短小者一生贫贱。自肩至腰为中停，要相称，短而无寿，长着贫；腰软而坐俱动者，无力而无寿。自腰至足为下停，要与上停齐而不欲长，长则多病。如果一个人上、中、下三停，长、大、短、小不齐，那么此人就命短，而一身三停相称为佳。相传古时燕山有一富豪叫窦禹钧，四十无子，听说有一老道相术如神，旁通造化，言出如铸，于是请他看相。老道说："看你的面相，面上三停额阔鼻丰刻圆；身上三停头称肢配身长腰直足短掌方，是有根气的人，但是悬针破印，眼下青黑，面如蒙尘，耳轮干枯，这是无子不寿的表候，只要你修行变相，则能转祸为祥。"于是窦禹钧乐善不倦，后果然五子荣显，寿高百岁。（《神相验证百条》）

命相学中的看相、算命的种类和法术远不止这些，这里无法一一赘述。以上的介绍只是让大家了解中国的命相学与医学是如此唇齿相依、血肉相连，一旦脱离了医道，则唇亡齿寒，其术也就岌岌可危了。

第三节　通合"象数"　联袂成姻

从以上的考察中我们知道，看相、算命等技之所以能让人信以为真，一个不可忽视的原因就在于操命学相术的方士往往同时掌握了娴熟的医术，并以医道辅佐命相学，使其达到左右逢源、四方响应、八面玲珑的"完善"境地。

　　那么医学何以与命相学如此相关相切？它们究竟同构于什么样的文化机制？解析这些密码，弄清原委，不但能对中国这两个古老文化现象的汇通作出合理的解释，而且还能为进一步透视中国传统文化心态提供武器。

　　众所周知，我国传统的中医学和命相学的全部理论都是与阴阳五运六气的宇宙图式相通的。那么这一宇宙图式究竟是怎么回事呢？这就不得不涉及《周易》的"象数"思维模式。所谓"象"，其本质就是象其物。《周易·系辞》中说："圣人有以见天下之赜，而拟诸其形容、象其物宜，是故谓之象。"所谓"数"其灵魂在于变。《周易·系辞》又说："参伍以变，错综其数。通其变，遂成天下之文；极其数，遂定天下之象。"这就是说用卦爻等符号来象征自然与人事的关系和变化。所以《周易》也就成为中国古代的"宇宙代数学"。它可以"范围天地之化而不过，曲成万物而不遗"（《周易·系辞》）。古代的中国人就是运用了这种取象比类和运数比类的思维方法，整理杂乱的感觉经验，使之条理化，图式化。人们利用各种图式结构，对于观察实验得来的关于事物发展的节律、周期、对称、平衡、相互制约等情景加以谋划，进行预测，这也就是以预测人的命运为宗旨的命相学所以产生的文化根源。

　　恩格斯指出：人类起初的思维构架是"用理想的幻想的联系来代替尚未知道的现实的联系。用臆想来补充缺少的事实，用纯粹的想象来填补现实的空白，它在这样做的时候提出了一些天才的思想，预测到一些后来的发现，但也说出了一些荒唐的见解，这在当时是不可能不这样的"①。《周易》中的象数思维构架实际上

---

① 《马克思恩格斯选集》第4卷，人民出版社1972年版，第242页。

就是一个很典型的例子。中国古人有着丰富的天文地理知识,且天文知识十分普及。顾炎武说:"三代以上,人人皆知天文。"《日知录》写道:"'七月流火',农夫之辞也;'三星在户',妇人之语也;'月离于毕',戍卒之作也;'龙尾伏辰',儿童之谣也。"西周时的先民就能依北斗七星的斗柄指向定四时:"斗柄东指,天下皆春;斗柄南指,天下皆夏;斗柄西指,天下皆秋;斗柄北指,天下皆冬。"(《鹖冠子》)

随着文化的进步,起先较为直观的天文地理现象经大脑思维抽象后,逐渐演化为深奥的哲理,《周易》的象数思维构架就是标志。如著名的经学家郑玄就用易学的象数纳十二地支和二十八宿,创立了"爻辰说"。此说认为,星移斗转的次序量律,可用地支表示,配上乾坤二卦,还能说明星移斗转是由于乾坤之间阴阳二气的对立、转化结果。把宇宙一切变化,看作太极——这一宇宙本体内在矛盾的表现,以后又多经衍化、充实,遂成为具有权威性的一种文化模式而为人崇拜不已。

中国古人不但将天文地理纳入以象数思维为特征的宇宙图式,同时还将人一并归入,形成天、地、人三者合一、同步消长的动态效应。《乾·文言》中说:"大人者,与天地合其德,与日月合其明,与四时合其序,与鬼神合其吉凶。先天而天不违,后天而奉天时。"这也就是"天人合一"或"天人感应说"的文化意蕴。

研究人的生命的中医学本是强调"天人合一",把人同大自然的一切变化看作相互制约的整体。不只五脏六腑、百脉经络是一有机统一体,人体同自然变化量律亦息息相通。中医认为人禀天地之气而生,自然界有三阴三阳六气和五行之气的变化人体也有三阴三阳六经之气和五脏之气的运动。因此,不仅自然气候有变化,人体的各种机能也处在不断变化之中。而且自然气候与人体各种机能的两者变化运动是相互收受通应的。沈括《梦溪笔谈》对此亦有评论,他说:"医家有五运六气之术,大则候天地之变,寒暑风雨,水旱螟蝗,率皆有法;小则人之众疾,亦随气运盛衰,今人不知所用,而胶于定法,故其术皆不验。假令厥阴有事,其气多风,民病湿泄,岂溥天之下皆多风,溥天之民皆病湿泄邪……大凡物理有常有变,运气所主者,常也;异夫所主者,皆变也。"(《梦溪笔谈》卷七)

中医还认为,认识五运之气对医疗卫生十分重要。《素问·天元纪大论》说:"五运阴阳着,天地之道也,万物之纲纪,变化之父母,生杀之本始,神明之府也。"又说:"天有五行御五位,以生寒暑燥湿风;人有五脏化五气,以生喜怒思忧恐。"天人之间,息息相关,不通五运之气,必受天刑。

中医学还把易学的象数引入针灸、气功等原理。在针灸术上建立了"灵龟八法",亦称"奇经纳卦法"。将奇经八脉的八个穴位纳入洛书九宫数,并结合《灵枢·九宫八风》所揭示的八风原理,按日时开穴治病。还有"飞腾八法",它以奇经八脉的八穴,按干支时辰开穴治病。在气功术上被誉为"丹经之祖"的《周易参同契》就是以乾坤坎离四卦作为基本概念,并结合人体固有的组织、器官及其所含的血气物质,经过巧妙的调整,理顺它们的关系,达到特殊的生理功效。

作为看相、推命的命相学,其理论根基同样源于易学的象数思维构架,并严格遵循阴阳五运六气的宇宙图式。命相学认为人是大宇宙的缩影,大宇宙所包容的内容同时能在人这个小宇宙中显现出来。所以相术中有"五星六曜","三才五官六府"、"十三部位"

之说。所谓星象推命,其实是通过"知五星光灿,群曜莹辉,遂别辰宿于乾坤,酌人身于天地,灾祥咎因是言之"。而所谓时辰推命、卦象、易数推命,则是通过考察生时所值干支,卦位标明的坐标点,推究所禀阴阳五行六气的生克制化循环运动的必然轨迹和相关的命理。如前面介绍的"八字推命",就是以天干地支与人的各脏腑器官配伍,并将此归入阴阳五运六气的宇宙图式,通过象数理论给人看相算命。它与针灸学中"灵龟八法"、"飞腾八法"等的医学原理同出一个"娘胎",且又有着异曲同工之妙。

从以上的分析中,我们不难得出以下结论:

(一)把握生命消息之节律;以天人相应为准绳;用阴阳五运六气的宇宙图式作规范,医学如此,命相学亦如此。象数理论之妙用,历久不衰,只因其用以标志四季阴阳消长节律,有其科学的合理性,不易为其他思维模式所替代,所以千百年来一直为中国古人仰观天象,俯察地法,穷究命理,认识万物的法则。

(二)人以五谷杂粮为生,难保没个头疼脑热,俗话说:"天有不测风云,人有旦夕祸福。"于是人们便求靠医学治病疗疾,借助命相学测度命运,求得自身的太平。如果说医学对人的疾病具有一种可见、直接、短期效应性,因此人们对之备受宠信的话,那么命相学对人的命运的测度便以它的不可见、间接和长期效应性而自叹弗如。但是由于象数理论使得医学和命相学结成了如此密切的联姻,所以命相学能借助医学的神威而为世人所深信不疑。

(三)在医学促合下,命相学日益深入人心,久而久之便在人们的心目中萌生和构成了一种安天乐命的思想。于是安于天的旨意,乐于命的摆布便成为中国古人一种习惯的思维定势。"生死由命,富贵在天",人根本无法抗拒命运的嘲弄,你生来"贱相",就必做牛马,而命中注定你要升官发财推也推不开。这种文化现象不但成为统治阶级愚弄百姓、稳固政权的政治手段,而且成为天下臣民坚信不疑自觉遵从的座右铭。据《涌幢小品》记载,权贵孟无菴单马出巡,在江汉边遇到了一个渔夫,形貌奇伟,提着一条大鱼让路于道左,便问他姓名和年庚,不料其生辰八字完全与自己相同,十分惊异,想邀请渔夫一起回去,给他一个官做。渔夫谢绝道:"我虽然和你年庚相同,但你生在陆地,所以命贵,我生在船中,水上轻浮,所以命贱,我每天以渔为生计,也自足了,若一旦富贵,命薄之人反而会因不胜福分而暴死。"说罢辞谢而去。

如此看来,中国古人之所以安平乐道,中国封建社会之所以会历经几千年,命相学与医学的联姻着实是一个重要因素。

第九章　阴阳文明的主旋与变奏

——中医学与中华民族的性文化

　　如果说人的性欲在根本上如同飞禽走兽一般，只不过是猿的祖先遗传下来的延续种族的本能性生理冲动，那么性作为一种人的头脑中的意识符号，从来就不是什么纯生理现象。虽然，性的直接表现在于性欲，这种本能的欲望不仅把男女的生理，而且把男女的心理推向一种对生命本质的深刻体验。但性作为一种人类文化符号，它不仅仅是人的一种本能的体现，而且是把人的自然本质和社会本质联结在一起的生物关系和社会关系、生理因素和心理因素相结合的综合体，同时亦是物质和意识多层次、多功能的内容丰富且跳跃着生命力的辩证体。无论是远古人类对生殖器的狂热崇拜，还是中国封建专制下的"存天理、灭人欲"的道德伦理，或今日世界的所谓"性解放"，性始终作为一种文化现象，往来于男女之间，穿梭在众生之中，编织着一个个社会关系的网络，一定程度上制约着历史的发展，摆布着人类的命运。翻开中国传统社会的历史画卷，其进程背后不正暗伏着一个性文化源流，在这个性文化源流的制约下，"存"天理与"违"天理；"灭"人欲与"兴"人欲互相扭结和抗衡，我们民族的传统文化亦由此繁衍和生长。

在中国传统文化中,中医学作为一种特定的生命文化形态,对性文化有着深刻的影响,并在一定程度上影响了传统文化的建构与发展。探掘中医术对性本能或性功能的神秘的生理效用,驱散笼罩在中医学与性文化关系上的迷雾,对我们深刻认识中国传统文化,并对之扬弃和改造,是一条极好的途径。

第一节 性意识与阴阳文明

成书于商周之际的《周易》是中国传统文化宝库中一口取之不竭的"深井",它以阴阳八卦为核心,系统地阐发了具有中华民族风格的科学、哲学、宗教和社会人文思想,堪称中国传统文化的鼻祖和集大成者。然而,这口以阴阳之说构架而成的中国传统文化之"深井",它的文明之源正发端于原始初民的性意识。

中国古代的哲人说:"食、色,性也。"(《孟子·告子上》)原始的先民们在认识世界万物时,必然本能地探究自身的生命现象。经过不需要多长时间的观察,他们发现,从男女合爱、"十月怀胎"到"一朝分娩",新生命便降临了。就这样,最直观和原初的生命观念便从男女两性的交媾中产生出来。于是,性作为一种生命的象征,成为原始先民们神圣而崇高的顶礼膜拜物。有关此类的考证,已多见于专家学者的文论著说中,此不赘言。

人类初期对性的狂热崇拜,经过漫长岁月的积淀,在心灵深处逐渐建筑起一个有关性的理性王国。于是性意识这种源于生命底蕴的内在涌动,不再是仅仅作为人的动物性本能的自然宣泄,而成为一种由动物向智慧动物进化的阶梯。在这个进化过程中,最显著的特征就是自然而然地将人对两性的价值关系抽象升华为人对自然的价值关系,也就是我们通常所说的宇宙观或世界观。它是人对自然的一种理性认同。在中国传统文化中,较早、较系统体现这种理论认同的就是以《周易》为代表的中国传统阴阳文化体系。于是,中华民族的整个文明大厦便在此基础上建立起来。

《周易》将男女两性比作天地,认为天和地就是宇宙间的男女,天地间的万物离不开天(男)地(女)两种基本势力的交合作用。如《周易》中说:"刚柔相摩,屈伸相感而利生焉。"其"刚柔相摩"、"屈伸相感"就是对男女两性交媾行为的具体描述。《周易》通过对这种男女交媾行为的具体描述,形象地阐明了"天地纲蕴,万物化醇;男女构精,万物化生"的原理,这也是中国古人从男女两性相摩交媾的经验和直观认识中引发和形成的关于天地的阴阳纲蕴相荡而使万物滋生(包括人的诞生)的朴素的宇宙生成论。

《周易》将以上这种思想用特定的文化符号加以表示和命名,画"—"象征男根,表示天,名曰:"阳";画"--"象征女阴,表示地,名曰"阴"。并形成最初的"天人合一"的观念。同时,将这两个性符号组成以阴阳八卦为内容的文化体系。用阴(--)阳(—)两爻排列组合成八卦,八卦演为64爻,进而演为384爻,标志着阴阳这一对立的两性生育出天地间的万事万物。理论一旦建立,便对实践具有指导意义。于是中国古人便用这种思想方法对世界上的一切事物作出自己的因果分析和价值判断。

《周易》中贯穿的这种对中国古人性意识的描述和总结,确实为我们将人类的性意识认作中国传统文化发展之源提供了翔实的论证。无独有偶,《周易》的这种将人类性意识认作人类文化之源的结论还可以在其他民族文化的发展史中找寻到。

古希腊、古罗马时代的思想家们也早就将人类的性意识看成是宇宙中一切存在的始初起源。古希腊诗人赫西俄德在《诸神谱系》里讲到,在混沌的深渊中诞生的爱神(西方将两性的交媾称作造爱)埃罗斯的名字就是象征着宇宙被分开的各个部分的动机、意向和结合。无论天上还是地上的种种事物,都是由于他的干预,而且是在他的参与之下才得以发生的。我们是否可以这样认为,这种在他的"干预"或"参与"下得以发生的一切,就是被分开的宇宙的各个部分(暗示两性)的动机、意向和结合(交媾或造爱)的结果。神的世界是这样,人的世界又如何呢?

古希腊神话中说,人最初是一种"圆球"状的"特殊物体",他有四只手、四条腿,观察相反方向的两副面孔,一颗头颅,四只耳朵。人的胆大妄为使奥林匹斯山上的众神忐忑不安。于是宙斯决定把人一分两半,使分开之后的每一个人不是用四条腿,而是用两条腿走路。在人的身体被分成两半后,每一半都急切地扑向另一半,他们纠结在一起,拥抱在一起,强烈地希望融为一体。这种发轫于人的动物本能的原始性意识,在传宗接代的性行为的实施结果中得到延续和积淀,以后在理性的诱导下又为西方文明的建构和发展提供了原料。

然而,中国和西方的文明相异性是众所周知的。为什么同样从人类性意识发源的两种文明会表现出不同的文化形态呢? 我认为,一种文明的建构,固然与人类始初的文化源提供的活水(性意识)密不可分,但是关键在于人类将这一活水酿造成美酒(文化)的方法和过程不同。它反映了人通过大脑这个加工场由性意识(严格地讲也属于生命文化范畴,是一种生命文化的裂变因子)向生命文化拓展进程中所表现出的差异性。

考察以上这一差异,我们就不得不借助医学的手段。医学是古人研究人类生命现象的最前沿科学，所以，医学作为一种文化形态，是生命文化的忠实体现，也是人类由性意识向文明世界进军中一支必不可少的生力军。过去我们对它非常忽视，研究甚少。

中国传统文化在其建构过程中受中医学的影响是显而易见的。其一，中医学认为天地是生命起源的基地，有了天地，然后"天覆地载，万物方生"（《素问·阴阳离合论》）。这里的万物当然包括人在内，而天与地是宇宙间阴阳二气相互作用的结果。故曰："清阳为天，浊阴为地。"（《素问·阴阳应象大论》）为什么孕育生命的天地一定是宇宙间表现为阴阳对立的二气相促的结果，而不是三气、四气呢？这显然要归之于原始男女两性意识通过抽象思维后的一种文化认同。

其二，中医学认为精（气）是生命的本原物质，这种精气不但先身而生，而且具有遗传特性。故曰："夫精者，身之本也。"（《素问·金匮真言论》）"故生之来谓之精，两精相博谓之神。"（《灵枢·本神》）这里的"精气"是指禀受于父母的"先天之精"。父母之精气相合，形成胚胎发育的原始物质，所以说："人始生，先成精，精成而脑髓生，骨为干，脉为营，筋为刚，肉为墙，皮肤坚而毛发长。"（《灵枢·经脉》）"血气已和，营卫已通，五脏已成，神气舍心，魂魄毕具，乃成为人。"（《灵枢·天年》）当然人生下后，先天之精要靠后天之精的培养和补充，才能使生命活动生生不息，但以上那种由父母两精相搏而产生新生命的过程描述，则显示出文明人对原始人性意识的从感性认识到理性顿悟的拓展。

其三，虽然中医学在其形成过程中明显地受到了传统文化的影响和制约，对生命赖以滋生的基地到人的生命胚胎的发生、发展和生命体的解释，不能不说对中国传统文化的定型产生某种深刻的影响和巨大的反作用。学术界素有"医易同源"和"医易相通"之说。首先,《周易》成书于战国、秦汉时期。中医典籍《黄帝内经》的成书年代与《周易》相仿。这就从时间上证明医学和易学不但同属一个共生的文化源,而且,它们在各自的建构过程中必然有着相互影响和作用。两个体系你中有我、我中有你,甚至你我不分。难怪明代学者孙一奎说:"深于《易》者必善于医","知医而不知《易》者乃一隅之见也"[①]。其次,对于中国传统的"天人合一"的理论,我们一般都是从"天"向"人"的认知过程来理解和认同的,也就是以"天"来规范"人",或者说是人必须顺应客观的自然规律,而往往忽视了对于"人"向"天"反作用的认知过程的研究和理解。因为就生命自身所具有的特殊规律而言,认识它无疑能为人类更完整、准确地认识整个宇宙世界提供方便。中医学就是研究人的生命规律的学说,它的形成和发展无疑为中国传统的"天人合一"的思想的完形和确立提供过某种积极的反作用。对此,我们应当引起足够重视和深入地研究。再次,由上而知,在以易学为代表的传统文化的定型过程中,中医学作为一种生命文化形态,它的作用不仅是从它与易学那种耳鬓厮磨的关系中体现出来的,更是通过一种从性意识向生命文化最终向传统文化转化的内在机制上显示其价值的。因此,我们不能将医学说成是绝对的生命文化,也不能将易学说成是与生命文化无关的文化。生命文化是一种隐涵在传统文化背后并与传统文化混为一体的文化机制,就像人体中的血液使生命机体焕发出活力一样,它是传统文化得以运转的血液和动力源。而医学作为生命文化的一种表现形式,对生命的解释旨在促使传统

---

① 转引自《山西中医》1988 年第 3 期,第 14 页。

文化在其建构和存在的意义上更加富有生命的内涵。中国文化如此,西方文化也同样如此。如果我们能进一步考察西医学在西方文化建构过程中的影响与作用,其结果也将同样如此。限于篇幅,这里不作展开。

所以,我认为任何一种民族文化中都蕴涵着那个民族对生命内涵的独特理解。如上所述,中国古人在性意识的启示下,通过医学的合力对生命内涵从其显示出的关系去认解,从而创造了具有中国特色的"阴阳文明"。然而,就中医与性文化关系所体现出的对传统文化的意义,不仅反映在其通过生命文化的形态对"阴阳文明"的建构所起的积极作用,还体现在对"阴阳文明"的发展中所显示出的护卫精神。

第二节 "存天理"与性选择

中国古人将原始初民性意识中演化而成的"阴阳"观,从宇宙本源和物质本体论高度加以界定,并认为只有按照阴阳观念来观天法地待人才合乎天理,而天理是既不可变又不可违的。"一阴一阳之谓道"(《老子》),"天不变道亦不变"(《春秋繁露》)。按照阴阳之道办事,就是所谓的"存天理",它显示出中国阴阳文明的神圣性。

这个源于男女构精、万物始生的原始性意识的阴阳之道,即神圣的"天理",确实也存在一定的合理因素。它一方面表明古人对事物的看法是辩证的,另一方面表明古人对人的社会属性的考察也是结合人的自然属性、即生物属性而进行的。正如自然是社会的基础一样,人的自然属性也是人的社会属性的基础。

但是,这个"天理"又是荒唐的。荒唐之处就在于这个理论体系所显示出的致命弱点,即本体价值观上的不平等,并将这不平等的价值观汇成一条阳主阴次、天尊地卑,男贵女贱的文化枷锁套在人的心灵之上,叫人强按此"天理"行事。

在《周易》八卦中,最基本的是乾(天)坤(地)二卦,即阴阳、即男女。《周易·说卦》中说,"乾,天也,故称乎父;坤,地也,故称乎母",而"天尊地卑,乾坤定矣;卑高以陈,贵贱位矣"。男尊女卑似乎就成了生来不可逾越的"天理"。按照这个逻辑,每个人都能在贵贱等级上找到自己的位置:这就是体现在《周易》中的其余六卦,即长男(震)、中男(坎)、少男(艮);长女(巽)、中女(离)、少女(兑)。

这种被神圣化了的本体观,对宇宙中存在的阴阳两种势力,总以阳为主,阴为次;阳永远处于主宰地位,阴永远处于附庸地位。中国封建统治阶级正是借用这个"天理"建立起以男性为中心的宗法血缘专制制度。这种以男性为中心的封建宗法专制与三纲五常的伦理思想结成同盟①,为封建专制的统治提供了强有力的社会性保证。人人都按这个宗法条规行事,于是统治得以稳固。

所谓宗法专制制度就是依据血亲关系按"大宗维翰","宗子维城"的原则排列的嫡长子继承制,它带有明显的原始氏族社会关系的烙印,源于父权制的确立。在男尊女卑的"天理"下,它又成为天经地义的制度不容否定和改造。在这个制度下,上到皇位的承袭,下到家业的中兴,非男子不能承其先业。而断子绝孙就是违背"天理",于是便背上了亵渎神灵、糟蹋祖宗的罪名,最终会落得个身败

---

① 从本体论上讲,男尊女卑的男性中心论与三纲五常的伦理思想同源于阴阳观。

名裂的下场。这就是阴阳文明给予中国人的"不孝有三,无后为大"的精神枷锁。在这一枷锁下,直接的受害者就是广大妇女。封建宗法制度把妇女能否为本家族生子传宗作为衡量一个妇女价值的首要标准,国家还通过立法把这一标尺固定下来。如汉代法律条文中,丈夫可以把妻子逐出家门的七条依据之首就是"无子"。这种具有浓厚封建宗法色彩的妇女价值观,直到今天依然占据着不少人的头脑。

法律尽管规定可以休妻纳妾,但由于受儒家从一而终的正统思想制约,夫妻总以原配为正宗。然而生男生女不由人定,对于许多原配夫妻来说,且不论能否保证生一个光宗耀祖的儿子,就是生不生子也是个问题。既要遵天理,又要守正统,中国古人为解除这种双重的精神压迫可谓绞尽脑汁,一方面虔诚地祈祷神灵的保佑,另一方面千方百计地寻找着行之有效的办法。于是,医学便承担起后一种重任,充当起维护"天理"、巩固封建宗法专制统治的排头兵角色。

在这方面,医学所起的作用首先就是使夫妇受精怀胎。中医认为,"生子之道,精气交媾,溶液成胎,故少欲之人恒多子,且易育,气固而精凝也。多欲之人恒难子,且易夭,气泄而精薄也"(《种子金丹》)。这对男子来说就是要清心寡欲,待气充精足时一泄如注才容易得子。这如同酿酒,斗米下斗水则浓烈,酒质醇厚,如果斗米倍下水则淡,三倍、四倍,则酒非酒,水非水,难成好酒。人如果每夜淫纵,精气妄泄,邪火上升,真阳愈枯就愈不能成胎,即使侥幸生子亦很难养育,或多灾多病。人胎是父精母血交合后构成的,因此对女子来说,如若月水不通、经血不调,则不能成胎,即使偶成也难以养胎。为了调精养血,促使夫妇受孕养胎,中医有一系列的偏方。如《妇人大全良方》中说："求子者服药须知次第,不可不知,其次第者,谓男服七子散,女服荡胞汤及坐导药,并服紫石门冬元,则无不效矣。"除了吃药,选择男女交合的时辰也异常重要。《妇人大全良方》中又说："求子交会,古有择吉日良时,天德月德及四时旺相避忌丙丁,幼幼新书著御女日期诸说似属迂远不足凭也,然惟天日晴明光风霁月时和气爽之宵,自己情思清宁,精神闲裕不待择而得天时之正,弗在日月电光之下,神社井灶之侧,冢枢秽污之处,又得地利之灵,兼之以前所云,清心寡欲之人和则得子定然贤智无病而寿。"

然而受精怀胎也难遵"天理",唯有怀胎生儿子才合"天意"、孝祖宗。对此医学也不乏"回天"之术。中医认为:"男女之合二情交畅,阴血先至阳精后衔,血开裹精,精入为骨而男形成矣,阳精先入阴血后参,精开裹血,血入居本而女形成矣。"(《四库全书·医家类·褚氏遗书》)《道藏经》则以女人的月经止后的男女性交时间为准,认为单日属阳成男,偶日属阴成女。《广嗣诀》也以女子经期为准,认为女子经期刚止,此时子宫正开,及时性交播种方成男胎。《东垣》也如是说,认为女子继经一二日感觉受胎者成男,四五日感觉者成女。《丹溪》则以女子受气于左子宫为男,受气于右子宫为女。《圣济经》以胎位左动者成男,右动者成女。

《妇人大全良方》中也说:"凡男女受胎皆以妇人经绝一日三日五日为男,仍遇月宿在贵宿日又以夜半后生气时泻精者有子皆男必寿而贤明高爵也,若以经绝后二日四日六日泻精者皆女,过六日皆不成子又遇旺相日无吉。"中医如此,西医似乎也有妙法。如国外一个医生就发现用小苏打水洗女阴,容易生孩子,而且又多为男孩。

如此看来,中医对生男生女真是绝了,而绝到尽处却又神了,神到夫妇受精,一旦怀的是女胎,还能令其转女为男。宋人张杲的《医说·妇人论》中就有转女为男法的具体介绍:"论曰,阳施阴化,所以有妊,遇三阴所会,多生女子,但怀妊三月名曰始胎,血脉不流,象形而变,是时男女未定,故令于未满三月间服药有术,转令生男也。其法以斧置妊妇床下,系刃向下,勿令人知,恐不信者,令待鸡抱卵时依此置窠下,一窠尽出雄鸡,此虽未试,亦不可不知。凡受胎三月逐物变化,故古人立胎教,能令生子,良善长寿、忠孝仁义、聪明无疾,十月之内常见好境象,远邪僻,真良教也。"

书中又说:"妊孕欲得男女,觉有孕未满月,以弓弩弦为带缚腰中,满三月解,转女为男,宫中秘法不传。"还说:"《博物志》曰:妇人妊身三月未满,着婿衣冠,平旦绕井三匝,映水视影勿反顾,必生男。陈成者,生十女,其妻绕井三日不汲,及期,果生一男。"

从男女构精到女子怀胎,以怀男胎到转女胎为男胎,为了效力于封建的"天理"、"人道",中医确实绝尽了奇方妙药。如果说中医的求子怀胎法还具有某种程度的延续人类的积极意义的话,那么所谓的"择男去女"、"转女为男"的"医术"就是对人类自身的否定和反动。于是那种为"存天理"而用医学的方法实现传宗接代的行为最终成了一种"灭天理"的举动。这种种所谓的"择男去女","转女为男"之法往往不但不能成"正果",甚至坑害人。如今,虽然这些"择男去女"、"转女为男"法大多"失传",但滋生在封建主义肌体之上的以男性为中心的社会心态却还残留在我们一些"现代人"的头脑中,它与整个社会文明的进步是格格不入的,我们必须对之加以反思和批判。

第三节　"灭人欲"与性放纵

人的性欲本是一种繁衍后代的生理功能。当原始的先民们从荆棘丛生的莽林中走出,由动物进化为智慧人的同时,意识到还能将自己的智慧传宗接代地延续下去时,便对自身的这种功能极为惊讶和激动,由此产生出对性器官狂热不已的崇拜。这是我们今人难以感受到的一种生命体验。然而,文明与野蛮同生;道德与堕落共存。有位先哲说人类是万恶之源。那种通过医学灭绝人延续自身的本能——性欲,正是人作为智慧人以后的"发明"。

人源于动物,具有好斗的本能。在人类的蒙昧时代,起初两强相斗,一方将另一方杀死就完事了。后来,由于性器官逐渐成了一种膜拜物,战胜者便开始取下死者的睾丸。谁手中的睾丸越多,就越显示他的高贵和英勇。这些英雄将睾丸赠送给自己所爱慕的女子,以此作为爱情的最佳信物。

如果说这种割下死者的睾丸作为炫耀自己的举动还是史前社会原始人的一种蒙昧行为的话,那么随着文明的进程和阶级的出现,那种通过精湛的医术从活人身上取下睾丸的灭绝人欲的行为,就是一种人性的杀戮和阶级的压迫。这是一种超越兽性的"智慧",又是兽性的"恶化"。如《史记·秦始皇本纪》中记载"隐宫徒刑者七十余万人"。所谓"隐宫徒刑"是我国古代实行的一种腐刑,旧称宫刑,它是对人的生殖器实行阉割,使其失去性机能,也叫去势。

马克思在《摩尔根〈古代社会〉一书摘要》中说:"关于战俘的处理,经过了和野蛮期的三个阶段相适应的三个连贯的阶段。野蛮的第一个时期,俘虏被处以火刑;第二个时期——作为供献神灵的牺牲;第三个时期——转变为奴隶。"①我国古代对战俘的处理事实上也经过以上三个时期。最初对异族战俘是格杀勿论的,到后来才施以"五刑",将其转化为奴隶的。

所谓"五刑"即除大辟以外还有墨、劓、刖、宫。而在这四种刑中,尤以宫刑居多。那么统治者为什么要对大批的战俘处以宫刑呢?《尚书·皋陶谟》云:"天讨有罪,五刑五用哉。"对战俘究竟处以何种刑罚不仅取决于统治者日后对这些奴隶使用情况(如《周礼·秋宫》中说:"墨者使守门,劓者使守关,宫者使守内,刖者使守囿,髡者使守积"),而且还须从刑罚对人体损割情况来考虑。对战俘施以宫刑比施用其他刑种日后使用起来要合算得多。秦始皇霸业初兴,威慑四海,此时不在于用重兵把关守门,而是需要众多的劳力来为其立国兴邦,以及为骄奢淫逸的宫廷生活服务。因此,对战俘就无需处以墨刑(秦汉亦称黥刑)——刺其面,劓刑——割其鼻,而刖刑——断其足,受刑者已不能成为有用的好劳力,唯独宫刑——割其势,虽身已重残,但从外表看则未损其容。一方面,使这些奴隶断绝男女交欢的淫思,抛弃养儿育女、成家立业的念头,像骡子一样全身心地为其统治需要尽力;另一方面又可以用来供宫内广泛役使,且不用担心会与女主人发生性关系,同时也合乎《礼记·曲礼》中所说的"刑人不在君侧"的祖宗之法,真是万全之策。后来历代中国封建王朝一直使用宦官的现象与其不无内在的联系。而前面所说的秦始皇"隐宫徒刑者七十余万人",据史料记载就是为修建阿房宫和骊山墓服务的。

---

① 人民出版社 1965 年版,第 151 页。

　　然而对活人处以宫刑不像从死人身上取下睾丸这样顺当,它牵涉到生理、解剖、病理等医学问题。如果说最初的宫刑会使许多受害者死去的话,那么后人便在这众多的死亡中积累起丰富的医学知识,并用这些医学知识"造就"出更多的中性奴隶为统治者服务。正是在这个意义上,医学便充当了统治阶级"灭人欲"的工具。

　　以上这一观点,还可以从中国古代的兽医学中得到论证。早在殷商时期,我国已有家畜的去势术(阉割术),也就是用摘除雄性睾丸的办法使牲畜的品质和性情得到改良,以便更好地为人所用。这种方法直到今天还在民间被广泛采用,如阉鸡就是例证。被阉过的鸡长势壮实,肉质鲜嫩,是极好的美味佳肴。殷代卜辞中已见到象征去势的牛。正式的文献记载则见于《周礼》。丹麦哥本哈根农牧学院的兽医博物馆就藏有一件瑞士商人 18 世纪末从中国带去的阉割小猪的工具。早在公元 6 世纪前,我国牲畜去势已相当普遍,马、牛、羊、猪、鸡、鸭、鹅皆能去势,而且手术中已懂得防止破伤风感染。

　　我国古代兽医学有悠久的历史,而且最早的兽医和人医是不分的。医学界认为,我国原始兽医活动的起源时间基本上和人医相同,此说还可以从新石器时期遗址中出土的狗、猪、牛、羊、马、鸡等兽骨、石针、石砭、石镰、骨针、竹针、金属针等医疗工具,以及殷代甲骨文的贞卜文字中得到证明,于是,我们便可以肯定兽医学中牲畜的阉割术对具有人医学意义的去势术(宫刑)不无启示和借鉴;抑或这种启示和借鉴是相互的。

　　如果说兽医学的阉割术是人类文明的一种进步的话,那么宫刑这种具有中医学意义的性文化现象则是对人类文明的亵渎。更甚之,那种对女性的宫刑便是将这种亵渎沦落到无以复加的地步。

　　宫刑施于男性,就是阉割其生殖器,施于女性叫"幽闭"。什么叫"幽闭"呢?历来有不同的说法:一种认为是将女子禁闭宫中。《周礼·秋官》郑康成注:"宫者,丈夫割其势,女子闭于宫中,若今宦官男女也。"《白虎通·五刑》中说:"宫者,女子淫,执置宫中不得出也。"另一种说法认为"幽闭"是用棍棒椎击女性胸腹,压抑子宫堕入阴道,以防交接,是闭塞女性生殖器的一种肉刑。

　　鲁迅在《病后杂谈》中说:"从周到汉,有一种施于男子的'宫刑',也叫'腐刑',次于'大辟'一等,对于女性就叫'幽闭',向来不大有人提起那方法,但总之是决非将她关起来,或者将它缝起来。近时好像被我查出一点大概来了,那方法的凶恶、妥当,而又合乎解剖学,真使我不得不吃惊。"

　　鲁迅早年学医,虽然他没有直截了当说出"幽闭"的具体施刑办法,但我们可以借助鲁迅提示的医学常识,结合古书记载,对"幽闭"方法作一推测:它是用木棒椎击女性胸腹,使子宫韧带松弛,人为造成子宫脱垂,达到闭塞女子阴道、不能性交的目的。褚人获《坚瓠集》续集卷四"妇女幽闭录"所引《碣石剩谈》中的一段话,讲得很明确:"妇人椓窍,椓字出《吕刑》,似与《舜典》相同。男子去势,妇人幽闭是也。昔遇刑部员外许公,因言宫刑:许曰:'五刑除大辟外,其器皆侵其身,而身犹得自便亲属相聚也。况如人谋罪,每轻宥于男子,若以幽闭禁其终身,则反苦毒于男子矣。椓窍之法,用木槌击妇女胸腹,即有一物堕而掩闭其牝户,止能便溺,而人道遂永废也矣。是幽闭之说也。'"许公身为刑部官员,对此种刑罚的底细很了解,因而此说是可信的。

　　从以上考证可知,男女"宫刑"确实染尽了医学的风尘,并作为生命文化的一种形态融进了整个民族文化的大循环系统中。封建统治者是深通此道的。他们将最初用来惩罚战俘的宫刑改造成一种特殊的统治手段,并为残酷的封建统治披上了一件"仁道"的外衣。根据《史记·文帝纪》和《汉书·文帝纪》的记载,汉文帝十三年时,除去其他几种肉刑,独独对宫刑不废。到了汉景帝时又发布了"以宫代死"的规定。据《汉书·景帝纪》记载,"中元四年秋,赦徒作阳陵者,死罪欲腐者许之",开了以宫刑代死的先例。以后东汉各帝都屡诏天下犯殊死之罪者,"皆一切募下蚕室"(《后汉书·光武帝纪》)。所谓"下蚕室"就是进宫刑的牢狱。因为受宫刑者怕风,须保暖,要在如蚕室一样的蓄火的地下室里受刑比较安全,故名"下蚕室"。这是深含医学之道的。"以宫代死"的做法虽然在形式上保"全"了罪犯的生命,制造了一种开明法制的假象,美化了封建统治者的形象,然而在本质上只是以一种封建酷刑代替另一种封建酷刑罢了,在某种意义上宫刑比处死更强化了对人格的侮辱和人生的迫害。

随着历史的发展,远古人对生殖器的崇拜逐渐转化为后人对祖先的崇拜。于是,人们更加注重生殖器的价值,注重性在子孙延续上的作用。俗话说"性命交关",割去了性,命也就名存实亡了。这种使犯者断子绝孙的刑法看起来比满门抄斩为轻,实际上却是变相的死刑。它与"不孝有三,无后为大"的封建伦理思想结成联姻,对受刑者起到了一种精神和肉体上的双重迫害。被处以宫刑的司马迁曾痛不欲生,在《报任安书》中说:"行莫丑于辱先,诟莫大于宫刑。"这种精神上的创伤是难以形容的。因此也有"宁做刀下鬼,不为耻中人"的血气者。另一方面,受刑者还必须在强大的心理痛苦中以自己伤残的血肉之躯为封建统治效力,这对封建统治者来说又是可以充分使用和剥削的劳动力。可见,对宫刑者来说,其受害者是双重的。

医学作为一种生命文化形态,一方面同宫刑这种"灭人欲"的性迫害方式结为一体,为巩固封建统治服务;另一方面又给"兴人欲"的性放纵方式注入催化剂,为以男性为主导的封建文化效劳。

从前面对阴阳文明的论述中,我们看到了中国传统封建宗法专制实质上是一种以男性为主导的文化,这种文化表明男性对女性不但具有人格的威慑(如女性对男性必须遵循的"三从四德",皇帝的三宫六院七十二妃以及事实上的一夫多妻的纳妾制等等),而且作为男性对女性还具有一种生理上的享用,这就是表现为医学之道的"房中术"的演化和与之并行不悖的娼妓现象的泛滥。

"房中"本是传统中医学的一支。房中术原指的是男女性生活中需节欲的养身保气之术。清《医故·房中》说:"夫妇接礼,以昏成情,以色接礼,以亵合爱,以欲生动。"男女交合确使人消魂,但对此如果嗜而不知禁,就会蚕食精魄,泄漏真气,以伐性命。所以《抱朴子》曰:"生长之要,其在房中,上士知之,可以延年祛病,其次不以自伐。下愚纵欲,损寿而已。"教人对男女交合持有节度。一般以二十以前二日复,二十以后三日复,三十以后十日复,四十以后月复,五十以后三月复,六十以后七月复。又说六十闭户,即断绝性交,以保惜真元,养其性命。

房中术对于男女交合还有许多犯忌之说,如忌人有:或年高大、或唇薄鼻大、或齿疏发黄、或痫疾、或情性不和、或肉湿肢体不活、或性悍妒忌;忌时有:醉酒、饱食、远行疲乏、喜怒未定,女人月潮冲冒、寒暑疾患未平、大小便汽、新沐浴后、犯毕出行、无情强为;忌气候有:天地晦冥、日月薄食、疾风甚雨、雷电震怒,等等。凡此种种都不能入房交合,否则不是损人,便也万病乃作;倘若构精成胎,形必不周;虽能生下,却难以养育。此术虽不免过于苛刻,但这种体现为性保护的养生之道,也确实有着相当的合理之处。

然而,人之性欲岂是医道所能阻止得了,在男尊女卑的大环境中,男性的生理性欲往往受大男子主义为主导的性文化驱使,从而表现出一种对自身的放纵和对女性的占有与享用。有句俗语:"女人是马,女人是牛,任人骑来任人抽。"所谓"骑"就是男子对女子的性欲发泄。适应以男性为主导的封建文化需要,医学又以"兴人欲"的面貌出现,为强化男性的性功能效劳。于是"房中术"便逐渐演化为男性对女性的享用术或发泄术。

"春药"可以说就是房中术的产物。所谓"春药"原本是一种治病的性激素。如我国古人从人尿中提炼出的"秋石",原先是一种治疗"劳冷疾"病症的药,它具有滋补作用,又可以用来"强骨髓,补精血"。然而,"秋石"又具有性兴奋作用,"服者多是淫欲之人,借此放肆"(《本草纲目》)。除了"春药",中医还有许多促使性欲强旺的方法,"火灸"便是一种。

据医书记载,绍兴间,刘武军中有个名王超的兵卒,原来是太原人,后入江湖为盗寇,岳阳一带的民家多受其害。他的性功能奇佳,能"日淫十女不衰"。后来被抓,临刑前监官问他,是什么奇方异药使你的性欲如此旺盛? 他回答说,并无异术,单凭"火力",每夏秋之交,"灼关元千炷",即对腹正中线脐下三寸处的关元穴位施行火针疗法,人可以久久不畏寒暑,多日不饥,至今我肚脐下有一块如火一样温暖的东西,谁都知道土成砖,木成炭便会千年不朽,这全凭火的功力。此人死后,刑官便剖开他肚脐下温暖似火的地方,果然取出一块非肉非骨、凝然如石的东西,这便是火力的神效之物。

元、明两代是"房中术"兴旺时期,到了明、清,我国封建社会的娼妓制度发展到最盛时代。这种现象除了有其他的历史、文化方面的原因外,医学的介入不能不说是其中甚为重要的原因之一。

综上所述,如果我们把《周易》为代表的中国传统文化比作一部交响乐的话,那么以性文化为标志的阴阳文明就是它的主旋律,而中医文化作为这一文明的变奏所给我们带来的启示是深刻的:医学对性如同对人一样,首先起到的是一种保护作用,这也是医学作为一种科学造福于人类的存在意义,这是不言而喻的。然而,从对性的杀戮到对性的放纵,性文化所显现的这种双重畸形状态又体现了医学对人的生命状态的反动,是医学的一种"异化"。医学的这种人文性以及它所表现出的性文化特征确实是我们在探究、分析和认识民族文化时不应忽视的一个重要内容。

第十章 "维生文化"的双重效应

——中医学与中华民族的食文化

每个民族都有一整套吃的文化。如果我们将西方人看成是以主食动物脂肪来维持生命的食肉民族的话，那么中国人（以中原地区为准，下同。）就是一个以主食五谷杂粮为生的食草民族。诚然，在人类进化和社会演变的历程中，随着智慧之光的微露和文明的跃进，人类各民族几乎都同时经历过一个从饮血茹毛的食肉时代（旧石器时代）到以种植谷物谋生的食草时代（母系氏族社会）。但是，中国人为什么没能像西方人那样转向"食肉"，却一直延续着"食草"的传统？食草民族的生命链结中究竟维系着什么样的文化密码？这些文化密码对整个民族文化的建构究竟起过怎样的作用？如果我们从中医学角度对以上这些问题作一番探讨，那么，对我们认识中国传统文化的特征则是不无裨益的。

第一节 医食同源与民族的食草性

医术作为治愈人的创伤、疾病的方法，究竟起源于何时，就现在所具有的资料恐怕是难以解答的。但是，在中国之所以有医食同源的说法，最直接的原因，也许就是与中华民族的食草性紧密联系在一起的。一般认为,"神农尝百草,始有医学"。神农时代,也就是中国远古社会从采集渔猎期向农耕期过渡的时代。由于历史进入到原始农业社会,中华民族生存所必需的食物来源也就自然以"草本"为主了。

人类在向大自然作生存斗争的过程中是付出了极其巨大的代价的。如前所说,昔日神农尝百草,并不是为了药用,而是为了教民识得五谷,种之为食,帮助先民们适应所处的自然环境,以开发自然的食物资源求得生存。据《神农本草经》记载:"神农尝百草,日遇七十二毒,得茶而解之。"说明古人类在备尝百草滋味、引以为食的过程中是充满了风险和斗争精神的。在这样一种生死存亡的斗争环境中,药物学、医学也得到了飞速的发展,同时它又给人类的继续生存提供了极大的帮助。

中华民族向大自然作生存斗争的长期实践,使得中国人对于野生植物资源有着惊人的知识。如百科全书式的医学巨著《本草纲目》列入数千种植物,并在每种植物的注释中都说明了其可食性。更有一些立志为民寻食的先人不畏艰险,努力寻找和品尝。除著名的李时珍外,还有周履靖,他的《茹草编》中,几百余种植物都是"发先哲所未究,补本草之遗佚"的品种。他为了编此书,"身居林壑而抱离群之志",可谓用心之诚,尽力之勤矣。

从神农尝百草教民识五谷开始,在医食同源的"维生文化"的长期熏陶下,中国人对本民族的食草本性的认识越来越深刻。"国以民为本,民以食为天",历代王朝的统治阶级为了维护其封建统治,在建朝初期一方面多采取修生养息政策,鼓励百姓大力垦荒,兴修水利,改进耕作,使农民如植物般扎根在土地上,为养家糊口,供奉皇粮而辛勤劳作;另一方面也积极发展医学事业,鼓励修订编著各类医学著作,探究治病养生之道。由此中国药物学的开创很早,发展很快。周代的《诗经》《山海经》等书中已经收集记载了很多药物。秦汉以来,各种新药不断被发掘出来。长沙马王堆三号汉墓出土帛书《五十二病方》记载的药物已达240余种。西汉末,平帝元始五年(公元5年)曾征集天下通晓方术本草者来京师,"本草"自此成为中药学的通称。

从我国现存最早的药物学专书《神农本草经》到唐代第一部由国家颁行的药典《新修本草》,以至宋朝的《开宝本草》《证类本草》《嘉祐补注神农本草》《本草图经》《经史证类备急本草》,元朝的《汤液本草》,明朝的《本草纲目》,清朝的《本草纲目拾遗》《植物名实图考》等等,不下几十种。再加上其他种种的医学全书、类书、丛书以及各种民间偏方,中医学便为中国这个食草民族的生息、繁衍和健康提供了积极而有效的保障。从医食同源,到中国古人对食草能给人的生命带来无限生机的认识①,使得中国这片古老的土地,北起三江平原,南到珠江三角洲,包括长江、黄河流域在内的大部分华夏民族的饮食风俗呈现出某种特定的规范。只要对中国人的饮食状况作如下展示,也许就很可以说明一些问题了。

主食:大米、小米、高粱、小麦、玉米、荞麦、红薯、山药。

附食:蔬菜主要有:白菜、青菜、萝卜、蘑菇、芹菜、芥菜、卷心菜、西红柿和各种瓜类等。豆类主要有黄豆、蚕豆、绿豆、赤豆、各种豆角等。

水果主要有:桃、杏、李、苹果、梨、香蕉、海棠、山楂、龙眼、橘

---

① 有关这一点,将在本章第二节中具体论述。

子、荔枝、葡萄、梅子、西瓜等。

肉类主要有:猪肉、牛肉、羊肉、狗肉、鸡、鸭、鹅、鱼和各种野味。

调料主要有:葱、蒜、辣椒、桂皮、胡椒等。

从以上的食物表可以看出,中华民族在其向自然求得生存的搏斗中,确确实实已经从旧石器时代的食肉民族衍化成一个自觉的以素食为主的食草民族了。他们靠苍天恩惠,求"土地爷"保佑,盼五谷丰登,祈天下太平。

当然,随着文明的进化和人类各民族的文化交流,中国古人在吃的方面并不反对外来食物。自有史记载以来就引进过许多外来食物,如小麦、绵羊和山羊可能就是在史前时期从西亚引进的;许多水果和蔬菜是在汉唐时期从中亚进入中国的;花生和山芋则是在明朝通过沿海贸易进入中国的。所有这些食物都已经成了中国人食物的构成部分。然而值得注意的是,在引进这些食物的同时也在不断地引进奶制品及其制作工艺,而且一些精美的奶制品在唐朝时曾被一些上层社会人士所接受。但时至今日,奶类食品和与其相应的肉类食品最终没有在中国的饮食上占主导地位。这种排斥奶类、肉类食品的文化选择只能以本民族固有的"草本"这一文化基因和长期以来铸就的人体生态构造(如胃对各种食物的条件反射等)来解释。

长此以往,古代的中国人便逐渐养成了食草本性。而这种本性又成为一种美德被圣人不断发扬光大。孟子说:"舜之饭糗茹草也,若将终身焉。"(《孟子·尽心下》)糗(qiú)为炒熟的米、麦等谷物,茹草即蔬菜的总称,舜就是一生以草为食的。孟子还说:"晋平公之于亥唐也……食云则食。虽蔬食菜羹,未尝不饱。"(《孟子·

万章下》)可见古代的王公贵族们也有以蔬菜和谷物为饮食之本的。孔子则更乐意食草,他说:"饭疏食饮水,曲肱而枕之,乐亦在其中矣。"(《论语·述而》)吃疏食,喝清水,将手臂挽起枕在头下睡觉,是再美不过的事了。中国有句古语谓"肉食者鄙,藿食者癯",说的是吃肉的人是庸俗鄙陋的,更没有远谋,而人无远谋,必为近虑所困,事事不尽心意;吃疏食的人(藿食者)虽然瘦一些(癯),然瘦者精明强干,处事果断。从圣人的喜好食草到食草的极佳功用,食草便成为一种修心养性的美德被世代继承下来。

其实在中国,医和食的关系以及民族的食草意义还在于植物同时也可以充当药物。如前所述,这类既能充食又可以当药物的植物种类很多。在丰年里,这些野生植物大多都不作为日常餐桌上的食品,只是到了荒年便被当作食物来充饥,所以对大多数务农的人来说,一般都知道一些他们生存的那块土地上所能用来充饥的植物。一旦得病,他们又能将这些野生植物作为药物给病人服用。这种把野生植物既当作充饥的食物又当作治病的药物的做法,使中医学与中国古代的饮食习俗结成了一种神圣的姻缘,同时,又把对植物的知识当作一种"维生文化"虔诚地继承下来。这也就是为什么在中国有医食同源的说法以及具有医食并举的文化习俗的原因了。

从文化人类学的观点来看,每一个民族对自身得以生存的求食方式和内容,并不完全取决于人的主观选择(其中当然包含了人类文明的进步和人脑智慧的增长),它同时还要受到地理环境、自然资源等客观条件的制约。因此我们有必要对造成中华民族食草性原因的客观条件作一番小小的巡视。

　　一个有趣的事实是,将中国大陆架由东南向西北推移,越接近西北高原带,中国人的主食就越摆脱五谷的形态而具有食肉的特征。当内蒙、新疆、青海、西藏等地人津津乐道起他们每顿能将整只烤羊填进肚里去的时候,食五谷杂粮为主的内地人对此则难以接受或啧啧称奇。为什么同处华夏文化下的中国人也会有如此之大的饮食差异呢?我们知道,华夏民族远古的祖先比较集中地生活在河套中的河谷两岸,以汉文化为主导的中国传统文化最早就是在黄河流域中游一带形成的。如同文化人类学上划分,中国的传统文化属大河文化类型。充沛的水源,两岸肥沃的冲击地区,具有特殊的凝聚力,最终使集散在大河周围的各原始部落归于统一,孕育成具有东方文明特征的华夏民族。随着华夏子孙逐渐向黄河下游繁衍,以及长江流域华夏种族的兴盛,辽阔的两河冲击平原、适宜的东南信风、优越的降雨带、河港交叉的自然水利调节网络,使得整个中华民族服服贴贴地依附在以生长植物为主的土地上。

　　相对大河文化的地理环境,高原山区气候寒冷,温湿的东南信风难以到达,且长年受干冷的内陆气温侵袭,严重的缺水和干旱,使得那里缺乏农植物生长的良好环境。于是,原始的山民便以畜牧业为生。因为驯养牲畜不像种植谷物那样只能被限定在某一处、某一地。牲畜可以游动迁栖,到处寻找肥美的草场作为饲料场。于是,靠驯养牲畜的原始先民便逐渐形成了一种以食肉为风尚的民族。这就是不同的地理环境对饮食方式的客观影响。从对中华民族内部饮食差异的分析中,中国传统饮食方式为什么没有向西方人那样转向食肉的问题,也许就能得到更为圆满合理的解释了。

第二节 维生文化的稳态效应

从对中华民族"维生文化"的客观造就和主观选择的分析中，我们看到了"食草"对于民族生存的意义。然而进一步探究对食物如何吃的方法，即中国维生文化的稳态效应，则是我们从"维生文化"出发进而深入了解和把握整个民族传统文化某种特征的重要环节。生命需要能量的摄入，而饮食方法对人的生命的正常运动有着直接的制控作用。中医认为，人的生命体内部充满着阴阳对立统一的关系，所以说："人生有形，不离阴阳。"(《素问·宝命全形论》)而"阴阳乖戾疾病生"，因此饮食首先必须做到阴阳配合。如对于每一顿正餐来说，必须主食(饭)、附食(菜)搭配适当。主食为阳，一般以米饭、馒头、窝窝头、饼或面条等炮制过的谷物构成，作为一餐饭的这一半；附食为阴，以各种菜蔬或肉构成，作为一餐饭的另一半。即使从外观上看去，主、附食连成一器的一顿饭，如饺子、包子、馄饨、馅饼等，实质上其主、附两部分也不是掺合在一起的，它们各自仍然保持着适当的比例，皮相当于饭，馅相当于菜，主食、附食泾渭分明。

饭、菜比例协调所构成的饮食原则就是"中餐"的特色，也是每个中国人头脑中有关吃的一个符号。一个中国人无论到什么国家和地区，不管使用什么样的炊具或餐具，他们都可以根据当地提供的食物素材做成一顿完全有别于当地饮食规范且又合乎中国标准的"中餐"，供自己或他人享用。

中国人在饮食中遵从饭菜均衡原则确实是不分场合坚守如一的。就拿吃酒席来说，面对美酒佳肴，他可以畅开肚子大吃大喝，但末了总得以饭压胃方觉妥帖,此所谓"酒足饭饱"。即使再穷,只要处于正规场合,如有朋自远方来,他们也会饭菜俱全招待之,宁可自己勒紧裤带,也不愿伤了体面。当然所谓饭菜均衡并不是不分主从,正如阳主阴次那样,中国人碰面一般都问"饭吃过没有",而从不问"菜吃过没有"。

中国饮食方式的阴阳观还进一步表现在对食物的合乎医学对生命体的认同上。这就是说,不但人的生命体合乎阴阳原则,众多的食物也各具阴阳禀性,同时,只有两者相配得当,才能维持生命体的平衡,保证人的康健。如果过多地饮用了一种性质的食物,就会使这一性质的力量过盛而压抑另一种性质的力量,导致疾病的产生。如拿食物的凉热特性来说,中国人的传统信仰普遍认为:在日常的家常便饭中,油腻和油炸的食物,辛辣、油脂植物(如芝麻、花生)属于热性,而大部分含水植物、贝壳类动物(特别是螃蟹)属于凉性;在水果中,如橘子、柿子、杏子、桂圆等就是热性,而西瓜、柑桔、梨、桃等就为凉性。如多食生冷寒凉之物,可伤损脾胃阳气,导致寒湿内生,产生腹痛、泄泻等症;而多吃油煎火烤,肥甘厚味之物,就容易造成胃肠结热,出现口渴、腹满胀痛、便秘,或酿成痈疽疮毒等病症。

其次,中医学还将人体脏腑组织与阴阳五行理论进行了有机的联系,形成了"四时五脏阴阳"的藏象学说。认为人体的精神气血都由五味(酸、苦、甘、辛、咸)所滋生,五味与五脏各有其亲和性。《素问·至真要大论》说:"夫五味入胃,各归所喜攻,酸先入肝,苦先入心,甘先入脾,辛先入肺,咸先入肾。"如果长期嗜好某种食物,就会使该脏腑机能偏盛,久而久之就会以盛抑衰损伤与其相连应的内脏,发生多种病变。所以说五味入口不欲多偏,多则攻其脏腑,各有所损,即咸多伤心、甘多伤肾、辛多伤肝、苦多伤肺、酸多伤脾。故《素问·五脏生成篇》又说:"多食咸,则脉凝注而变色;多食苦,则皮槁而毛拔;多食辛,则脉急而爪枯;多食酸,则肉胝胎而唇揭;多食甘,则骨痛而发落。"这就告诉我们,饮食应注重其食物的性味,并要做到五味适宜。平时饮食不要偏嗜,病时更应注意饮食宜忌。

第三,鉴于中医学的藏象理论,中国人不但将饮食看作一种养身保健预防疾病的行为,而且还利用五行相生相克的原理通过人的饮食达到治疾疗病的目的。这就是中国传统的以食代药的食疗法。中医要著《金匮要略》就集中了许多以食代药的治疗方法,讲究食物的五味特性,充分体现了集中医大成的《黄帝内经》中"毒药攻邪,五谷为养,五果为助,五畜为益,五菜为充"的治疗原则。既注意了饮食的滋补营养作用,又巧用食物阴阳五行的配伍特性,达到为药石所不能奏效的治疗目的。据说袁世凯称帝时,一切国事莫不躬亲自为,以致劳神过度,精疲力衰,忽患上了委顿之症。医生看后说,此病为阳耗阴虚之故,非药石可能奏效,若每日食龟肉一盏,百日后即能恢复原状。袁世凯从其说,但又恐为人讥笑。于是,不叫厨师烹治,而是将此事托付于宫中诸妃。每晚袁临幸某妃宫中将寝时,妃必亲奉龟肉以进,袁便肆口大嚼。当然没有不透风的墙,当人们知道后,便嘲讽袁世凯为"龟皇帝"。[①] 至于袁世凯在全国人民的声讨中被迫取消帝制,遂忧惧而死,则另当别论。

唐代名医孙思邈也是一位推崇食疗的大师。他主张凡疾病应先以食治,食治不愈再予服药。他认为食治不是要吃的多或吃贵

---

① 苏海岩:《皇宫五千年》,山东人民出版社 1986 年版,第 621 页。

重食物,而在于食物能否有利于人体需要。他所著的《千金要方》中收藏的食疗用品就达 154 种,多属简便易得。弟子孟诜在他的影响下,著成了我国第一部饮食疗法专书《食疗本草》。中国有句古语叫"药补不如食补",道的就是"以食代药"、"食药合一"的奥秘。

中国人的食疗法还特别注重对人体脾胃的护养。中医认为,脾胃是后天之本,气血生化之源,一旦内伤脾胃,便会百病丛生。圣医张仲景治病却邪,就十分重视脾胃,常以食代药,巧取其功。另外,为了保护脾胃,再好的食物也不能在夜间食用。因为脾好音声,闻声即动而磨食。在夜间则万响都绝,脾乃不磨,吃了东西就不易消化,不消化就损胃,损胃则翻,翻即不受谷气,不受即多吐,多吐则转为翻胃之疾。这也是俗话说"晚饭易少"的原委所在。

第四,中医对饮食与医疗保健还有许多独到的论述。如凡人饮食,无论何时,都需温暖。即使在夏天,由于伏阴在内,尤宜用暖食;食后就睡或终日稳坐,久之便会凝结气血,减短寿命;食后应当常以手摩腹数百遍,仰面呵气数百次,趑趄缓行数百步,谓之消食。俗话说,"流水不腐,户枢不蠹",这也是俗语"饭后百步走,活到九十九"的道理;吃饱后不能速步、走马、登高、涉险,否则便会气满而激,致伤脏腑;吃饭最好是"七分饱",只有常处在饱中饥、饥中饱的状态下,才最有利于身心;不能极饥而食、极渴而饮,所以,大渴不能大饮,大饥不能大食,唯恐血气失常,卒然不救。如荒年饿殍,饱食即死,就是验证。

中医对于饮酒也有讲究,少则益人,过多则损人。少饮酒能引滞气、导药力、润肌肤、益颜色、通荣卫、碎秽恶。多饮酒则醉,使肝浮胆横、诸脉冲激,于是就会败肾、毁筋、腐骨、消胃,久之更会神散魄冥、不能进食、独与酒宜,便死到临头了。饮酒后不可饮冷水、冷茶,被酒引入肾中,停为冷毒,多时必腰膝沉重、膀胱冷痛、水肿消渴,挛躄之疾就会发作。酒后不得风中坐卧、袒身操扇,此时毛孔尽开,风邪易入,感之将令人四肢不遂。

总之,善养生者养内,不善养生者养外。养内者,安恬脏腑、调顺血脉,使一身之气流行冲和、百病不作;养外者,恣口腹之欲、极滋味之美、穷饮食之乐,虽肌体充腴、容色悦泽,而酷烈之气内蚀脏腑、形神虚败。庄子说,人最可怕的就是在衽席饮食的时候不知道有节制地饮食。

以上对中国饮食从内容到形式进行了考察,从中我们看到,中国饮食的方法是严密遵循医学对人的生命体的认同,并按照阴阳五行的原则所建构的。如果说中国的食物在世界上是最伟大的,也许会有争议,但是若说中国饮食的方法在世界上是最严谨的,也许会众口称道。中国的这种医食并举的习俗在中国古老的文化中确实占有相当显著的地位。如《论语》中记载,当卫灵公问孔子军旅作战的事,孔子回答:"俎豆之事,则尝闻之矣。军旅之事,未之学也。"事实上,中国的士大夫阶级的一个重要资历标准就是看他在医食文化上显示出的知识和技能。如商汤的开国之勋宰相伊尹原来就是一个深通医学的厨师。

中国古代的这种医食并举的习俗,使中国传统文化具有如下显著的特征:

首先,它给中国传统文化注入了人本主义的韵律,使得中国古代文化与西方古文化显示出极大的差异。如果说西方古文化重神,那么中国的古文化则重人。神可以不食人间烟火,人不但万万使不得,而且还要极尽吃的方法和本领。在古代帝王的宫殿里,饮食的重要性可以从《周礼》所记载的人员花名册上充分显示出来。如在负责帝王起居的 4000 人中,就有 2273 人(约占 60%以上)是管理饮食的。此外,《左传》和《墨子》都提到了以烹饪用的鼎为国家的最高象征。

第二,它使中国传统文化显示出独特的生命灵性。由于吃的艺术与生命的进化有着直接的关系,从"天人相应"到"天人合一",中国古人对生命的独到见解,不但总是贯穿了医食并举这样一种生活实践,而且还能从对人的生命现象的解析出发,进而对整个以"天"为主导的世界观的完善提供了有效的促进作用。关于这点,我已在其他章节中有过翔实的论述,这里不再重复。

第三,由于讲究吃的艺术,中国人在对食物的制作过程中不惜耗费大量的时间,同时还将食与生命的关系搞得过于紧密,这样就在中国人的传统文化心理上投下了一片慢条斯理、四平八稳的阴影,从而缺乏一种进取的锐气和探索的勇气。

第三节　维生文化的动态效应

前面我们已结合中医学对表现为中国"维生文化"中稳态效应的饮食方法和行为进行了分析,接下来我们就很有必要对中国传统维生文化中的动态效应作一考察。什么是维生文化的动态效应呢?

俗话说:"国以民为本,民以食为天。"源于我们对中华民族食草性的认识,还应加上一句"食以草为源"。由于中国人长期处于春播秋收的农耕环境中,食"草"的状况不得不使人们把对求食的希望寄托于天的恩赐,也就是俗话所说的"靠天吃饭"。然而,在生产力较为落后的古代,天不可能给人以丰衣足食的保证。一旦发生洪水、干旱、蝗虫、冰雹等自然灾害,再加上种种政治、经济、军事等方面的原因,便会饥民落荒、饿殍遍野。此时,对于这些饥饿的百姓来讲,就不存在关于合乎医道的饮食方法了。只要能求得生的权利,人可以在吃尽野菜、树皮的绝境下吃"观音土"(一种被认为可以吃的泥土),甚至吃人肉。有诗写道:"朱门酒肉臭,路有冻死骨。"关于"吃",在中国漫长的封建社会里一直贯穿着这样两种状况,且泾渭分明。有的人可以坐而论吃,大谈食物的营养和保健;但更多的人在更多的时候,却只能为填饱肚子而疲于奔命。而这种疲于奔命的吃的状况便构成了中国"维生文化"的动态效应。关于中国"维生文化"的动态效应,还关系到民族迁徙、生命选择、淘汰诸方面的问题。这些问题以及由维生文化的动态效应这个文化因子给中华民族传统文化建构上带来的影响(其中当然也贯穿了医学的功效),是我们下面要进一步加以探寻的。

我们知道,黄河是中华民族的生命摇篮,黄河文明何以从中国的腹地遍及中华,向南波及东南亚,向北散布至西伯利亚?考察历史,我们可以看到造成这种文化传播的原因,除了通过朝廷对地方的统辖和人民的自然交流外,还有以下两大渠道。一方面是由于外族的入侵所造成的,如蒙古人、鞑靼人、满洲人等都曾做过中国的盟主,他们首先与汉文化同化,同时将优秀的华夏文明通过各种途径向本民族所在的广大区域输送,藉以加快自身的文明进程,这种情况在北方民族中尤甚。历史上最为有名的如北魏孝文帝的汉化改革和满清王朝的汉化政策等。另一方面则是由"维生文化"的动态效应带来的。由于灾荒的到来,民众的饥不可食导致了人口迁徙(其中当然离不开阶级剥削和压迫的因素)。这就是我所称的表现为"维生文化"动态效应的一种特殊文化现象。在中国辽阔的版图上,以黄河流域为分界线,中国古代人口同时呈现出向南和向北两极迁徙的特征。如果说以汉文化为代表的黄河文明在向北延伸的过程中主要是由于前一种因素为主的话,那么其向南扩展则显示了后一种因素的主导作用。因为在漫长的中国社会历程中,几乎没有一段以南方民族统治整个中国的历史,即使是辉煌的楚王国也只统辖了长江流域,北不过河南、南阳;西北不越过今陕西商南一带。相反,由于每一次蛮族戎狄的入侵总裹挟着天灾地荒,北方的饥民一次次地被向南边赶,而南方的气候和自然环境又比北方优越,容易吸引流浪的难民。当然无论是向北或向南的两种方向的人口迁徙,都同时存在以上两方面原因,我这里着重对第二方面的原因作一分析。在由北向南迁徙的人中,典型的如现在在浙江、江西、福建、广东等地的"客家人",他们原是生活在黄河下游中州河南一带的北方人。① 他们被认为是"中华民族里的精华",有关"客家人"的习俗本是很值得研究的一种文化现象,限于篇幅这里不作展开。向北迁徙的人,典型的如现在活跃在东北三省的关内人,他们原是生活在黄河下游河南、直隶②一带的人。据史书记载,近代满洲的人口,差不多完全是从山东、直隶两省迁徙去的。其中商人和城市居民以直隶人为多,农民则以山东人为多。

中国人的饮食以"草"为源。因此,要深究以"草"为源的维生文化的动态效应,就必须搞清中华民族人口迁徙与黄河文明发展传播的关系。而要搞清这种关系,首先应该对造成人口迁徙的荒

---

① 各地客家人讲的语言与他们共同生活在一起的四周非客家人的语言很不相同,却很像现在中州河南一带的话,对此章炳麟先生的《岭外三州语》有详细考证。

② 中国明朝起称的旧省名,地域包括河北大部,河南、山东小部分地区。

年频数、凶险程度和医学状况作一番考察。

更远的不说,我们就以秦以后的汉朝为例,因为自秦王朝统一中国,才为中国各种文化的融合奠定了基础。据《汉书·食货志》记载,西汉立国之初就有一次很凶的荒年,"民失作业,而大饥馑"。人相食,死者过半,高祖乃令民得卖子,就食蜀汉。

一百年之后,又经过多次荒年,许多穷人把土地押给富户,自己便携儿带女落荒他去。据《汉书·食货志》记载,当时山东闹水灾,数年不收,人或相食,方二三千里。天子怜之,令饥民得就流食江淮间,欲留留处。

又据《汉书·武帝纪》记载,元鼎二年,夏,大水,关东饿死者以千数……方下巴蜀之粟,致之江陵。结果又使大批饥民流向江淮地域去觅食。

令人触目惊心的是,如此灾荒恶年,饥民人肉相食、东奔西迁的悲惨现状去而复来,川流不息。不仅《汉书·元帝纪》、《后汉书·桓帝纪》、《晋青·惠帝纪》等史书中有着令人目不暇接的描述,而且各朝各代的史书中几乎都有这方面的记载。

以上的灾荒不仅黄河流域有,即使在地丰人杰的扬子江下游的几省也经历了大水与久旱的痛苦。这种灾荒一直波及福州、广东等地,致使许多江南饥民也不得不走上逃荒之路。据《宋史·食货志》记载,向来是产米中心的浙西一带也逃不脱赤地千里的噩运。至于淮河流域的民众陆续弃家出走、流落他乡就更为平常之事了。古代中国的江南素有粮仓之美称,一旦江南荒情如此,那北方的灾荒就可想而知了。

从以上对古代灾荒史的简略回顾中,我们似乎看到了中华民族由于过分依赖食"草",以及古代生产力低下而带来的悲哀。然而,人毕竟不是草木,中华民族对于食"草"不但有欢乐、有悲哀,更有同悲哀作抗争的勇气和本领。弘扬民族的医学就是抗争的积极体现。一到荒年,难民们饥肠辘辘,心忧神衰、体质下降,于是疾病便乘虚而入。而且灾荒之年往往又是瘟疫盛行之时,许多难民不被饿死也会病死。于是,中国的医学便大有可为,为挽救饥民的生命,帮助他们度过荒年而尽责尽力。这也是为什么中医在民间特别发达的重要原因。民间不仅多有江湖郎中走街串巷为人看病,而且各种各样的祖传秘方、偏方应运而生,可以说是应有尽有、无病不治。前些年中国出版发行了一部中医秘方大全,收集各种药方几千种。虽然为大全,然而置于中国整个医学的历史长河之中,也只是区区小著而已。古代的华佗、张仲景、孙思邈、李时珍等都曾在民间行医,为病家排忧解难,作出了为后人敬仰的伟大贡献。

中国医学不但具有疗病的功能(这种功能往往多与"草"为伍,如中医的药方主要以中草药为主),还有一种开拓食物源的功能。如能识别出各种可食植物供难民们在荒年或青黄不接时充饥以维持生命。这也是食"草"的中华民族为什么将医、食合为一体的重要原因之所在,如史书中有关医事方面的记载都归于"食货志"章节,一般都不单独列开。

然而对于灾荒,中医学尽管作出了种种挽救的努力,但终究无法解决饥荒,于是被置于死地的饥民不得不成群结队地为寻找食物和延续生命进行大迁徙。这一状况表明,尽管中医学在中国维生文化的稳态效应中发挥了极大的制约作用,但在中国维生文化的动态效应中就全然失去了它原有的丰采。这里我们当然不是要对中医学在中国维生文化中的作用作过分的苛求,而只是想通过如此的客观分析,揭开笼罩在医、食关系上的神秘盖子,使我们对中国的医食关系这一文化现象有一个清醒的认识和公正的评价。

中国的黄河文明尽管灿烂辉煌,但食草的中华民族不但没有解决温饱问题,而且总为"草本"——粮食问题所困。俗语说:"黄河千载水流长,十年到有九年荒。"于是,以黄河流域为中心地域,大批以求食为生的难民向南、北两极(多数向南)迁徙。一旦荒情过后,一部分人又回到原来的家乡。尔后又可能是荒年,又是大批难民出走。这种周而复始的人口迁徙和历史延环,便构成了中国"维生文化"所特有的惊心动魄的动态效应。这种效应使代表中华民族传统文化的黄河文明,以一种特殊的传播方式和传播渠道向古老的中华大地拓展,并为华夏文明的最终熔于一炉起到了一种客观的推进作用。

通过考察与中医学有关的中国"维生文化"的动态效应对中国传统文化的影响和作用,我们不难得到以下几点启示:

首先,严重的饥荒最初总是把身体孱弱的人先淘汰了。因为灾荒一到,灾民便饥寒交迫,于是疾病乘虚而入。何况灾荒往往又伴随着瘟疫,更容易使人身亡。我们中国人的祖辈大多受过这种生命优劣淘汰的磨炼,因此有着强壮的体魄和健旺的生命力,而且比其他民族更具有吃苦耐劳的精神,否则,何以能在古代营造出如此辉煌和值得自豪的黄河文明呢?至于"东亚病夫",只是洋人的一种说法。

其二,中华民族历来具有省俭撙节的美德,对食物尤为如此,决不随便糟蹋和浪费,并认为浪费是极大的犯罪。大人往往这样教导孩子:如果不吃干净碗里的饭粒,那么将来就会得到恶的报应。这便是由"维生文化"动态效应所产生的又一结果。因为在荒年中,平时很节俭的人家总比前吃后空的人家更有生存的机会。

凡是不讲节俭或浪费成性的人家,在饥荒中就更容易被淘汰。另一方面,由于过分省俭撙节也铸成了另一种过于吝啬的品行,俗话说就是"铜钱眼"。许多中国人只会一心积死钱,并不知道如何使用钱,这也许是中国古代为什么商业一直不发达的另一种原因吧。另外,过于省俭撙节也容易造成一种自私自利和贪小的行为品行。文言文叫做"染指",俗语又叫"落钱"。上至军官克扣军饷,地方官吏刮地皮,下至家里老妈子的"落钱",都是同一种心理状态的反映。

其三,由于饥荒造成的长期迁徙,中国人的心灵深处积淀着一种热爱家乡、怀念故土的情感。因为长期流浪在外的人,多遭异地人的白眼,总有一种失落感,并伴随着一种耻辱的心理。所以,一些有骨气的人往往灾荒一过便重返家园,为故土流血流汗。"谁不说咱家乡好。"这种重土、持家、守业的本性确已成为一种民族得以生存的根,深扎在生命的胚质之中,进而繁衍出一种热爱祖国、热爱民族的高尚情操。

当然,重土、持家、守业的本性同时也阻碍了中国人开拓、进取等精神的发育和成熟。中国人习惯守着土地安家乐业,因此,我们的民族缺少西方人的那种冒险、创新、开拓的精神。

第十一章　中庸之道：自控与被控的 双向心理调节式

——中医学与中华民族的心理构造

历史表明，一种民族的文化心理构造的形成，离不开与其相适应的文化环境的影响和制约。如西欧先民那种对物质和精神皆不易满足的探索心理使得他们对大自然永远有一种征服精神；古印度人那种过于注重幻想和解脱之道的寻求心理，以至于"对社会整体既没有责任也没有概念"[①]；传统中国人那种过犹不及力求中庸的平衡心理，以至于表现出的种种伦理纲常式的参与意识和行为，都是各自不同民族风俗及文化环境这个母亲所产下的婴儿。

然而，近代医学心理学以及诸种生命学科的诞生，使我们把探究某种民族的文化心理构造形成和发展的触角由囿于与此相适应的文化环境或称民族风俗(指民族日常生活的常规行为；常规行为中所包含的规则；在重复行为中明显可辨的文化类型；整个文化中的与众不同的性质[②])，转而扩大到对负载某种民族文化心理特征

---

① 尼赫鲁：《印度的发现》，世界知识出版社 1956 年版。
② ［美］邓肯·米切尔主编：《新社会学词典》，上海译文出版社 1987 年版，第 81 页。

的生命形态的探掘中来。

当然,一方面如同人的智慧本身要受到人作为一种存在形式的局限那样,人对自己生命形态的研究始终也摆脱不了人作为代表某种文化人的资格,这就像人不可能拔起自己的头发脱离地球而成为宇宙人那样。因此,对某种民族文化心理构造加以生命形态的研究,当仍然属于文化人类学的范畴内。另一方面,从事实上说,某种民族文化心理也确实是通过人的社会交往而得到传播和发展的,这里也包涵了各种不同民族文化心理的相互渗透影响。但是,通过医学对一个民族的文化心理构造的切入研究,毕竟为我们进一步解析该民族的文化心理构造提供了不可多得的视角,从而也为我们进一步认识全人类文化心理的整体构造提供了极好的途径。

与世界其他民族一样,中华民族传统文化心理构造中蕴含着中国人对人的生命形态的独特理解,而这种理解又是和中医学对生命形态的认识趋向一致,并相互左右、交叉发展的,因此,我们有理由结合中医学对中华民族传统文化心理构造作一生命形态的解析,从而使我们对本民族的传统文化心理构造有一个更接近生命底蕴的认识。

第一节　阴阳、五行的个性分类

我们说,一种民族的文化心理构造总是建筑在具体个人的心理构造这个基础之上的,而人的个性又是人的心理构造的集中体现,因此对人的个性的解剖也就包含了对人的心理构造的认解。

一般来说,人的个性是指某个人在处世接物中所具有的心理体验和行为倾向，而行为的倾向性又是内在心理体验的外在表现，两者互为表里。在这大千世界中，人的个性真是千差万别。如林黛玉的多愁善感，薛宝钗的豁达开朗；韩信受无赖胯下之辱，并不火冒三丈，周瑜遭诸葛亮之计，却三气而死；同样是政治失意、前程未卜，陆游乐观地吟出："山重水复疑无路，柳暗花明又一村"，阮籍却痛哭流涕："北临太行道，失路将如何！"应该着重指出的是，这些截然不同的性格模式不但与各自不同的心理体验相呼应，而且都与各自独特的生理特征有着密切的关联。

对此，古希腊医学家希波克拉第（Hippocrates）曾将人的不同个性分为四种形态，并将这四种不同的个性形态与人的生理特征相联系：即性情急躁、动作迅猛的胆汁质；性情活跃、动作灵敏的多血质；性情沉静、动作迟缓的粘液质；性情脆弱、动作迟钝的抑郁质。俄国的著名生理学家巴甫洛夫也指出四种高级神经活动类型，即兴奋型、活泼型、安静型、抑制（弱）型。它们分别相当于希波克拉第所说的胆汁质、多血质、粘液质和抑郁质。

我国古代中医学在对人的生命机理、生理特点和外表体态的长期研究和考察中，对人的个性（即表现为心理体验和行为倾向的统一）与生理特征的内在关联作出了独特的解析。这正是我们认识中华民族传统文化心理构造的科学依据。因此，我们非常有必要对它作一番总体的勾勒。下分两大体系十种类型加以介绍：

（一）阴阳体系：

即根据人体阴阳之气禀赋的不同和生理特征的差别来划分人的个性类型。

1. 太阴型人　其生理特质是阴血浊、卫气涩，阴阳不和，缓筋厚皮。心理特征是贪而不仁，表面谦虚正经，内心城府很深，好得而恶失，喜怒不形于色，坐看别人成败，然后决定自己的动向。体表形态为面色阴沉暗黑，双目时常下视，身体长大，却卑躬屈膝故作姿态，膝盖弯曲似不能直立，却并非患有佝偻病。

2. 少阴型人　其生理特质是胃小肠大，六腑不调顺，阳明脉小而太阳脉大。心理特征是贪图小利，常存害人之心，见到别人有失，自己心里好像得到了什么满足；见到人家有获，反而感到气愤，心怀嫉妒，对人毫无感情。体表形态为貌似清高、行动鬼祟，偷偷摸摸，站立时躁动不安，行动时又像俯伏着不能直立一样。

3. 阴阳和平型人　其生理特质是阴阳之气和谐，血脉调顺。心理特征是不介意个人名利，心境安宁而无所畏惧，没有贪欲妄想和过分欢欣，遇事不与人争，善于适应时令，能以德来感化人。体表形态为从容稳重，举止大方，态度严肃，品行端正，目光慈祥，乐观开朗，胸怀坦荡，作风光明磊落。

4. 太阳型人　生理特质是多阳而无阴。心理特征是过于自信，好意气用事，爱高谈阔论，空话大话连篇，好高骛远，且庸俗平常，又不知悔改自己的过错。体表形态为挺胸凸肚，好像身躯向后反张而两膝曲折的样子。

5. 少阳型人　其生理特质是经脉小而络脉大，血在身中而气似乎已外泄。心理特征是很有自尊心，爱慕虚荣，善于交际，不愿默默无闻，稍得小小官位便自我炫耀。体表形态为站立时爱仰头，走路时则好摇晃，喜欢把两臂两肘反挽在背后。

当然，中医学以阴阳的多少来概括人的个性特征的分类法，是对人的个性特征的典型描述，而大多数人一般不具备如此典型的表现。对此需要作具体的考察和归并，然后得以确定。

（二）五行体系

即根据五行的各自属性,以取类比象的方法,结合人的生理的外在显示,对人的个性进行分类。

1. 木形之人　一般具有类似木气生发之性的特点。其生理的外在显示是：皮肤苍(青)色,头小,面长,肩背宽大,身体挺直,手足纤小。个性特征是颇有才智,好用心机,体力不强,多忧劳于事物。此类个性又可再细分为五小型：上角之人安稳持重而雍容自得；大角之人谦让优柔；左角之人柔顺随和；钛角之人自强上进；判角之人刚正不阿。

2. 火形之人　一般具有类似火气阳热之性的特点。其生理的外在显示是：皮肤赤色,齿本宽露,脸面和头瘦小,肩背髀腹匀称美好,手足小,步履急速,走路时身摇。个性特征是有气魄、轻财物,少使用、多忧虑,对事物敏锐,性情急躁。此类个性也可细分为五种：上徵之人讲求实效,认识深刻；质徵之人光明正大,明白事理；少徵之人多疑善虑；右徵之人勇猛不甘落后；判徵之人乐观自得,无忧无虑。

3. 土形之人　一般具有类似土气生化之性的特点。其生理的外在显示是：肤色黄,面圆头大,肩背丰满,腿部健壮,手足小,肌肉丰满,全身匀称,步履稳重。个性特征是心神安定,不争逐权势,善与人相处。此类个性也可细分为五种：上宫之人诚恳而忠厚；大宫之人平和柔顺；加宫之人神情喜悦；少宫之人圆滑婉转；左宫之人端庄持重。

4. 金形之人　一般具有类似金气清肃收敛之性的特点。其生理的外在显示是：肤色白,面方头小,小肩背、小腹、小手足,足跟坚壮,行动轻快。个性特征是：禀性廉洁,性情急躁,举动猛悍刚强。此类个性也可细分为五种：上商之人坚韧刚毅；钛商之人廉洁自守；右商之人舒缓潇洒；大商之人善于明察是非；少商之人威严而庄重。

5. 水形之人　一般有类似水气润下之性的特点。其生理的外在显示是：肤色黑，面多皱纹，大头宽颐，两肩狭小，腹部大，手足喜动，走路晃身，下尻和脊背部较长。个性特征是：对人既不恭敬又不畏惧，善于欺诈。此类个性也可分为五种：上羽之人人格卑下；大羽之人神情自得；少羽之人郁闷内向；众羽之人文静廉洁；桎羽之人安然少动。

从以上中医学的性格分类中我们不难看出，反映在中医学典籍《黄帝内经》中的这些有关人的性格的分类，具有以下两大特点：首先，中医学是把对人的生理机制、外貌形体等特点与人的心理活动和个性特征联系在一起来分析认识的。需要说明的是，中医的这种取类比象法，只是说明某类人个性的生理、心理特征与阴阳五行的某种特征有某些类似，绝不能作机械的理解和硬性的搬套。其次，这种取类比象的分类法具有明显的文化功利性。它不但将人的性格特征与阴阳五行的哲学思想联系在一起，反映了医学与哲学的文化共融性；而且还将人的性格特征与世俗的伦理道德联系在一起，反映了医学与伦理学的文化共融性。

中医学的这种对人的性格的研究和规范，从医学的意义上说是为临床医治服务的，但是，从文化学的意义上来说，则为中华民族传统文化心理构造的完形和最终成熟，提供了积极能动的反作用。至于中医学对人的性格的分类与中华民族传统心理构造之间究竟有怎样的内在联系，需要进一步从性格分类对医学治疗的实践意义着手来解开这个谜。

第二节　"心理平衡"的医疗秘诀

俗话说"心病还须心药医"。原来中医学之所以要对人的性格进行合理的分类，旨在从医学心理学的角度，运用人的心理能动作用，对精神、行为失常的病人采取"意疗"（精神疗法），使他们恢复常态，获得健康。同时，它还可以对一般正常人进行心身调摄，有养身防病之功效。

中医认为，人体内诸因素的平衡谐合就能使人得到健康。由于不同的性格类型具有不同的生理因素，这种心身的特异性，使得疾病的发生呈现出一定的倾向性，它对内打破了生理的平衡机制，对外则显露于人的肤表和行为。本着这种有诸内必形诸外的生理现象，就可以通过对病人的异常的肤表显现或行为表现的观察诊断，从而确诊病人的病因，为疾病的辨证施治提供可靠的依据。这也就是《黄帝内经》中所说的"二十五人之形、血气之所生，别而以候，从外知内"（《灵枢·阴阳二十五人》）。通过治疗，病人的生理、心理机制得到了新的平衡，身体也就恢复了健康。

从上可知，中医学对人的性格的分类，主要还是从医学心理学角度出发，为心理平衡的治疗方法提供保证的。因此，心理平衡术也就成了中医心理治疗的法宝和秘诀。

当然，中医的心理平衡术内容很多，如厌恶反应疗法、行为指导疗法、工娱疗法，释梦疗法、惩罚疗法等等，这些都可以在中医著述与医案中找到。以下只对某些典型的医疗途径加以分析介绍，以使我们对与人的性格分类密不可分的中医心理平衡疗法有一个更加深刻的认识，从而为我们解开中医的性格分类与中华民族传统的心理构造的内在联系之谜提供一条贯通的途径。

（一）以情胜情疗法

《黄帝内经》中指出："怒伤肝,悲胜怒";"喜伤心,恐胜喜";"思伤脾,怒胜思";"忧伤肺,喜胜忧";"恐伤肾,思胜恐"。这种有意识地采用相对的情志,通过刺激和调节的作用,从而最终达到控制和战胜疾病的疗法,就是"以情胜情"。

"以情胜情"疗法与中药治病的"以毒攻毒"原理是相同的。有毒的药为什么反能治病呢？张景岳曾说,所谓药的毒性,是指气味之偏差不同,人所以生病,原因是人的机体阴阳平衡失调,从生理状态进入到病理状态,而用气味偏差不同的药对人体的阴阳失调进行补偏救弊,促进机体的平衡协调,使之从病理状态恢复到正常的生理状态,如寒症用热药,热症用寒药就是这个道理。

非正常的情绪变动,对人的机体是一种不良的刺激,甚至可以导致疾病的发生。但是由于补偏救弊的协调原理,使致病的情志反过来又能起到治病的作用。这种"以情胜情"的心理治疗在传统的中医学上确实有着特殊的意义。当然,属于这种医术的疗法也是多种多样的,它们不但向来为医家所重视和运用,而且每每能治愈因情志因素导致疾病的病人。下面试举一例为证。《续名医类案·颠狂》中记载:某县一个差役押送犯人,用铁索将其缚住,行至中途,该犯人突然投河而死。这时犯人的家属便上告县衙门,说死者是被差役索骗钱财威逼而死的。最后这个差役虽然被判无罪,但因此也破费了一些钱财。由此忧愤成病,整日如醉如痴,胡言乱语,形同白痴一个。家人请来医家汪石山为其诊治,汪采用"喜胜忧"的"以情胜情"疗法说,此人因破财而忧,必得喜乃愈,药物治疗是不能见效的。他叫其家人用锡做成银锭数枚,放在病人身旁。该病人见了果然欣喜若狂,爱不释手,病情也因此一天天好转,最后痊愈。

(二) 劝说开导疗法

每个病人的致病因素虽不尽相同,但身心存在痛苦是共同的,有的还可能存在某些心理上的"隐私"或"秘密",而越是深埋隐私,越有可能是疾病的症结所在。对此,用语言加以刺激,将会对病人的心理、生理活动产生很大影响。"劝说开导"疗法的原理就是通过启发诱导的途径,从而使病人解除思想顾虑,提高战胜疾病的信心,积极主动地配合医生治疗,从而促进健康的恢复。

当然,"劝说开导"之法不但需要医生态度严肃、诚恳、热情,获得病人的信任,而且还要针对病人的不同思想实际和个性特征,有的放矢、耐心细致地对病人晓之以理、动之以情,使病人自然而然地达到心理和生理的自我调节,获得最佳的疗效。

吴曾祺《涵芬楼古今文钞·病说》中就有一个用"劝说开导"疗法治愈忧郁病人的故事。龙启瑞去看望一个一日三餐吃得不少的患有情志郁滞的病人。说是病人因患腹泻医治三月无效,又怕病重难愈,于是呆坐不动,或仰卧于床,专思治病,病反而一天天加重。龙启瑞对其说,你所患腹疾,只要调其饮食,适其寒温,到时自然会好。倒是你整日忧心忡忡,不事劳作,精神就会出毛病。神是人体之主,神衰则病。劳苦的人睡在悬崖绝壁处而不会下跌的原因,在于他能全神。一个小孩遇到老虎不但不怕,反而拿起棍棒将其打跑,是由于他不知道老虎会伤人。你其实并无大病,却整日装病不止,这才是你的病根。只要做到无忧无虑、怡然自得,病就会好的。病人觉得言之有理,并按此而作,只需三日,便"药到病除"。

（三）移情易性疗法

分散病人对疾病的注意力，或改变病人内心虑恋的指向性，使其从某种情感纠葛中解放出来，转移至别样的人或物等等，称为"移情"。通过某种手段排除病人内心杂念，或改变其错误认识和不健康习性，称为"易性"。因此排遣情思、改易心志就是"移情易性"的治疗法。

有这样一个故事①，过去有一张一王两医生，张医生自认医术高明看不起王医生，然而求王医生看病的人接连不断，张医生却门可罗雀。张医生眼看王医生药铺越开越红火，便火从心头起，恶向胆边生，气得整日茶饭不香，坐卧不宁，于是大病在床。请来看病的医生都要问起他药铺的生意如何，于是便触到他的气处，不但眼下的名贵药不见疗效，病情反而一分分加重，万般无奈，儿子只好对老子说："还是请王医生来看看吧，听说他的医术很神。"张医生一听火冒三丈，说，"我的病就是他给气的，让他给我看病，你是嫌我死得慢啊"！

然而"病笃乱投医"，人到病重最怕死。张医生最后还是听了儿子的话叫来了王医生。王医生到后便手按着床帮给张医生号起脉来，然后郑重其事地说："你的病是经血不调，我开帖药你吃下，保证药到病除。"张医生接过药方一看直摇头，王医生笑了笑说："你是怕吃药苦吧，不吃药也行，贴上一张药膏吧！"说着便掏出膏药点灯就烤。这时张医生露出脊梁让他贴。王医生连声说"盖好、盖好"，便一巴掌将膏药贴在了张医生床头的墙上，然后拱拱手说："张大哥的病今晚就见轻，明天能下床，后天可出户，七天便好透，

① 陈德来选编：《三教九流的传说》，浙江文艺出版社1988年版，第126页。

小弟告辞啦。"

王医生一走，张医生顿觉身轻，便哈哈大笑说："他王医生就是狗屁不通，号脉哪有按着床帮号的，经血不调是女流之病，我一个老头岂能得此病？就算经血不调，应该开当归、白药、红花、丹皮，他开的却是下奶的药。再说给病人贴膏药哪有贴在墙上的？这真是天下奇闻。"于是连说带笑加比划，逢人便说，渴了喝水，饿了进食，累了便埋头酣睡。果不出王医生之言，七天以后，心中恶气全消，便病告痊愈了。这就是典型的"移情易性"疗法的例子。

由此可见，移情并不是压制情感，只是改变其指向性；易性也不是取消个性，只是易其消极的情绪因素。当然具体方法很多，应根据不同病情采取不同措施，灵活运用。对此中国古代学者论述颇丰。如吴师机《理瀹骈文》中说"情志不遂，……开怀谈笑可解"等等。我国著名相声艺术家侯宝林先生也早在 20 世纪 50 年代就建议在医院里设"相声科"，用相声这种笑的艺术，给人进行"笑疗"，以解除病人之痛苦。

（四）暗示解惑疗法

暗示就是采用含蓄、间接的方式，对病人的心理状态产生影响，以诱导病人"无意中"接受医生的治疗意见，从而改变病人的情绪和行为，达到对病体机制的自我调理，使之恢复常态。

暗示现象在人的日常生活中非常普遍。如"望梅止渴"，"论八珍者必咽，言粪秽者必唾"等等，都是应语言暗示产生生理反应的例子。古代医书中有许多针刺、药物暗示疗法的记载。如《素问·调经论》中说，医生先在病人应针刺的地方不停地按摩，并拿针给病人看，口里说我要把针扎得很深。这样病人必然集中注意力，使精气深伏于内，邪气散乱外泄，从而提高针刺的疗效。

"解惑"就是解除病人心理上的误解、疑惑,以治疗由"疑心生暗鬼"造成的疾病。此法对一般病人可以循因释疑,用语言解之。但如病人疑之甚深,便要配以假药相欺等手段巧妙地加以解之,并做到天衣无缝,从而使病人深信不疑,取得疗效。据《古今医案按·诸虫》中记载,吴球治一个醉后饮了生有小红虫之水而疑虑成疾的病人,他将红线剪成状如蛆虫的小段,然后配以两粒巴豆(泻药)和饭一起捣烂,作成药丸,叫病人在暗室中服下。病人服后腹泻于盛有水的便盆内,见红线在水中荡漾如蛆,以为虫已被打下,便疑虑顿消,病情遂愈。

(五)顺情从欲疗法

顺从病人的意志、情绪,满足病人心身的需要或心理欲望,就叫"顺情从欲"。李中梓说:"境缘不偶,营求未遂,深情牵挂,良药难医。"就是说当一个人心理欲望得不到满足而患病时,往往需要欲从愿遂,方能解除疾患。朱丹溪说:"男女之欲,所关甚大;饮食之欲,于身尤切。"爱情婚姻、家庭子女、求学就业、荣誉地位、衣食住行都是人的生理需求,当人的必要欲望得不到满足时,常会导致人精神情志的病变。对此仅用劝说疏导、强行压制的办法是难以奏效的,只有当基本欲望得到满足时,才有可能治愈。

《医部全录·医术名流列传·钱同文》就记载了一个"盐贩得金呕血止"病例。说的是有一个靠贩盐养家糊口的人,家无一斗米,盐担又为巡捕夺走,一家生计难保,遂得病呕血数升,匍匐求治。名医钱同文诊后,暗中将半锭白金杂放在药中给这个病人。病人回家打开药包发现了半锭白金,以为是医生误放药中,便返回告之。医生说:"我哪会有金子呢?即使要给你金子,也一定会明白告诉你的。"病人得了白金非常高兴,因为一家人生活有了保障,于是喝下药病马上就好了。

（六）气功导引疗法

气功之所以能治病，是与人的心理因素有直接关系的。因为精神意识、气息和肉体是以一个完整的整体活动着的，所以气功可以通过心理运动达到对生理的调整。比如"调息"是练气功的关键之一，而调息就要存神守意。气功疗法强调要"存神"、"静思"、"定志"、"意守"、"瞑目存想"等，都是强调以静心调神的心理运动为要务，使心理和生理通过调节达到新的平衡，从而完成治愈生理疾病的目的。关于"气功"、"导引"在前几章中已有较详尽的描述，这里不再多作介绍。

第三节　补偏救弊的中庸之道

通过以上探掘不难发现，中医从把握正常人的表现为阴阳、五行十大类型的生理特征、心理体验和行为倾向三者统一的个性、行为出发，对失衡的病态人的心理和生理作出科学的诊断，然后通过"以情胜情"等心理疗法，使病人失衡的心理得到新的平衡与和谐。病态的生理和行为之所以能得到康复与修正，其要旨就在于掌握了"心理平衡"这个秘诀。这也是中医学对人的生命中心理密码的一种解码。值得一提的是，中医对人生命的心理解码不尽限于成年人和老年人，还贯穿到人生命形成的开始和幼年期。前者就是所谓的"胎教"理论，这在《育婴家秘》、《竹林女科》、《列女传》等典籍中都有详细的记载。大体是说妇人怀孕后，睡不能侧身、坐不准挨边、立不可单足、口不食邪味、目不视邪色、耳不听淫声，力求体表与内心的平衡。如此则生下的孩子福寿敦厚、忠孝贤明；不然则多鄙贱不寿而且愚顽。这也是所谓的因外象而内感的道理。婴儿哺乳期的调理也非常重要,如《保婴撮要》中指出,小儿初生,其母亲必须对自己的七情六淫好作调理,这样母亲的乳汁才会清宁,小儿食后不会致病,否则阴阳偏胜,气血沸腾,其乳汁便败坏,小儿食后必生杂病。除此,幼年生长期的儿童心理调节也同样重要。儿童的情绪正常与否,直接影响到他身心是否健康,做父母的必须对子女的精神教育负责。

我认为,一个民族文化心理构造的建立,总是以这个民族对人的生命所具有的个性心理的认解为基石的,中医学对人生命的心理密码的解码,确实为中华民族的传统文化心理构造的形成提供了一张美满的温床。这个过程便是作为"心理平衡"的医学个性心理观向整个民族文化潜移默化的渗透,遂广而化之为参与型的过犹不及、力求中庸传统民族文化心理。应该指出,这种广而化之的转化是积淀型和渐进式的,是一种不以人的主观意志为转移的心灵互摄效应。

关于中华民族传统文化心理或称中华民族传统文化中的根本精神,以往的学者作过许多探讨。众多学者对中华民族传统文化心理构造或称根本精神,似乎都有一个共同的倾向性认解,即所谓"中庸之道"。这里需要说明的一个问题是,我为什么要在"中庸之道"前加上"参与型"这个限制词。我认为"参与精神"实质是"中庸之道"的一种特殊表现形式,也是中庸之道的精髓所在。如果我们过去总是把中庸之道贬为落后的思维方式和保守的行动准则的话,那么,我们今天到了为之一辩的时候了。这里全部问题的焦点就集中地反映在如何解析这个表现为中华民族传统文化心理特征的中庸之道上。

有则笑话说,有个乡下佬来到繁华的大城市,但见道路上车水马龙,好生危险,不知如何行走是好。情急之下突然想起了临行时父母关于凡事应取中庸的忠告,于是瞅准机会,窜到了马路中间的分道线上,沿着此线一路走去,车辆在他身旁来回行驶,不但毫无危险,且悠哉,美哉。这个乡下佬不愧"领悟"了中庸之真谛,并找到了一条"真正"的"中庸之道"。

请不要笑话这位乡巴佬,一般常人对"中庸之道"的理解也只有达到他的水平。如接人待物最好是不卑不亢,面对某种形势或潮流最好是恪守中立,不骑马、不骑牛、骑着毛驴中间走,就是一切行为的准则。不仅人的行为如此,书中也是这么教导的。《论语·雍也》中说:"中庸之为德也,其至矣乎!"何晏集解:"庸,常也,中和可常行之道。"于是"中庸之道"便被人们普遍理解为是指处理事情时不偏不倚、无过不及的心态和最高的道德标准。我认为这是一种就事论事的机械、直观的认识论,它长久以来束缚着民族文化心理机制的正常发展,使得后人不得不将"中庸之道"看成是平庸、妥协、保守、不求上进的代名词。如徐炳昶在给鲁迅先生的信中说:"惰性表现的形式不一,而最普通的,第一就是听天任命,第二就是中庸。"①

诚然,作为中华民族传统文化心理构造之核心的"中庸之道",确实存在着如徐炳昶说的那种惰性,并表现出保守、妥协、平庸落后的症状。但是,并非仅此而已。要真正认清中华民族传统文化心理构造,有必要对"中庸之道"作进一步的理性分析。

---

① 《华盖集·通讯》,人民文学出版社 1973 年版,第 15 页。

　　列宁说:"每一种民族文化中,都有两种民族文化。"①例如在俄国就有普利什凯维奇、古契柯夫和司徒卢威之流的俄罗斯文化,也有以车尔尼雪夫斯基和普列汉诺夫为代表的俄罗斯文化。"乌克兰也有这样两种文化,正如德国、法国、英国和犹太人有这样两种文化一样。"②列宁这一思想对我们认识中华民族传统文化的心理构造的内在矛盾运动不无方法论上的启示。于是我们便有理由提出这样一种假设,作为中华民族传统文化心理构造为核心的"中庸之道"是否也应有两种表现形态呢? 结合中医对人生命的心理密码解析的理论和实践,我们便会惊喜地发现,除了被动、保守、妥协的负效应外,"中庸之道"还有着一种主动、积极、调谐的正效应。如同中医通过"以情胜情"等疗法的"心理平衡"医治,会使病人失衡的心理和生理得以调节一样,"中庸之道"的内里也存在着一种"心理平衡"式的调节机制。所不同的是,病人的失衡心理靠医生有意识的平衡术加以调节,而作为中华民族传统文化心理构造之核心的中庸之道则是靠自身的平衡机制加以调节的。这种自身的平衡调节机制在文化形态上表现为一种集体无意识③的自控,而在生活实践上则表现为人的种种有意识的参与行为的被控。

　　作为中华民族传统文化心理构造中表现为个性"参与"型的有意识被控方式,是通过每个具体人的各种有意识的具体行为来展示的,因此是看得见摸得着的。然而这种作为个体有意识的短期行为一旦在民族的心理中积淀为一种历史的文化现象,就呈现出

---

　　① 《列宁全集》第 20 卷,人民出版社 1958 年版,第 15 页。

　　② 同上。

　　③ "集体无意识"的概念是瑞士心理学家荣格提出的。需要说明的是,我所谓的"集体无意识"是相对"个体有意识"而言的,也就是说,只是用荣格的提法来表达我的思想。

自控性的集体无意识形态了。

说是自控性的，是由于整个民族心理的内在矛盾运动，是通过无数种调理形态和无数个人的具体调理行为的集合而实现的。因此这种民族心理的矛盾运动过程，就不是受任何个人的意识和任何调理形式制约的被控形态，而是一种以自身内在的各种矛盾和各种调理机制相倚相偎、相互效应的自控形态。她作为一种"集体无意识"积淀在每个民族成员的心灵深处，并反作用于个性的"参与"意识和行为。

这种在文化形态上表现为集体无意识的自控、而在生活实践上表现为个性有意识"参与"行为的被控的双向心理调节，正是中华民族传统文化心理总体构造之特征。这便是我们从中医对人生命的心理密码解析过程中达到的对中华民族传统文化心理构造的接近生命底蕴的省悟。

于是，我们便可这样解释，所谓"中庸之道"，应是中华民族的传统文化心理构造体的充满矛盾对立、并以文化形态上的集体无意识自控和生活实践上个性"参与"式的有意识被控形态相结合所显示的一种文化符号。

由于整个民族的文化心理构造总是建立在无数个人心理形态基础之上，并通过个性的心理实践活动加以展示的，因此，要认识民族的心理构造必须从分析个性心理实践活动着手。按以上观点，个性心理的实践活动对民族文化心理构造的影响和调节主要表现为人的"参与"行为的介入，那么所谓"中庸之道"的个性心理展示中，就应有一种积极的"参与"行为的体现。换句话说，个性心理对中庸之道的领悟不仅有一种表现为负效应的静态的机械的直观提取（如同"乡巴佬"进城一样），还有一种表现为正效应的动态辩证的平衡调理("参与行为"的实施)。

个性的辩证平衡调理("参与行为"的实施),从内容看是多方面的,但其表现过程和目的只有一个,这就如同中医对人的病体的调理那样,是通过"补偏救弊"的动态过程达到文化观上的"心理平衡"。举例来说,作为臣民百姓生来就应为皇上尽忠,皇令就是天旨,必须服从,违抗便是犯上作乱。这种情况不但在皇帝的个性心理来说是"平衡"的,而且在臣民百姓的个性心理上也是平衡的。为什么呢?因为人禀天地之气而生,皇帝是天的儿子下凡人间,代表天意,因此,皇帝必须凌驾于众人之上,只有凌驾,他的心理才会平衡。当这种平衡遭到失衡的危机时,作为皇帝就要采取种种"参与"手段来巩固王位,寻求新的心理平衡。作为皇帝,维护皇权就是顺从天意,只要对此有怀疑,都在打击之列。而臣民百姓的"参与"手段就是以某种意识或行为自觉地尽忠皇上、报效国家。如因对皇帝上奏书这种"补偏救弊"的参与行为而被皇帝斩首,这样的官臣心理也是平衡的,因为上奏书是为了尽忠皇上、报效国家,而"君叫臣死,臣不得不死",死也是为了顺从天意。在这个问题上,中国古代知识分子的参与意识或行为表现得尤为淋漓尽致。他们往往被一种报国无门的失衡心理痛苦终生,而一旦有尽忠报国的参与机会时,即使肝脑涂地也在所不惜。

古代还有许多知识分子受"民本"思想的影响,以民众为父母,提出"不为良相,必为良医"的口号,以报效"父母"的养育之恩。更有一些"替天行道"、为民除害的人,他们的所作所为,作为某种"参与"行为自有一种平衡的心理愿望作动力,而且反过来又为实现这种心理平衡去所作所为。

由此看来,"君为臣纲、父为子纲、夫为妻纲"等伦理纲常以及一系列三从四德的道德准则束缚下的意识和行为，成了中华民族传统文化心理的主体内容，而这种主体内容又是通过"补偏救弊"的参与形式及个性心理平衡调节术来加以表现的，最终使整个中华民族传统文化心理构造处于一种"集体无意识"的自控状态，达到不偏不倚的中庸这个完善境界。也正是在这种意义上，我才认为作为中华民族传统文化心理构造之核心的中庸之道，不仅仅是一种表现为负效应的机械或直观可取的静态观念，而且还包含了一种具有正效应的并通过调节机制（参与意识与行为的一致性）求得平衡的动态观念。这种具有封建伦理纲常心态的参与意识和行为，体现出中医补偏救弊的心理平衡术向整个民族文化心理构造渗透的过程。在这个渗透过程中，中医学的心理平衡机制在民族文化心理构造的深层不断积淀，最终为中华民族心理构造的完形和成熟起到了积极的调摄作用。

综上所述，如果说中医学在对人的性格分类中所体现的哲学思想和伦理道德的特征，反映了中医心理学在其建构过程中受制于中国传统文化这样一种历史现实，那么，中医学在对人的性格分类中所体现的把对人的生理机制、外貌形体等特点与人的心理活动和个性特征联系起来的做法，就是从对人的生命现象切入，进而达到对整个民族的文化心理构造进行生命观照的一种文化整合。在进行这种文化整合的努力中，具有不同性格和心理特征的人，之所以会一致归从于表现为中庸之道的民族文化心理构造，中医学的平衡心理术所起的文化制约功用是一个非常值得玩味的现象。

第十二章　生命律令的审美价值

——中医学与中华民族的传统审美情趣

社会的每一种文化样式都离不开对人的生命的观照。正如地球上的万物离不开太阳一样,人类生命的强大辐射波穿透了社会所有文化机制的形式坛墙,成为它们得以繁衍、生长的良好土壤和温床。

中医学与中国传统的审美趣味似乎风马牛不相及,然而,一旦以人类生命的链结加以审视和沟通,两者间便显露出同构的文化特征。揭示其中的奥秘,体悟中国古典的审美情趣,无疑有着极为重要的现实意义和历史意义。

第一节　美,在于生命的和谐

医学是对人的生命能够正常延续的一种保障;美是使人的生命得到风采的一种"激素"。人的生命在其延续中,不但需要得到护卫,还希望得到风采。唯此,生命才能不断地进入一种自我超越的状态之中,使其焕发出强旺的生生活力。医学与美学就是为了满足生命的这种双重渴求走到了一起,并携起了合作的双手。

在今日之西方,整容术、健美术等的兴起和成熟,就是它们合作的新成果。而对中国古代来说,早就有将医学与审美情趣融和在一起的理论和实践。中国古人认为,生命的最佳状态莫过于"和谐",而医学与美学的联姻,旨在使人的生命得到不断的和谐与超越。

为了便于我们将问题引向深入,首先不妨就中国传统的审美观与古代西方审美意识在对待人的审美标准问题上作一比较。

我们知道,人之所以能成为人类的审美对象,不仅是生物相关律积极作用于人的结果,更是人类长期自觉实践,并受实践的影响,对自身不断作出自觉框正的结果。在以上这种实践的过程中,各个不同民族由于受不同的地理、气候等自然环境以及血缘、文化等人文因素的影响,形成了各自不同的人体审美风格。

古代西方,对人的审美标准侧重于人外表形态的造化:对男性,追求一种富有团块结构的建筑美,如米开朗基罗·邦内罗提的大卫雕像。对女性则追求富有流动韵律的线条美,如古代地中海型的美女形象,是肩部和骨盘大小相等,而腰部细柔。还有北方型,也同属于这一类,许多法兰西女子、日耳曼和斯拉夫族女子就同属于这一类型。其相同见异处只是骨盘很发达,两肩比较狭,如若望·古戎[Jean Goujon,1515—1566,法国雕塑家]的水神和乌东的《猎神狄亚娜》所显示出的美。

中国传统审美观在对人的审美标准上,虽然也讲求人体的外在形态,如美的身材和容貌、肌肤等(中国古代对女子常有如花似玉、亭亭玉立等美称),但相比西方,似乎更注重对人的内在气质的追求,这种美的内在气质表现在人体上,就是神态饱满、容颜端庄、谈吐稳健、举止从容等形态的表露。

需要着重指出的是,中国传统的这种对人的审美趣味与中医学对人的健康标准是同理同构的。为了加深对这一观点的认同，我们可以通过对医案的具体分析得到启示。

《韩氏医通》中记载，人体内在气质的优劣是通过以下两方面体现出来的，这就是望形色和问音声。其中望形色分两组（见图6），问音声为一组（见图7）：

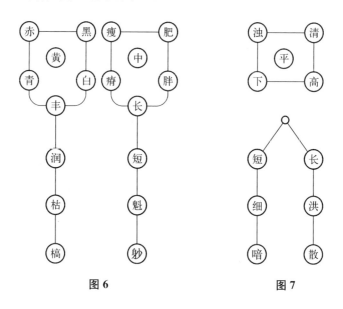

图6   图7

从以上的医案中，我们不难看出，医学对人（生命体）的健康标准的评判，的确与中国古典的审美情趣氤氲相荡、互相作用而变化生长的：

（一）中医认为，人体无论长、短、魁（壮伟）、眇（渺小），只要不肥、不胖、不瘦瘠，形体中正，便是健康的体态。因为人体的长、短、魁、眇似乎是先天所生难以改变的，这就像人的五指各具生态一样，而肥、胖、瘦、瘠则是后天的造化，是生命体偏离中正（中和）的征兆，亦是一种病态的显示和气质衰败的表露，这样的人体是难以进入审美领地的。此话也许不用多说,只要对中国古代人体画像、特别是仕女图稍有领略的人,都会有此感受。同样,戏剧舞台上的人物形体要求也是同一标准的。

(二)中医认为,人的声音有长有短,有洪(粗壮)有细、有散(散音原指空旷之音,这里取明亮之意)有暗(沙哑),这是人的自然之声,一般受到人的生理发音器官的限制,是为正常。而无论具备怎样的发音器官的人,只要清、浊(指浊音,为发音的一种方法)高、下(低)顿挫有致,即为"平和畅达"的健康之声。而吞吐不清、语无伦次就是有病在身了。

中医对人的这种平和畅达之声的描述与中国传统的审美情趣是互为对应的。如《乐记》中说:"乐者,天地之和也","大乐,与天地同和",就是把音乐这一反映人之情感的东西与天地相连接起来。于是,自然这个大宇宙(天阳、地阴)与人的生命这个小宇宙,甚至与社会这个表现为生命之群体的"宇宙"(暂且这样称谓),在音乐之"和声"中得到了沟通;反之,也只有表现了以上三"宇宙"之"和声"的音乐之声才是最美妙的乐曲,这样音乐也就有了生命之生生活力了。所以《乐记》中还指出:

> 清明象天,广大象地,终始象四时,周还象风雨。五色成文而不乱,八风从律而不奸,百度得数而有常,大小相成。终始相生,倡和清浊,迭相为径。故乐行而伦清,耳目聪明,血气和平,移风易俗,天下皆宁。

《乐记》虽为儒家经典《礼记》中之名篇,具有儒家的一种礼乐、伦常的教化气息,但它对音乐之声的合乎生命节律(宇宙也是有生命的)的观点,确实与医学对生命的认同互为观照的。

(三)中医认为,无论人的肌肤的色调是丰润(可以理解为是指年轻人)还是枯槁(可以理解为是指老年人),只要黑、白、赤、青有度,色取黄亮(中国人的肤色为黄色),就是健康、风采的标志。因为人从年轻到年老是不可逆转的自然现象,即使是"鹤发童颜"之肤色,也只是一种形容或美称,所以,老年人的肌肤尽管枯槁,同样可以色取中黄,达到健康之本色。

这里有一个中医学上的关于人的气色分类的概念。原来,中医将五行与五脏、以及五脏(内)与人体颜面(表)的五色是配对贯通的。即"木行"配肝,上华颜面为"青";"火行"配心,上华颜面为"赤";"土行"配脾,上华颜面为"黄";"金行"配肺,上华颜面为"白";"水行"配肾,上华颜面为"黑"。只要五脏功能正常,人体颜面的五色"黑、白、赤、青、黄"是中和有度的,一旦脏器发生病变,就会上华颜面,使本来中和有度的颜面变色、走彩,而治疗的过程也就是使五脏功能调理有致,颜面之色中和有度。

医学对生命颜表的这种健康标准同样渗透到传统的审美领域之中。如中国各地的传统戏曲之中,正面人物一般都是五色合度,容颜端庄的;而作为反面人物或丑角的颜面一般都画成白一块、青一块等等(京剧的脸谱又当别论),这就是审美趣味中包含的生命气机之意蕴了。

通过以上三方面的分析,从医学对人的生命体的健康标准到传统审美趣味中对人的审美规范,我们不难体悟到中国古代这种具有生命意味的人体审美之情趣了。

首先,中国古代的人体审美对象是对所有的人而言的,不管是男是女、是老是少、是长是短、是魁是矬等等,只要满足"色取中和"、"形取中正"、"声取平和"就具有了审美价值,这与西方只注重对特殊人体形态的审美要求相去甚远。

第二,中国古人对人的外表的审视是以内在的气质为基核的,因为生命体是一种内外沟通的结合体。而"有诸内,必形于外",中医这种观病疗疾的宗旨,确实是与古代注重人体内在气度的审美标准"气味相投"的。这与西方追求人体线条的外在显示形成了一种绝然不同的反差。

第三,中国古人对人体的美学价值的评判,是以"色"、"形"、"声"三者兼蓄并存,互溶贯通为最佳标准的;而在古代西方只偏重对于人体的"形"的要求。

第四,由于中国传统文化中对真、善、美三者是相倚互通、不加严格区分的,这样就导致了如下的文化现象。即医学对人体种种"真"的揭示,不仅观照了艺术对人体美的审视,而且还渗透到道德上对人的善的评估。这在历朝历代都是相沿成习的。如古代中国人认为,看一个人的意趣便可知其人的善恶。其方法是从观察他的言行到了解他的心地。一个人只有做到心要静定、志欲宁适、气要温和、体要安舒,方能显示出容止端庄、语言简当、内外应呼自若的美的外貌。因此,手足失措、容止急躁、意欲怪僻、脸色愠怒、出言不让,是为丑态毕露的小人。而心平气和、胜负不动于色、容止自若者为仪表堂堂的君子(见《夷门广牍》)。这样,中国古代的人体审美中又加进了伦理道德的色彩,这与西方只注重人的自然之貌的审美价值观又有显著的不同。

至此,我们对中国古代对人体的审美情趣也许就能较为准确地把握了。无论是作为与天地同构的人,还是作为与人的群体相连的个体的人,抑或是作为与生命内在气机相贯通的人体外在显示的人,归根结底,就是要满足以下这样一个合乎生命律令的条件——和谐。因此,我们可以说,美,在于生命的和谐。人是万物之美的最高象征,用这种充满生命律令的和谐之意去审视中国古代其他的各种美学的对象,我们就不难找到其中所涌动着的生命意蕴了。

我们已经知道了中医对中国传统审美情趣的影响,是通过医学对生命显现出的气质的观照而实现的。然而,这种似乎外在的观照究竟合乎怎样的内在之规律呢? 因此,我们有必要对中医使人的生命得以和谐的一些原理作一简单的介绍,从而使我们对中国传统审美趣味有一个更为接近生命底蕴的认识。

原来,中医使人的病态(失衡)机能得以康复(和谐)的途径,是通过对人的生命内在机制的调理而实现的。首先,中医学认为:人禀天(阳)地(阴)二气而生。因此人的精(气)就是生命的本质物质。这种精气先身而生又具有遗传性。"故生之来谓之精,两精相博谓之神。"(《灵枢·本神》)这里的"精气"是指禀受于父母的精气,故称之为"先天之精"。父(阳)母(阴)之精气相合,形成胚胎发育的原始物质。因此,"人始生,先成精,精成而脑髓生,骨为干,脉为营,筋为刚,肉为墙,皮肤坚而毛发长"(《灵枢·经脉》)。"血气已和,营卫已通,五脏已成,神气舍心,魂魄毕具,乃成为人。"(《灵枢·天年》)所谓调理人的生命机制首先就是"调整阴阳",其原理是补偏救弊,恢复人体的阴阳平衡,促进阴平阳秘,进而达到优化生理的人体内在平衡机制,使人气色合度,精神分明。

第二是调整脏腑功能。人体是一个有机整体,脏与脏、脏与腑、腑与腑之间在生理上是相互协调、相互促进的,只有注意调整各脏腑间的关系,使其贯通协调,才能收到较好的治疗效果和进入审美境界。中医遵循"有诸内,必形诸外"的反映学原理,认为只要内在脏腑功能协调,必使人外表丰满,容颜端庄,举止安详。

第三是调理气血关系。气血是各脏腑及其他组织活动的主要物质基础,在生理上气能生血、行血、摄血(控制血),故称"气为血帅";而血能载气,故又称"血为气母"。一旦气血调和,人的周身筋络关节便运行自如,肤色浸润、气度恢弘、神采奕奕。

人一旦通过调整阴阳、调整脏腑功能、调理气血关系,就能使病态康复,使常态更光采,从而达到气色合度,精神分明,外表丰满、举止安详、肤色浸润、气度恢弘的丰采境地,这样的人也就自然具备了极高的审美价值,并为人们所崇尚。

应当指出的是,中医的这三种调理方法是因时、因地、因人制宜的。中医学认为,人不但要以天地之气生,而且还要在四时之法中长成。因此,第一,四时的气候变化,对人体生理功能的变化有着很大影响,如秋冬季节,气候由凉变寒、阴盛阳衰,人体腠理致密、阳气内敛,此时应多加以补阳的调理。第二,天地间不同地区的地理特点也直接影响人的生理变化。如西北高原区,气候寒冷、干燥少雨,其民依山陵而居,常处风寒之中,多食鲜美酥酪骨肉和牛羊乳汁,体质壮实,故外邪不易侵犯,其病多从内伤。因此治疗调理均应多从安内着手。而东南地区,滨海傍水,温热多雨,其民食鱼而嗜咸,大都皮肤色黑,肌理松疏,其病易从外感。治疗、调理则应多从抚外着手。第三,因为人有年龄、性别、体质的不同,其调理之法就更要因人而异,方能收到理想的审美效果。

中医除了通过对人的内在生命机制调理,从而使人获得审美效应外,还可以通过各种途径,从人体外部施法,以达到鲜亮生动的美饰效果。

一洗。白居易《长恨歌》中有诗为证:"春寒赐浴华清池,温泉水滑洗凝脂。"中医认为温泉水有许多矿化物质,多洗能使人的皮肤光亮、滑爽。

二搓。有言道"搓涂自美颜"(明代胡文焕编《类修要诀》)。人如果脸色憔悴、用心过度、劳碌不谨,只要每天早晨起来静坐闭目凝神,然后两手搓热,拂面七次,接着将自己的唾沫(口水)细细涂面,再用手搓拂数次。这样坚持半月,可使皮肤光滑,和颜悦色,超乎寻常了。

三摩。行者应在子后午前之时平坐东向。先将两手掌摩热,然后用手掌摩拭面孔,眼睛上下要随着其形状绕圈摩拭,这样三五次后,便移向颈后和两鬓处,对着头发像梳头一样摩拭几十次。每次摩拭不必受时间约束。只要坚持一年,便令人面有光泽,不生皱斑,头发不白,久行五年不停,气色便会如少女一般。

四饰。就是化妆打扮。这方面办法就更多了。俗语说:"朱砂点绛唇,乌墨画柳眉。"朱砂以及墨中的许多成分,都是中医药材。古时中国妇女好以珍珠粉饰面美容,还用各种中药材调制的香粉抹身,或将香料装进做成各种式样的小荷包中束在胸腹间,香气袭人。这在《红楼梦》中有详尽描写。

总之,通过中医学的各种原理或以各种中药材使人得以健美的方法,古时是多种多样、无奇不有的,这里不作更多考证。而一切健美的方法都是为了使生命合于和谐之韵律。

第二节 "神":自然·生命·意识的链结

恩格斯在《自然辩证法》中说:"生命是整个自然的结果。"人作为自然界中一切生命的最高体现,不仅集中地反映在大自然赋予生命以美的自然形式,而且还体现在人对自然的审美权力——审美意识构成体系。因此,一切人的艺术活动都是人得之于自然、反观于自然的充满生命活力的人的生命体验。

我们认识了医学对人的生命所赋予的美学意义后,我们就可以毫无顾忌地用中医学对生命认解的理论,对一切充满生命活力的艺术形式进行合乎生命律令的辨析,从而为我们对中国传统的审美情趣有更为切入生命底蕴的认同,以及对笼罩在中医学与中国传统审美意识间的种种疑惑作出合理的排解。

从我们所认同的中国医学文化学观点看,人的审美意识并非无源之水、无本之木。她是对人的生命律令的一种解码。但同时我们还应看到,这个合乎医学规范的生命解码过程是深受整个民族文化大背景所制约的。而要完整地解释美与生命的奥秘,必须向传统文化机制的深度和广度进军。

中国的传统审美意识的最高境界叫"传神"。因此,这个"神"便是贯穿审美意识、生命律令、以至宇宙自然的文化链结。顺着这个文化链结寻踪,便会得到对中国传统美学的文化彻悟。

何谓"传神"呢?首先必须认识"神"字本义。按一些学者考证,"神"字实指北斗七星之柄。神字的左部礻从示,右部从申。"示"的上半部为"二",即为古文的"上"字,指天上;下半部"小(小)"字三垂,《说文》解释是"日月星也"。古人仰观象于天,就是观天之日月星辰。所以"示"字的意思,按《说文》的解释就是:"天垂象见吉凶"。神字的右半边为申。"申"是十二地支之一,代表方位,并在十二地支圆图中的西南角上。如果北斗七星的斗勺在申方的话,其斗柄则正指在东北角上的寅方。所谓"斗柄回寅,天下皆春","正月建寅",万物复苏,万象更新,大自然的一切生机都从这里开始。所以《说文》说:"神,天神引出万物者也。"徐灏注曰:"天地生万物,物有主之者,曰神。"由此可见神的基本含义就是指自然界一切物质运动变化的规律。

毫无疑问,中医受传统文化的制约和影响,对"神"的解释不可能摆脱以上的认同,但由于中医学的独特文化功能,使其在对"神"的涵义上有独到的阐述和认解。在中医学理论中,"神"的概念其含义有三:一是指自然界物质变化功能和发展规律。如《黄帝内经》中说"天地之动静,神明为之纪"。"纪",即自然之规律,变化之法度的意思。还说,"阴阳不测谓之神,神用无方谓之圣。夫变化为之用也,在天为玄,在人为道,在地为化。化生五味,道生智,玄生神。神在天为风,在地为木;在天为热,在地为火;在天为湿,在地为土;在天为燥,在地为金;在天为寒,在地为水。故在天为气,在地成形;形气相感而化生万物矣。"这就是说天地变化而生成万物的自然表现及其规律就是神。

二是指人体生命活动的总机能。《黄帝内经》中说:"根于中者,命曰神机,神去则机息。"也就是说神是人的生命之根,人的一切知觉活动源发于神,神去人的一切活动便息灭了。所以人体之"神"就是生命活动的显示。《黄帝内经》中有这样的记载。黄帝问岐伯,什么叫神,岐伯回答,一个血气调和、营卫通达、五脏功能正常、神气魂魄充沛的人所体现出来的生机蓬勃的生命活动就是神。

三是指人的意识思维等精神活动,《黄帝内经》中说:"何谓神?岐伯曰:请言神,神乎神,耳不闻,目明心开而志先,慧然独悟,口弗能言,俱独也,适若昏,昭然独明,若风吹云,故曰神。"就是说不要听别人说,只要看见,便能知道,如风吹残云般地昭然明朗,这便是神的作用。我们常说心领神会就是这个道理。如医学中的"按其脉,知其病,命曰神"。也是说医生诊断疾病的高明技术,当然也属于人的领悟思维能力的一种。古代中国人以为人的思维活动器官是心,故《黄帝内经》中又说:"心者,君主之官,神明出焉。"

中医对"神"从自然万物生成到人的生命运动,进而上升到人的精神活动的层层递进的认解,虽有不足道之处,但是基本上是合乎科学的。为什么这么说呢? 因为中医认为"人以天地之气生,四时之法成"(《素问·宝命全形论》),它虽不能像现代科学那样解决生命起源问题,但它是唯物主义的,并在几千年前就有如此的认识,确实难能可贵。人是自然界最完美的体现,而人的精神活动又是宇宙万物间独一无二的现象,这种伟大的存在正是宇宙万物最大的骄傲,由此使整个自然界也焕发出无限的光彩。所以,神的最高表现形式无疑便包含着人的精神活动了。

当然,另一方面人的精神活动既借助于自然生成的人的形体,又要以整个自然作为自己的活动对象,离开了自然,人的精神活动便无法进行,从而也就无"神"可言了。自然孕育了人,人表现了整个自然,并赋予自然以人的灵性。这就是我们从中医学中得到的关于"神"的确切概念,它无疑为丰富传统文化对"神"的涵盖提供了积极的作用,这种文化功用,也是其他任何学科所难以为之的。

搞清了"神"的概念,我们对什么叫"传神"便能很好地把握了。所谓"传神",就是通过人的精神活动来认识和表现大自然包括人自身的存在方式。这个过程对自然科学来讲,就是通过推理、演绎、判断等方法来发现事物的规律,并运用它达到对自然的驾驭和创造第二自然。而对艺术来讲,就是通过神思遐想等方法来艺术地再现大自然的一切,并使他们富于美的形感。生命是自然的结晶,是自然的最高体现,审美通过对生命的特殊认同,进而以生命的特殊方式对审美对象(包括自然界和人以及由人创造的第二自然)作出合乎生命律令的贯通。这就是对中国传统美学与中医学两者间沟通的文化密码——"神"的解码。

第三节　艺术的生命律令

一切艺术都是生命的显示,这点已经无疑。那么审美过程中,审美对象(包括自然)、生命和人的精神究竟如何以"神"贯通并达到和谐一致的呢? 这就需要通过对艺术的审美意境作具体的考察来解答。

首先让我们来分析中国传统美学中"形神化一"这一审美意境。

先看什么是"形"与"神"。中医学认为,"形"就是人体,是本;"神"是生命的活动及功用。"形与神"二者相互依附不可分割,并称之为"形与神具"。形乃神之宅,神乃形之主。无神则形不可活,无形则神无以附,形神统一是生命存在的主要保证。人是宇宙万物的化身,将中医对"形"与"神"的释解来观照审美活动,其"形"就成为审美对象所表现的大千世界千姿百态的各种状态或形象。而"神",也就成为万物生存于宇宙间所具有的生生活力了。

弄清了审美过程中的"形"与"神"的概念,接着就要知道什么叫"化一"。"一"是什么呢? 中医学受传统文化影响,将"一"称为"气",宇宙本是一团混沌之气,这个气是和谐的,体现了宇宙的统一性。一生二,就是说"气"分阴阳,"清阳为天,浊阴为地"(《素问·阴阳应象大论》)。而世间一切事物都是阴阳二气运动的结果,故曰:"本乎天者,天之气也;本乎地者,地之气也。天地合气,六节分而万物化生矣。"(《素问·至其要大论》)万物当然包括人在内。所以对人或万物来说,无气则死,有气则生;有气即有神,气绝即神亡。气神相感,才能仪态万千。

中医学的这个思想一旦被溶进审美机制中,就产生了"形神化一"的审美意境。这里所谓的"化一"就是要使被创造的艺术即审美对象,与表现为审美主体的人统一到"气"(一)这个万物共有的生命律令中来。换句话说,就是要使两者统一和谐(化一)。这里,和谐就是一,一就是和谐,生命律令的原旨就是和谐(化一)。于是,神随气往,审美过程便达到了"传神"的美学效应。我说的"传神"是包括了审美主体和审美对象即人和艺术品一致的审美过程。因为,如果只是对"牛"弹琴,那么再动听的音乐也是无法"传神"的,这个比喻适应美学和艺术的一切领域。那么,"形神化一"的审美意境在艺术品及审美对象上又是怎么被反映的呢?用顾恺之的话说就是要做到"以形写神",即通过对具体的艺术品的创造,表达出其内部所被人感觉得到的生生活力,从而实现与人即审美主体的生命活力的相沟通,使人达到愉悦的审美目的。因此,对任何艺术品来说,"写形"是手段,"传神"是目的,一旦达到合谐的程度,艺术对象便气韵生动、感人至致了。

举例来说,李晴江题画梅诗云:"写梅未必合时宜,莫怪花前落墨迟。触目横斜千万朵,赏心只有两三枝。"既然赏心只有两三枝,那么就必须要使画中的两三枝梅活生生传现出"触目横斜千万朵"的众梅之神韵。于是画中这两三枝梅便超越时空,成为众梅之化身,即使不在赏梅时,也能使欣赏者感到梅花怒放的盛景。

让我们再来看看中国传统美学中"虚实相生"这个意境。什么叫"虚"和"实"呢?撰写中国第一篇较有系统的美学论文《乐坛》的先秦哲学家荀子,有一个精辟的论述,他说:"不全不粹不足以谓之美。"荀子说的"粹"就是去粗存精,"洗尽尘滓,独存孤迥"(恽南田语),具有典型性,表现为审美趣味的"虚"。荀子说的"全"就是"实"。只有全面地反映和表现生活和自然,才能达到孟子所说的"充实之谓美,充实而有光辉之谓大"的艺术效果。

只讲"全"不顾"粹"就会滑向自然主义,只讲"粹"而不能反映"全",又容易成为抽象的形式主义。只有用"神"来贯穿"粹"与"全",才能收到"虚实相生"的美学效果。这里的"相生"就是"传神"。

举例来说,一次洪升(《长生殿》作者)、王渔洋(提倡诗的神韵说者)与朋友赵执信三人坐而论诗。洪升因反感当时诗的时俗杂乱无章,认为作诗如画龙,其头与尾乃至全身的鳞甲,缺一不可,否则就不成其为龙了。王渔洋反驳道,作诗如画神龙,可以只绘其头不画其尾,或者只画龙在云中露出的一鳞一爪。怎么能像雕塑和绘画那样真的构出其全身呢? 赵执信则说:"作诗确如画神龙。而所谓神龙,指在其形态的屈伸变化之中,没有固定之体,虽然看见的似乎只有一鳞一爪,但体验到的却是首尾完好的全龙,这是雕塑和绘画者所不及的。"这样,洪升重视的是"全"所体现出的"实";王渔洋依据其神韵说过分强调了一爪一鳞之"粹"所表现出的"虚";而赵执信则通过一鳞一爪的表现方式来显示首尾完好的龙的宛然存在,所借助的就是"神"的贯通性,于是就使审美达到了一个"虚"和"实"相生的极佳境界。①

---

① 必须指出的是,中国的雕塑和绘画并不像王渔洋和赵执信所说的,只是自然主义地模仿现实。许多有成就的雕塑、绘画大师也正是遵循如赵执信等所说的,云中露出一鳞一爪,而使全体宛然可见的审美旨趣。这里,王、赵对中国传统的雕塑和绘画的艺术评论显然是错误的。

　　"虚实相生"的审美意境其医学旨归与"形神化一"相同,这里不再赘言。但两者在美学意义上却各有异同。其相同处在于,两者都从表现审美对象的神韵出发,达到与生命节律相合拍的高度,最后显示出"物我同化"的审美效应。不同之处在于,前者重在以"不全"之形来传"全"之神;后者则是重在以个别之形达到传一般之神。殊途同归,意味无穷。以上的这些特征充分地体现了中国医学理论对传统美学的渗透和影响。

　　综上所述,这种建立在对审美对象所要求的艺术境界或审美标准,一方面是因为客观事物本来就是阴阳并存、虚实相参的。一切艺术作品(包括诗歌、小说、戏曲、绘画、舞蹈、音乐、书法、园林、工艺美术等等)既然要生动地表现万物,就必须艺术地遵循其自然法则。另一方面,也说明一切艺术品中所飘逸出的风韵、神采,虽然源出于自然,但都必须借助于生命的灵感这对翅膀,才能真正达到出神入化的境界,受到飞扬生动的美学效果。这里,我并无意将美的本质归之为人的纯主观的审美感受,而只是着重说明人即审美主体在审美过程中所表现出的能动作用。这样,对人的生命律令的解释,也就包含了对美的认同,而医学又是我们开启生命之谜的金钥匙,所以,我们便有理由将医学和美学通过人的生命之链结集起来,并通过医学的参与和介入,对中国传统的美学观有一个更接近生命底蕴的认同。

　　审美作为人的生命的一种特殊需要和存在形式,也是人对自身生命认识的一个途径。在这个途径中,不同时代不同民族的人迈着不同的步履,走着不同的道路。人们不必担心是否殊途同归。相反,这种全方位、多途径的探索和表现,只会极大地丰富人的内涵,并使生命焕发出多姿多彩的光晕。

第三部分
医学文化与
社会历史

中国古代的传统思想文化一般具有这样一种特征,那就是如司马迁所说的"究天人之际,通古今之变"。而"究天人之际"的目的,就是为了"通古今之变"。所以,"究天人之际"为虚、为体;"通古今之变"为实、为用。鉴于此,我们说,中国的传统社会和历史发展背后隐含着深层的思想文化系统。

当然,社会历史的发展规律是不以人的主观意志为转移的。如果我们将某种思想文化观念硬塞给社会历史,不仅不解决问题,反而会陷入历史唯心主义的泥坑。但是,所谓社会历史,是人类的社会历史,人是一种有思想、有文化的动物,人类的社会历史发展规律,不可能等同于人类排除在外的客观物质世界的发展规律,也不可能完全摆脱人类的思想文化机制的影响和制约,否则历史的车轮又将滑向宿命论的深渊。

历史唯物主义认为,一定的社会思想文化,总是同与之相应的那个社会历史发展的方式联系在一起的。不管某个时代的人们是否会按照其自身的特定的思维方式来影响或改造自己赖以生存的那个社会;某个社会历史的发展规律总是同时展现出生存于这个社会历史中的人们的一般思维方式的。否则全人类或者全世界怎么会有如汤因比《历史研究》中所说的五种社会文化形态,以及比五种社会文化形态还要多得多的历史发展轨迹呢?因此,我们说中国封建社会历史的发展方式,与其传统的思想文化形态是紧密地联系在一起的。

一般认为，中国传统思想文化形态为儒家正宗或儒道互补。但是，从"文王演《周易》"，"则乾坤之阴阳"（阴阳），"孔子述《春秋》"，"效《洪范》之咎征"（五行），到"董仲舒治《公羊春秋》"，融阴阳五行于一体，"为儒者宗"（以上均见《汉书·五行志》），儒家或儒道互补所代表的中国传统思想文化体系（以《淮南子》为代表的道家与董仲舒为代表的儒家，两者表述的实质是同一个体验世界的思维模式，如天人合一，同类相动的原则等等）却是不很完整的。我以为，只有儒、道、医三家合一的思想文化体系才体现了完整的中国传统思想文化体系，这个观点，正是从中医学对人的生命形态的解析中得到的。

康德说，我们的悟性把规律加于自然。中医学认为，人的生命亦是一个小天地（宇宙），不但人的生命体与自然界（天地、宇宙）具有同构的特性，而且人的生物性（自然人）与人的社会性（社会人）亦同构相应。从前面所述的一定的社会思想文化总是与之相应的那个社会历史发展的方式联系在一起的观点出发，我们产生了这样的奇思异想：中国的封建社会——作为人的生命本质所反映的"社会人"的集合体，它是否与人的生命本质所反映的"自然人"有某种沟通和联系呢？由此，我们就以中医学对生命（包括宇宙）的解析方式，对中国两千多年来的封建社会的组织结构和历史发展形态作一探讨，这就是我们力求在中医文化学与社会历史学上融通的，关于对中国封建社会阴阳五行的生命模式的"假想"。它将使我们走出中国封建社会为什么会延续达两千多年之久这个迷宫的"命门"成为可能。

第十三章　中医·生命·社会

——中医学与社会历史研究的方法论之一

　　随着中国逐步走向世界,一种深刻的历史反省潮流,冲击着每一个热血的炎黄子孙的心岸。一个曾经创造了人类辉煌文明的民族,何以长夜漫漫,忍辱屈侮,被后来者所超越,所欺侮?要回答这个问题,就必须解开中国封建社会为什么会长期延续达两千年之久这个古老而又崭新的谜。历史向我们提出,必须严肃地面对过去,以振兴今日、开拓未来。本书力求从中医学对生命解析的视角切入,进而对中国古代封建社会的历史作一生命形态的观照和解析的假说。然而,假说亦必须合乎历史研究的规范,因此,我们有必要从历史的限定谈起。

第一节　历史的限定

　　对中国封建社会为何得以延续两千多年的历史限定在一个什么样的单位中来考察呢?这直接关系到历史研究的严密性和准确性。英国的历史学家汤因比在其《历史研究》这部辉煌巨著的一开始,就对历史研究中的单位限定问题进行了讨论。他说:

在最近几百年里,尤其是在最近几个世代里,很想自给自足的民族主权国家的发展引使历史学家们选择了国家作为研究历史的一般范围。[①]

将某一种历史限定在与其发生发展的民族国家里来研究,换句话说,也就是以单独研究某一个民族国家的历史来了解和认识这个民族国家的历史,曾经是历史研究中所遵循和信赖的且具有严密性的一种规范。但是这个似乎不是问题的问题在许多国家的历史研究中却成了一个难以逾越和大伤脑筋的问题。对此,汤因比感慨地说:

> 在欧洲没有一个民族或民族国家能够说明它自己的问题。如果有任何一个国家能够这样的话,那就是大不列颠。事实上,如果大不列颠(或是早期的英格兰)本身不能构成一个可以自行说明问题的历史研究范围,我们可以肯定地说所有其他现代欧洲的民族国家都没有这个条件了。[②]

为什么会出现上述的情况呢? 这里触及到的一个显而易见的问题,便是人类文化的源和流的问题,而它反映的又是有关文化人类学的问题。

我们知道,中国与古希腊、古埃及、古巴比伦同属人类四大文明策源地之一。历史是不以人的意志为转移的。人类古文明的源

---

① 《历史研究》,上海人民出版社 1986 年版,第 1 页。
② 同上。

泉,并没有都沿着各自原来的河床奔流,有的甚至几移其道或开叉
分流地发展为不同民族不同国家既有联系又有区别的各种文化形
态。如繁衍在欧洲大陆的古希腊文明即是如此,难怪汤因比先生
在考察欧洲各国的历史时,发出了没有一个民族或民族国家能够
以自己的历史来说明它自己问题的感慨。

那么,究竟以什么来作为历史研究的一般范围(单位)呢? 对
此,汤因比在详细地考察了世界各种文化后提出了自己的看法,
他说:

> 历史研究的可以自行说明问题的单位既不是一个民族国
> 家,也不是另一极端上的人类全体,而是我们称之为社会的某
> 一群人类。我们发现在今天的世界上还有五个这样的社会,
> 此外还有一些死灭了的社会的化石遗物。①

汤因比所说的五个社会是指:1. 西方基督教社会;2. 东正教
社会;3. 伊斯兰教社会;4. 印度教社会;5. 远东社会(也就是古代
中国社会)②。

从上述情形看,汤因比拿来作为历史研究的基本单位的是五
种不同形态的人类文化,他把这五种不同形态的文化,分别归入五
个社会,并以此来论述人类文明历史的种种特征。

以人类不同的文化形态作为研究历史的基本单位的这种理论

---

① 《历史研究》,上海人民出版社 1986 年版,第 14 页。
② 汤因比说:"古代中国社会的策源地是在黄河流域,它从这里扩展到长江流域。
远东社会的策源地把这两个流域都包括在内,然后一方面沿着中国海岸向西南方扩展,
另一方面向东北扩展到了朝鲜和日本。"详见《历史研究》第 28 页。

虽然超越了以国家作为研究历史的基本单位的理论,但它自身也存在一个文化的源和流的问题,也就是有一种被汤因比称为社会的文化形态的发生、发展和继承问题,严格地说就是以某种文化形态为历史研究单位的那个社会并不是纯而又纯的一种母体,他很可能是一种源于某一种母体的子体,比如西方的基督教社会。对此汤因比先生又论述了历史研究中的"亲体——子体"关系:

> 这样一种观察使我们从时间上追溯我们西方社会的古代史时,得到一个肯定的结论。这就是说,那个社会的生命虽然比其中的任何一个国家的寿命长一些,可是它却不是同它所代表的那一类型的社会的全部存在时间一样长。在追溯它历史的根源时,我们碰到另外一个社会的最后一个阶段,而它的起源还显然是在更远的过去里。历史的继续性,是我们所承认的一个用语,它看起来并不像是在一个人的生命里所表现的那样。而是更像几代人生命的继续,我们西方社会和古希腊社会的关系(这譬喻并不是十分完美的)好像子女和父母的关系一样。①

问题兜了一个大圈子,又回到了人类文化源这个发生点上。尽管我们的历史学家们认为,汤因比在历史研究中用发展的循环论来曲解社会形态的发展,宣称文明的循环是始终不变继续重复着,他那种认为人类每一种文明的基础都是宗教,历史研究的目的就在于认识上帝的历史观是多么的荒谬,但他那种以"亲体——子

---

① 《历史研究》,上海人民出版社 1986 年版,第 14 页。

体"说,即以某一群人类为对象(他称之为社会)作为历史研究的一般范围来替代以国家作为研究历史的一般范围,其用意或称历史研究的规范性还是合理的,而且有着极为重要的研究价值。这种理论将人类历史作为一种文化现象或称文化群体、集团的延续,而不作为一种国家形态的发生和发展它显示出人类所具有的作为国家形态和作为文化形态的不同的历史进程。从文化人类学角度来说,这种历史研究就显得更为严密和准确。因此我们说,汤因比是正确的。但是,历史研究中社会说与国家说(我暂且这样称谓)所显示出的对立的差异性,在某种特殊的情形下又有着统一的共融性,在中国这块古老文明的土地上所发生的历史正是这两者合二为一的典型例证。为何这样说呢?

我们知道,黄河文明是作为人类的一种文化形态而称著于世的,而"中国"正是建筑在黄河文明之上的一个国家形态。当然,古时候对"中国"的含义其解释曾经是不一的。或指京师为中国。《诗经·大雅·民劳》中说:"惠此中国,以绥四方。"《史记·五帝本纪》中说:"夫而后之中国,践天子位焉。"《集解》说:"刘熙曰:'帝王所都为中,故曰中国。'"或指华夏族、汉族地区为中国(以其在四夷之中)。《礼记·中庸》中说:"是以声名洋溢乎中国,施及蛮貊。"而华夏族、汉族多建都于黄河南北,因称其地为"中国",与"中土"、"中原"、"中州"、"中夏"、"中华"含义相同。最初,指今河南省及其附近地区。后来华夏族、汉族活动范围扩大,黄河中下游一带也被称为"中国",甚至把所统辖的地区,包括不属于黄河流域的地方也全部称为"中国"。《史记·天官书》说:"其后秦遂以兵灭六国,并中国。"到了15世纪中叶以后,"中国"开始专指我们国家的全部领土,不作他用。

　　从以上的考察中我们看到,尽管"中国"作为一个国家形态与黄河文明作为一种人类的文化形态或称社会形态,有着概念上的差异,而且作为国家形成也大大后于文明的源始,但是这不妨碍我们把中国这个国家当作历史研究中的一般范围来对待。因为不但从地理范围而且从世界文化形态的划分上来说,无论"中国"这个国家概念多么地落后于黄河文明而出现,她都忠实地体现和完全地包孕了人类所特有的一种文化形态。所以汤因比也就在他的《历史研究》中把它称为"古代中国社会"并将它与其规划出的世界范围内的五种社会之一的"远东社会"归属同一范畴。

　　我们清楚,汤因比所指的那个"远东社会"的历史,并不是中国这个国家的国家史,而是人类在其发展过程中所具有的以人类某种文化形态为标志的历史。这种历史从一定的意义上来说,比某个国家的历史要宽泛的多。也正因为如此,所以严格地说,在对人类历史的研究中,不能以国家作为研究历史的一般范围,或者说历史研究的单位就不应是某个国家。否则就会带来历史研究的方法论上的过错,进而导致整个人类历史研究中的不真实性。

　　然而,由于我们中国这个民族国家是与黄河文明一起,作为人类的一种特定的文化形态而合二为一,并具有牢不可分的联系的,所以我们可以自信地说,在历史研究中,我们是完全可以以自己的民族或民族国家的历史来说明自己问题的。如前所说,尽管中国这个国家形态要比中华民族作为一种社会形态晚出得多,但是,不仅它们一旦合成后所走过的历史是共同的,而且在以后,中国这个以国家为单位的文明形态,无论在范围上还是在历史上总是把黄河文明(作为远古人类的一种文化形态)包容在一起的。而如此的文化景观,是世界上其他古老的国家所不具备的。因此,我们说,无论在外延和内涵上,中国封建社会作为一个民族或一个民族国家的历史与作为一种社会形态的历史(如汤因比所说的远东社会形态),是具有对等合一的文化同构性的。这种文化的同构性也许是历史的恩赐或是误会,但它确实是一种事实,它为我们对中国历史和文化的研究带来了方便。这也构成了我以下要进行的中国历史研究中所遵循的文化人类学上的一个原则,并以此来区别对其他国家的历史研究,以免引起不必要的误解。

第二节 生命科学的挑战

把一种历史限定在一定的社会文化形态中加以研究,为我们认识某种社会文化形态的历史无疑作了一个外延上的严密框正。然而,这不等于说已经完成了对某种人类社会文化形态历史发展规律的揭示。恩格斯说:"必须重新研究全部历史,必须详细研究各种社会形态存在的条件,然后设法从这些条件中找出相应的政治、私法、美学、哲学,宗教等等的观点。"[①]从某种意义上来说,人类的历史,就是一部人类文化发展史。如果我们从文化学角度对某种历史进行深入研究的话,那么,我们就可以说,这一历史的规律就深藏在与之相应的那个社会文化形态之中。如果说对某种历史只有在一定的社会形态中才能加以判断的这一历史学原则已经为我们找到某种历史规律提供了最佳方式的话,那么揭示这个社会文化形态的组合构造及内在联系就是寻找历史踪迹、了解历史规律的具体步骤,也是一个历史学者所必须承担和不可回避的历

---

① 《马克思恩格斯选集》第4卷,人民出版社1995年版,第692页。

史职责。

从以上观点看问题,虽然前面我们曾经较为详细地论证了被汤因比称之为"远东社会"与中国这个以民族国家为单位的两种概念在其历史研究中所具有的同构性,为我们在对中国历史进行文化学意义的研究中排除了障碍,但是问题在于我们对中国两千多年来的历史进行深入研究的时候,必须对这个历史之所以会发生和发展的中国古代社会文化形态构造作出科学的解析。

对某一社会文化形态采用什么样的方法进行研究,历来是学者们颇为关注和不断创新的领域。在文化热极为高涨的今天,对中国的封建社会进行文化研究的各种方法此起彼伏,又由于国外各种先进的方法论,如控制论、系统论、信息论的引进,使中国的历史研究形成了一种极为壮观的局面,这些无疑为我们认识中国古代社会历史的规律提供了种种有效的途径。然而,继前辈之遗风,开后人之先河,这是每一个有良心和骨气的人所走的路,唯此,历史才能发展,人类才有进步。

迄今为止的文明宣告,21世纪是人类向自我生命体(生物人)进行全方位、多学科进军的崭新时代。揭开生命之谜,唤醒人类对自我的省悟,以对生命的观照来重新评价过去的历史,建构未来的整个人文社会,进而推动人类文明以前所未有的姿态朝着人类生命的底蕴进发,已成为新世纪的神明。她高悬于人类心灵的殿堂,令虔诚的人们崇拜、激越、奋起,且又为之困惑、彷徨、痴迷。

历史表明,生命尤如强大的磁场,不仅感应和导引着与此直接相关的自然科学的腾越,如生物化学、仿生学、医学等等;同时还扩散到人文科学的广大领域,如人类学、生态学的建立和发展就已显示出人类对生命磁场的感应和关注。多少年来,她特别强烈地振荡着政治、经济、思想等文化领域，使人们对这些领域发生了观念上的变异，并有了惊奇的发现和认同。就拿生物政治学为例，"在近十年前，几乎所有的西方政治学家都相信，政治现象完全是由文化或经济因素决定的……。而现在可以得出一个带有普遍性的结论，任何一个政治学者，不论其研究领域是什么，都再也不能继续对生物学中关于人类起源、人类历史，和人类行为方面的重大发现，以及生物政治学的研究成果和方法视而不见，充耳不闻了。"①为了使我们的论述更加精彩、有说服力，并且为以下我所要运用的观点作必要的铺垫，有必要对国际上生物政治学的由来与现状作一些简单的描述。

一般说来，所谓生物政治学，指的是这样一种研究方法，即用生物学的概念、原理和方法来研究和解释政治行为。生物政治学产生于 20 世纪 60 年代中后期，并于 1973 年被正式承认为政治学的一门新兴分支学科，其标志是于同年国际政治学会在加拿大的蒙特利尔市举行的国际政治学会上设立了一个"生物学与政治学研究委员会"。此外，美国还于 1980 年成立了政治学与生命科学协会。两年之后该协会又创办了一份刊物——《政治学与生命科学》。

虽然有关生物政治学的著述数量还微不足道，但就在 20 世纪 90 年代已有大约 700 部这方面的著作，并以每年 100 份（包括文章、专著和会议论文等）的速度在增加。不仅美国的各种政治学杂志都刊登了生物政治学方面的文章，而且还有六个国家的专业性政治学杂志也刊登了这方面的文章。

生物政治学的概念、理论和方法的渊源来自那些与生物学临

---

① 《国外政治学》1987 年第 6 期，第 61 页。

近的学科。例如,除生物学外,还有个体生态学、群体生态学、社会生物学、发展生物学、生理学、神经病学和遗传学等等。有关生物政治学方法的著述,归纳起来,分别隶属于以下几个领域:

1. 用生态学、社会生物学和进化论的概念来研究和解释政治行为的有关著述。

2. 用生理功能的某些内容来研究和解释政治行为的有关著述。

3. 用某些生物学的测量技术来确定情感状态和行为倾向的著述。

4. 以生物学为基础的公共政策研究,如有关遗传工程、周期性发病患者的治疗、环境污染和生育控制等政策的研究。

我国对生物政治学这个新兴的学科还处在引入介绍阶段,尚无实质性的各种学科的多方位综合探讨研究,更谈不上具有力度的成果。

国外生物政治学的研究者对以下三个观点持基本一致的看法。它们是:1. 人类的政治行为在很大程度上受该物种的生物构成和遗传基因的影响;2. 人类的社会和政治行为可以通过由疾病、紧张心理、药物、疼痛、疲劳、营养不良等引起的生物功能变化进行模拟;3. 生理调控现象(如心律、眨眼、肌肉紧张、身体姿态、血压等)可能被用来直接和间接地估量情感状态和行为潜能。

通常,人们在肯定各种生物因素对人类的(社会的)政治行为所起的重大影响的同时,只把生物政治学当作政治学的一个研究领域。但是,有人反对这一观点,认为生物政治学构成的不仅仅是政治学的一个研究领域,而是构成了政治学的大部分研究领域(如果不是全部的话)。如果不是用生物政治学的基本观点来全面指导对政治行为的研究,那么生物政治学就不可能获得成功,政治行为也不可能得到真正科学地解释。

从以上我们对生物政治学的由来和现状的简略介绍,我们不难省悟到,既然人类的社会和政治行为可以通过由疾病、紧张心理、药物、疼痛、疲劳、营养不良等引起的生物功能变化进行模拟,并能用生物功能的某些内容来研究和解释政治行为,那么,对整个社会及其历史为何不可以从生理的角度切入,进而扩大到用生命的体系来全面模拟并加以深入研究呢?这正是医学人类学可以为之一展雄姿的领域。

历史发展到今天,已经向人类发出了这样的呼吁:不从生命科学的高度来认识社会、认识历史,那么人类的社会形态及其发展规律就不可能得到真正科学地解释。而人类的全部文化只有建构在对自身的认识,及对生命体和生命现象的大彻大悟上才是科学和进步的。唯有此,人类才能不断开创历史、拥抱未来。无数可敬的先哲们,将自己的"口"吮吸着脉管中的"血",用手中的"刀",剖开光润的"肌肤",向生命科学进军,于是一种全新的文化——生命文化,便随着一代代开拓者的脚印坚实地走向了新世纪的门槛。如果说,正如生物政治学所反映的那样,人类已经认识到自己的行为(包括各种政治的、经济的、文化的、宗教的)与生命现象有着普遍的联系,并早已开始了对其中的奥秘进行艰苦的探寻的话,那么今天就应该是人类向生命文化进行全方位、多学科、高水平进军的时代。正有鉴于这个时代的召唤,笔者才提出用医学文化学这个观照人类生命现象的研究方法对中国传统社会的文化形态及其构造作一番合乎生命意蕴的研究,从而为我们窥视中国两千多年的历史进程之迷宫提供一个窗口,并尽可能达到对其有一个"有血、有肉"的科学认同。

第三节　中国医学文化的使命

　　用解析生命密码的方式昭示人类社会的文化形态和历史规律，这确实是人类理性世界所发生的一场深刻革命。在这场革命中，医学具有一种不可估量的伟大作用。这是因为医学与人的生命以及人类社会的文明是息息相关、水乳交融的。这主要从以下三方面得到显示。

　　第一，医学的历史不仅仅是人类不断认识自我（生物人）的历史，同时也反映了人类文明社会发展的历程。关于这一点，我们已在本书第一部分中作过较为详尽的阐述。第二，医学还在与人的生命息息相关的各种文化现象中发挥着极为重要的制约作用，关于这一点亦在本书第二部分中作过较为深入的"切片"放大研究。第三，就是这一节中要重点探讨的，即医学对人类社会的构造形态和历史规律进行解析的可行性和意义。正是在以上三个认知点上，我们才可以这样认为，医学在昭揭生命密码、解析历史规律、弘扬生命文化、推动人类社会的伟业中，担负着极为显赫的使命。

　　国外方兴未艾的医学人类学正是基于这种神圣使命而为世注目的。早在 1973 年，美国著名的医学人类学家利班（R. W. Lieban）就指出，医学人类学"包括研究受社会文化特征影响的医学现象，也包括从医学方面来阐明的社会文化现象"[1]。要从生命科学的高度对某一种社会结构形态及其历史规律进行文化认解，

---

　　[1]　见 G・M・Fosterand B・G, Anderson：Medical Anthropology, John Wiley & Sons, New York, 1978. p. 9。

医学无疑是一帖最佳"良方",它比任何学科都更加逼进对生命底蕴的观照和认同。这样医学人类学就为我们进行这场伟大的革命提供了有力的武器,它并且是我们最终完成这一历史使命的前哨阵地。

为了有效地进入研究领域,这里有必要进一步澄清以下三个问题:

第一,我所运用的医学文化学(人类学)的方法与世界上的同类相比,在文化功用上存在一些明显的差别,抑或说这种差别实际上反映了医学文化学(人类学)在其内涵和外延上的某种深化和拓展。对此,有必要首先对国外的医学人类学作一番大概的介绍。

一般来说,当代医学人类学是第二次世界大战后医学与人类学相结合而产生出来的派生学科。对于医学人类学的严格意义上的定义,各家众说不一,到目前还没有被普遍公认。但综述各家的意见大致可以概括如下:医学人类学是用人类学的观点和方法,从生物学和社会文化的角度研究人类的疾病和保健问题及其与生物学因素和社会文化因素的相互关系的一门学科。

目前,世界上一般以进化论、整体观和文化相对论作为医学人类学研究的理论基础。并以群体作为研究单位。其研究领域为:1. 生态学研究;2. 医疗体系及其作用;3. 民族医学;4. 民族精神病学;5. 营养人类学;6. 老年人类学;7. 产科人类学;8. 人类的生命周期与疾病;9. 医疗行为;10. 传统医治者的行为及其作用;11. 文化信仰体系及其对保健的影响等等。

从以上简要的介绍中我们看到,一般意义上的医学人类学,其研究的方法和领域主要集中在对人类的自然生态意义(自然人)上。虽然其中不乏包括了社会文化因素对人的生命现象的影响或制约，如具有不同文化信仰的人们所采取的不同的保健行为，从而使某种文化信仰体系对人的健康发生各种有效影响。如佛教徒要求做到"清心寡欲"、"修心养性"，道学家经常练气功使生命得以长寿，等等。

　　而我所要进行的医学人类学上的研究方法和领域，则主要放在对人类的社会存在这个意义上（社会人）。也就是运用医学人类学的方法对人类生存着的那个社会形态进行考察（包括我前面已经做的关于社会文化现象的考察），从中找出与人的生命基因息息相关、且具有某种相似形态的社会发展基因。说得更明确一些，就是用研究人的生命形态的医学方法，对社会结构形态和历史发展规律进行人的生命形态的模拟和阐释。因此，这种尝试，从某种意义上看来与其说是作者用医学人类学的方法对社会历史进行的一种探求，还不如说是作者对医学人类学这门学科的一种拓展。

　　第二，为什么对中国的社会和历史进行医学文化的解析，要以中医学理论为钥匙而不是用西医学的理论呢？

　　首先，用生物遗传规律来解释社会现象的社会生物学向人类表明，生命与社会有着某种形式的相互联系和作用。作为生命科学，一方面在向着探寻构成生命本体的各种物质元素发展；另一方面也在为解析生命运动方式的生命律令做着艰苦的努力。如果说西方医学在为生命科学的前一种探寻中作出了应有的贡献的话，那么中国医学则为生命科学的后一种努力作出了极大的贡献。

　　其次，某一种医疗技术或医学观念都是某一种文化的组成部分。美国学者保罗（B. O. Paul）还认为，医疗模式是整个文化体系中的一个亚体系。这说明在医学人类学中严格地遵循着某种规范，即不同的社会文化类型对与之相应的医学文化的产生有着一种独特的影响,因此,用特定的医学文化对与之相关联的社会文化类型进行研究就显得更为妥贴。

这正如中国古代唯物主义哲学和西方唯物主义哲学在对待物质本源态度上的不同那样。西方哲学的重点在于向构成世界的各种物质元素的探求(西方医学也同受其影响),中国的古代哲学则着重考察物质世界关联于内、表露于外的动态品性。中国医学正是受其影响而注重对生命形式的动态律令进行考察。所以,借助以反映人的生命科学实绩的中医学理论,对中国传统社会和历史发展规律进行模拟解析,无疑会对我们寻找涌动着生命律令的中国传统社会的发展奥秘变得切实可行。

再则,要对中国传统社会的结构、历史进行医学人类学上的研究,也非中医莫属。因为社会就是一种人与人的关系,而中医学本是研究人的生命关系的学问,因此,把中医学对人的生命关系的研究,扩展到对人与人的社会关系的研究中去,就有了一种文化的契合性(这将在我以下的研究论证中得到展示和证实)。由此,我所运用的具有中医色彩的医学人类学的研究方法,正是这样一种具有中医文化特色的尝试。它是一种用中医的思维模式对中国传统的社会和历史进行全方位的辐射和观照。说得更确切一些,它无疑是医学人类学中的一股中国流。

第三,中医学理论属于中国这个社会文化类型,按汤因比的说法即属于东方社会文化类型中繁衍出的与生命科学有着千丝万缕联系的一种生命文化现象。因此,用中医学理论对中国传统的社会和历史作人类学意义上的研究和解析,是合乎历史研究的规范的。它使我以下所要进行的研究更具有科学性和逻辑性。这也是我为什么要在第一节中用这么长篇幅对历史的限定作不厌其烦地详尽论证的原因。因为一种全新的探索，就必须合乎科学和规范，这也是我再次加以说明的意义所在，并以此与前面两个问题形成一个有机的整体联系，使读者对我所进行的开拓型研究有一个文化上的认同。

第十四章　独立显示与整体融通

——中医学与社会历史研究的方法论之二

　　说用中医学的思维模式对中国传统社会的组织结构和历史发展形态进行人的生命形态的模拟和阐释的理论假想是可行的,既不是某种宽泛的理性思考(如前一章的努力只是在一种文化的共通性思考上),也不是人为的玄思瞑想。它在哲学上具有强烈的思辨色彩,在理论上具备了严密的逻辑构架。

　　在这种看似可操作的形而下的理论体系背后,实质蕴含着极高的形而上的思维品行。这种具有一定神秘色彩的,在现代人看来似乎难以接受的,而如果用普遍流行于世界的"西方式"的科学经验,简直要被批判和否定的思维模式,实在是古代中国特有的文化现象。当然,问题在于我们必须首先对人的生命形态与社会的组织结构和历史发展二者间的内在联系作出理性的贯通,即解决一个内在的桥梁问题。它应该是不同理论层面的独立显示和整体融通,同时这种独立的显示和整体的融通必须充分满足中医学对生命本质的认同。

第一节　天人合一:由天及人与由人及天

　　人类自从诞生以后,首先面临的一个问题是,人与自然界的关系问题。马克思主义的唯物史观与近代以孟德斯鸠为代表的自然主义的历史观的相同之处在于承认自然界作用于人,但也有一个根本的区别,这就是"自然主义的历史观……是片面的,它认为只是自然界作用于人,只是自然条件到处决定人的历史发展,它忘记了人也反作用于自然界,改变自然界,为自己创造新的生存条件"①。从自然界作用于人,到人也反作用于自然界,马克思主义这个关于人与自然的关系的论点是辩证的和科学的。

虽然世界上各个民族的地理环境、文化信仰和生命本质(如不同的人种、肤色、性格等)存在着某种差异,但是,在对人与自然的关系上,都有一个自然主义的认识阶段。中华民族传统的人与自然关系的自然主义观集中地体现为"天人合一"的思想。它强调"天道"和"人道"或"自然"和"人事"的合一。先秦的诸子百家尽管政见有所不同,但在"天人"观上却是共同的。由于古代科学技术的不发达,以至于人们对某种自然现象与人体的特殊感应作出了朴素的唯物认识论的解释,于是便衍化出了人感应于天的"天人感应"学说。如"天将阴雨,人之病故为之先动"。就像受过伤的腿在将下雨时就会感到疼痛一样。但是,中国古代的各种天人观都有一个显著的特征,就是由天及人,即以天来作用和规范人。

古代"天人合一"或"天人感应"的思想到汉代董仲舒那里便被发展成具有系统性和权威性的学说,并成为当时社会思潮的主要特征,为后世历代君王所遵宠。

董仲舒的"天人合一"有三层含义。第一,形体上的合一。天

---

① 《马克思恩格斯选集》第 3 卷,人民出版社 1972 版,第 551 页。

有 365 日,人有 365 个关节。第二,情感上的合一。天有风雨阴晴,人有喜怒哀乐。第三,规律上的合一。天有四季,人有春种、夏锄、秋收、冬藏。总之,天是一个大宇宙,人是一个小宇宙。然而,人这个小宇宙是受制于天这个大宇宙的。就秩序上讲,是天决定人,是人——→君——→天的递进关系。就感应关系上说,是天能干预人事。社会的治乱与人事的福运、灾祸,都是天对人的奖惩。天人的秩序是董仲舒"君权天授"、"三纲"永恒的宇宙论基础。董仲舒说:"王道之三纲,可求于天","天不变道亦不变"。天人感应关系是董仲舒神学目的论的一个重要内容,而"土龙"求雨仪式就成了他理论上最荒谬的例证。

董仲舒的"天人关系"理论是一个由多种因素组成的混合体。既有迷信的一面,也有科学的一面;既有宣扬绝对君权的一面,又有抑制君权的一面;既有原则的一面,也有灵活变通的一面;既有肯定现实秩序的一面,也有变化发展的一面。它的主要局限就在于偏面地以"天"来规范"人"。当然,董仲舒的天人观中也有人的行为能感动于天的说法,但这里的感动仍是一种被动受制的程式,没有丝毫积极因素。

以董仲舒为代表的儒家的"天人合一"、"天人感应"的宇宙图式是与中国古代的哲学思想,如老庄、《周易》等天地之大法,自然科学领域中《黄帝内经》的重在生命之枢要和"究天人之际,通古今之变"(司马迁语)的历史观相一致的。它们都在寻求自然与人的内在规律,并构成了中国传统思想文化的主旋律,形成了颇具中国特色的"自然的人化"(马克思语)的理论体系。

虽然"天人合一"或"天人感应"观形成了中国传统的思维模式

（以儒为正宗），但是作为"自然的人化"的理论体系儒道医①三家都是各有方寸的，也就是说三家在"天人合一"的沟通方式上存在着显著的差别。弄清了这些差别，也就认识了中医学在中国传统文化中的地位，同样也就会加深我们对中国传统文化中深涵的生命意蕴的认识，以及对儒道医三家合一的中国传统文化之特征的理解。

首先，我们来看"天人合一"中的"天"。虽然道家讲天道、儒家说天命、医家言"天气"（人禀天地之气而生），三家说法不一，但实质上却有相合处，这就是无论天道、天命还是"天气"都是同指人以外的客观自然界，即指"天人"关系，或称"自然与人"关系中的"天"或"自然"那一方，这点无需多加述说。

三家对"天人"关系或"自然与人"关系的根本区别在于如何看待"人"这一方。道家讲修心，儒家讲修身；道家重在对人的生命形态（自然人）的观照，儒家重在对人事系统（社会人）的关注。而医家则是将道家的修心与儒家的修身合为一体，将道家对人的生命形态的观照和儒家对人事系统的关注融会贯通的学说。她不仅在中国传统文化的儒道合体的过程中起过积极的促合作用，而且具有一种相对独立的文化价值。在某种意义上，她更加逼进和认同于马克思关于"自然的人化"的科学理论的实质。为了对这个问题有一个较为完整的认识，我们必须对马克思关于人的本质的含义有一个科学的认同。

人的本质究竟是什么？至今为人类所关注。马克思曾经在《1844 年经济学哲学手稿》中沿用过费尔巴哈的关于人是一种有

---

① 　一般都认为中国传统文化是儒家文化或儒道互补的文化，我以为中国传统文化实在包涵了儒道医三家合流的意蕴。

意识的物种存在这个人类学原则。另外马克思在批评费尔巴哈的人性理论观点时还指出:"人的本质并不是单个人所固有的抽象物。在其现实性上,它是一切社会关系的总和。"①其实,这两种不同的说法是马克思关于人的本质的两重性思想的体现。为什么这么说呢?

马克思认为:"人以一种全面的方式,也就是说,作为一个完整的人,占有自己的全面的本质。"②第一,"人是一个特殊的个体,并且正是他的特殊性使他成为一个个体,成为一个现实的、单个的社会存在物"③。他本身具备视觉、听觉、嗅觉、味觉、触觉、思维等各种人应有的生理功能,并通过这种生理功能与自然和社会保持联系。这样的人仅仅作为一种有意识的物种,即作为自然界的人存在于社会之中,同时也证明他有成为社会人的资格。第二,自然界的人的本质只有对社会的人说来才是存在的,只有在社会中,自然界才是人自己的人的存在的基础,离开了人的社会存在,人的自然存在便显得毫无价值。这也是为什么马克思在说到人的本质是一切社会关系的总和时,前面要加上"在现实性上"这一限制词的原因。④

因此,我以为马克思主义关于人的本质的两重性思想是科学的,其确切含义应当是:1. 人是一种有意识的物种存在,他首先作为一种自然人而与动物有一定区别(这个区别主要反映在大脑的意识思维上)的生命体的存在。2. 人是一种体现了一切社会关系总和的人,这样的人是作为一种社会人在其"现实性上"(马克思

---

① 《马克思恩格斯全集》第 42 卷,人民出版社 1956 年版,第 108 页。
② 《马克思恩格斯全集》第 42 卷,人民出版社 1956 年版,第 123 页。
③ 同上。
④ 关于人的本质,可参阅拙文《论人的本质的美学意义》,载《理论探索》1990 年第 1 期,第 40 页。

语)的存在。3. 人是由以上两个方面构成的、并充满了生命韵律的统一体，即关于人的本质的两重性的既对立又统一的一种生命文化现象。

马克思的关于人的本质的两重性思想，在古代中国的传统文化中早有体现，并在儒、道、医三家对人的认识以及天人关系的各有侧重的理论中得到生动的反映。

前面已经说过，道家多关注人的自然形态一面，即马克思所说的人是一种有意识的物种存在一面。道家的宗旨是"贵生、度人"，因此道家修炼的终极目标便是得道成仙、长生不死，与自然化合为一。又因为人的死亡，极大多数原因是由疾病引起的，所以养生防病、治病也就成了道家的必修之术。从这个意义上说，道家的"天人合一"，就不仅仅是天地万物都负阴而抱阳的形态上的合一，更在于要使人"成仙"，最终达到与自然同生共存的共融境界。因此，道家也就具有了一种浓烈的宗教色彩，并以此可同称为道教。

相对道家，儒家则多观照于人的社会形态一面，即马克思所说的人是一种体现了一切社会关系总和的一面。儒家的宗旨是重人伦，崇尚"礼乐"和"仁义"，其训诫在于修身、齐家、治国、平天下。体现出一种人伦之道与天之道合一的"天人关系"，并把这种关系提炼为"天不变、道（人伦之道）亦不变"的宗教信仰，因此儒家亦可与儒教同呼合称。

作为医家来说，其高明处就在合采儒、道两家之长。它把人看成既是自然的，又是社会的，并以朴素的唯物主义认识论观点为向导，从人的生命这个自在体出发，摈弃了儒、道两家的宗教色彩。不但为寻求一条更为科学的"天人合一"的道路作出了艰苦的努力，而且为人的自然性和社会性的融会贯通进行了不懈的探索，同时,也为我们加深对马克思关于自然人与社会人既对立又统一的人的本质观的理解提供了极佳的致思途径。这当然也是中医学自身始所未料的。

中医学认为,人体作为自然界中的一个成员,在其适应自然变化,进行正常的气化过程中,与自然界具有某种特殊的联系。章潢《图书编》中说:"呼吸与天地相通,气脉与寒暑昼夜相运旋,所以谓人身小天地。"这就是中医的所谓"人身为一小天地"之说。它把人的生命现象比附作自然现象,认为人体呼吸的出入、血脉的周流、营卫的运行、津液的气化、阳气的升降、毛窍的开阖、神志的兴息等等,都是随着四时阴阳之气的盛衰变化的,所以人和自然就形成了一个"天人相应"的有机整体。

再如《黄帝内经》中就早已记载了人体中有现代人所称的"年节律","月节律"、"日节律"等多种"生物钟"的现象。《本草纲目》中还明确指出妇女的月经与月亮的圆缺有相应关系。而人体内所具有的这种"生物钟"节律是自然变化对人类生命活动的影响而造成的,亦是人类在生物进化过程中对自然环境的长期适应和不断遗传所造成的结果。

中医学还认为,人为万物之灵,它不是只消极地受自然摆布,而能积极主动地对自然进行调摄适应。这就是存在于人的生命体中的内外感应系统,或称人体自身的调节机制。而主导人体这一调节机制的就是"神"①。所以章潢《图书编》中又说:"心者,身之主宰,万物由之应酬。"自然环境对人体所产生的因素是多方面且千变万化的。但人体能在心神的统帅下加以适应、调节,能"与天

---

① 关于中医学对"神"的阐述,详见第十二章。

地相应,与四时相副,人参天地"(《灵枢·刺节真邪》)。

由上而知,在中医学中所体现的"天人合一"思想,即人与天地是相通的思想是辩证统一的,它要求人发挥主观能动性来利用自然规律,改造自然(这一改造自然的途径主要体现在协调生命有机系统上),在天人的交互作用中达到统一。作为中国医学经典的《黄帝内经》等著作不但系统地阐述了人体生理、病理以及疾病的诊断、治疗和预防等问题,奠定了中医学的理论基础,其内容包括藏象、经络、病机、诊法,辨证、治则及针灸和汤液治疗等。而且还在阐述医学理论的同时,对当时哲学领域的一系列重大问题,诸如天人关系、阴阳、五行、气、形神关系等进行了深入的探讨和挖掘。这种实践表明,中医学一方面是以当时的先进哲学思想为指导,推动了医学科学的发展;另一方面,又在自身对生命科学的发现和发展基础上,把先秦以来的哲学思想向前大大地推进了一步,这种推进使得中国传统文化在其演变发展过程中充满了生命的意蕴。以上便是中医学对中国传统的"天人合一"论思想的第一种深化作用。这种深化作用侧重在天与人的自然性"合一"的一面。它既与道家的天人合一论相通(其中有得益于道家理论一面,这在第六章"中医学与道"中已作详细论述),更是一种高于道家理论的思想。

从人的本质两重性理论来说,人的本质又是一切社会关系的总和。也就是说,人不但是一种生命体,而且是一种社会存在物。因此人不仅具有自然意义,而且具有社会意义。同时,人更是自然和社会的统一体。这种统一体在"天人合一"的意义上便是从自然性向社会性的引发或社会性向自然性的比附。而中医学正具有造成这种引发和比附效应的功能。

如中医学中的"心主神明论",就是《黄帝内经》以一个古代小朝廷的模式对人体心身活动的一种假说。它认为心为君主,一切心身现象都是由心统率的。《素问·灵兰秘典》描述的这个朝廷,心以下由肺、肝、胆、膻中、脾胃、大肠、小肠、肾、三焦、膀胱组成。分别为相傅、将军、中正、臣使、仓廪、传导、受盛、作强、决渎、州都等官组成。

这个设想不仅有趣而且具有临床的实证意义。《清代名医医案精华·神志》载丁甘仁治某病,分析心理病机时谈到,"心者君主之官,神明出焉;肾者作强之官,伎巧出焉。心营与肾水交亏,神机不灵,作强无权,不能动作,不能思想。心悸跳跃,右耳响鸣,两目羞明,腰痛酸胀,健忘胆怯。……'主不明则十二官危',心病则一身皆病矣。……养心阴,益肾水,柔肝木,化痰热,参以调和脾胃之品"而治愈。临床实践说明许多心神疾病与某些躯体疾病,多从心君论治是有效果的。

再如张子和《儒门事亲·洞泄》一案说:一讲僧显德明,初闻家遭兵革,心气不足,又为寇贼所惊,"而洞泄不止",这是因为"谋虑久不快而成,肝主谋虑,甚则乘脾,久思则脾湿下流乃上涌痰半盒,末后有血数点,肝藏血故也"。张子和根据对此心身病机的分析而立方遣药,效若桴鼓。中医学凭借着这种心主神明论的假说,认识生命,取得了治病疗疾的实际效果。至于如何用今天的语言以及科学手段将这些似乎神秘且又有着合理内核的思想表述清楚,应是当今研究者的历史使命。然而,中医学将人的自然性与社会性融会贯通(其中自然也包蕴了"天人合一"的思想体系)的思维方式,着实是儒家那种充满宗教意味的"王道之三纲,可求于天"的充满形而上学的"天命"论思想体系所不能比拟的。

由此,我们可以说,中医学中所言的"天人"关系既不同于道家的"天人（自然人）"关系，又有别于儒家的"天人（社会人）"关系，它是将天和人的自然性、社会性两者三方共熔一炉的一种关系式的认解。它不仅具有科学意味，比儒、道的"天人关系"说高出一筹，而且为中国传统文化的整合以及社会历史的延续发展起到了一种不可估量的制约作用。其中深含的文化意味不仅仅是由天及人的规范，更是一种由人及天（可以理解为事物的客观规律）的积极能动的观照。这也就是我之所以要从中医对生命的认解角度出发进而对中国传统社会的组织结构和历史发展作生命模体假想的思想依据和文化基础之一。

第二节　阴阳合道：阴阳偏扶与阴平阳秘

阴阳观起源何时，无从可考。梁启超先生曾考证了《诗经》、《尚书》、《仪礼》、《易经》四经，其结论是：《仪礼》中设有阴、阳二字；《诗经》中言"阴"者 8 处，言"阳"者 14 处，言"阴阳"者 1 处；《尚书》中言"阴"、"阳"者各 3 处；而《易经》中仅"中孚"卦九二爻辞中有一"阴"字。他认为这些典籍中"所谓阴阳者，不过自然界中一种粗浅微末之现象，绝不含何等深邃之意义"①。

梁启超先生的考证与评估是否确切和公允姑且不论。当今学术界一般认为，阴阳观念作为中国古人哲学思辨的结晶与中国传统文化中的精髓，主要体现在《周易》和《老子》中。如《周易》中说："一阴一阳之谓道。""易有太极，是生两仪，两仪生四象，四象生八

---

① 梁启超：《阴阳五行说之来历》，载《古史辨》第 5 册，上海古籍出版社 1982年版。

卦。"阴阳"二气感应以相与","天地感动而万物化生"。"乾,阳物也;坤,阴物也。阴阳合德,而刚柔有体。以体天地之撰,以通神明之德。"总之,认为一切事物的发生、发展均由阴阳、刚柔、动静、上下等表示为阴阳的双方相互作用相互消长所造成。

再如《老子》中说:"万物负阴而抱阳,冲气以为和。""道生一,一生二,二生三,三生万物。"这里的"二"是指表现为阴阳的天地,而天地交融阴阳相和,于是生化出宇宙万物。

关于阴阳观念在儒家之经典《周易》和道家之经典的《老子》中确实已有精到的表述,这点似乎没有人怀疑。但是,我以为,中国古代阴阳哲理的最完整准确的体现则是在医家之经典的《黄帝内经》所表述的中医理论体系中。何以见得呢?

首先,《黄帝内经》是一部道阴阳之说的典籍。它的成书年代与《周易》、《老子》相仿,而书中道阴阳之言词的数量比起《周易》和《老子》来却是压倒多数的(这点在书中已多有论述)。当然,作为先秦时期的各家著说,一方面似乎都不离阴阳,另一方面,各家之说也是相互影响和共同深化的。因此,说中医学中的阴阳之说受到《周易》和《老子》的影响,是可以这样假设的,这正像我们同时可以反过来假设一样。但那种把中医学中阴阳之说的哲学来源说成是来自《周易》和《老子》的观点则是本人不敢苟同的。别的不说,就是从文化发生学意义上说,医与道也是同源的(这点在第六章的"中医学与道"中已有过论述)。

第二,《黄帝内经》也是一部言人身(生命的再生产或生命的物质构成体)的典籍。如果说阴阳之说源于"性器"说,即源于"生殖器崇拜"的观点尚有讨论余地的话,那么《黄帝内经》中的阴阳观不说更有理由优于或早于《周易》或《老子》的阴阳观,最起码三者也是同出一源、并行不悖，且又相互影响和观照的（这点在本书第五章的"中医学与性文化"中亦有论述）。

　　天高地厚毕竟是难以窥测的，而人身则是可悟的，因此，中国古代哲学思维的一个基本法则就是"近取诸身，远取诸物"（《周易·系辞下》）的比附类同。中医学认为"男（阳）女（阴）构精，万物化生"（《黄帝内经》），而"人生于地，悬命于天，天地合气，命之曰人"（《素问·宝命全形论》）。这样，中国古代的"天人"关系就在中医学理论体系中得到了"深刻"的展示，它比道家玄秘的"一生二，二生三，三生万物"之说似乎更明白畅晓；也比《老子》中"谷神不死，是谓玄牝；玄牝之门，是谓天地根"（其中的"谷"、"牝之门"系指女性生殖器）的偏执之说更为完整。当然，《周易》中也说："天地细缊，万物化醇；男女构精，万物化生。"（《系辞》）由于《周易》与《黄帝内经》为同时代的古籍，又由于后人的续作或传抄借用，两者论男女构精谁为最先还一时难有定夺。然而，中医学的人身之道，无疑比《周易》谈人身更逼近生命本质或更完整。所以从这个观点看问题，中国古代的哲理——阴阳之道似乎应更多地从人自身的生命即男女构精、阴阳交合的感悟中得到启示和提升。如《礼记·中庸》中说："君子之道，造端乎夫妇，及其至也，察乎天地。"李贽更是一语尽述："极而言之，天地一夫妇也。"（《焚书·夫妇论》）其中中医学所作出的贡献是无以磨灭的。

　　第三，《黄帝内经》又是一部求人生（生命的长寿久安）的典籍。人的生命要想得到长寿久安，来不得半点人的主观意志的强加，只有顺乎其理，合乎其规，即按照阴阳之道来养生、疗疾，才能使生命呈现出蓬勃的生机。这里关系到如何完整、准确地理解阴阳之道，而中医学的阴阳之道与《周易》、《老子》的阴阳之道存在着显著的差别。

《周易》、《老子》中的阴阳之道都存在着明显的扶阴抑阳或扶阳抑阴的人的主观倾向。如《周易·系辞》中说:

> 天尊地卑,乾坤定矣。卑高以陈,贵贱位矣。

天(阳)为尊、为贵;地(阴)为卑、为贱。这样《周易》中所反映的就是一种扶阳抑阴的思想,它的阴阳观是偏阳的。

《老子》中的阴阳观则与《周易》正好来个颠倒。如《老子》中说:

> 柔弱胜刚强;
>
> 天下之至柔驰骋天下之至坚;
>
> 弱之胜强,柔之胜刚,天下莫不知,莫能行;
>
> 牝常以静胜牡,以静为下。

反映了《老子》中扶阴抑阳的思想。

《周易》和《老子》中这种阴阳偏执的思想,显然是通过人为的意志将阴阳观用于解析社会和人生现象所造成的。这种功利性极强的阴阳观与中医学以人的生命的自然形态为本的阴阳观是格格不入的。

中医学中不存在阴阳偏扶的倾向,而是讲求阴平阳秘,即阴阳的协调平衡,没有偏执之处。如《素问·生气通天论》中说:

> 凡阴阳之要,阳密乃固,两者不和,若春无秋,若冬无夏。……阴平阳秘,精神乃治。

明代的李念莪注曰:"不和者,偏也。偏于阳,若有春而无秋;偏于阴,若有冬而无夏。和之者,泻其太过,补其不足,俾无偏胜,圣人之法度也。"金元四大医家之一的宋丹溪认为,人体"阳常有余,阴常不足",因此主张治病以养阴降火(阳)为主,是为追求阴阳平衡的典型流派。

恩格斯曾经指出:

> 自然界中无生命的物体的交互作用包含着和谐和冲突;活的物体的交互作用则既包含有意识的和无意识的合作,也包含有意识的和无意识的斗争。因此,在自然界中决不允许单单把片面的"斗争"写在旗帜上。但是,想把历史的发展和纷乱的全部多种多样的内容都总括在"生存斗争"这样一个干瘪而片面的词句中,这是完全幼稚的。①

中医学中的"阴平阳秘"就是指生命体的"和谐"之状态,它是合乎马克思主义的辩证法原理的。正是在这个意义上,我们说中医学中所体现的以平衡、中和为主体的阴阳思维的高度是《周易》、《老子》的阴阳观所没有达到的。人的生命之阴阳是如此,人事、社会之阴阳也是如此的。这也是我之所以要从中医学对生命的认解角度出发,进而对中国传统社会的组织结构和历史发展作生命模体假想的文化基础之二。

第三节　五行合运:五行相胜与相生

关于"五行"观念的起源,众说纷纭。有"天赐说",如《尚书·洪

---

① 《自然辩证法》,人民出版社1984年版,第291页。

范》云:"天乃锡禹洪范九畴,……初一曰五行。"有"五方说",以为五行观念源于殷人对"五方"(或"五示")的崇拜。还有"五材说",如《左传·襄公二十七年》记子罕语云:"天生五材,民并用之,废一不可。"尽管对"五行"的起源有各种说法,但有关五行之观念的最早文字记载,则出现在《尚书·大禹谟》中:"德惟善政,政在养民,水、火、金、木、土、谷惟修。"当然,《大禹谟》为古文尚书,是公认的伪书,不足信。而五行观念作为中国古代哲人的思辨之结晶、文化之精髓,则是体现在《尚书·洪范》篇中。近人刘节先生在其《洪范疏证》中已考定出,此书出于战国末人之手。这一论断,在学术界已被公认。

"五行"的本义,最早是中国古人对自然万物的一种富有哲学思辨力的抽象概括。五行学说认为人的感觉器官所能接触到的一切自然物象,都是五种基本物质形态的变种,它们不但各有其特性,而且相互间都有一定的内在联系。如五行之一"木"的特性,古人称"木曰曲直"。"曲直"本是指树木的生长形态,都是枝干曲直,向上向外周舒展的。因而把具有生长、升发、条达舒畅等性质或作用的事物均归属于木。如自然界中的东方(取日升之意)、春天(取万木生长时辰之意)等都归之于木行。

由于五行学说具有哲理的思辨高度,所以中国古人不仅将它用来推演自然界的一切物象,而且还将它扩展到对人(包括人的自然属性和社会属性)及人事系统和社会历史发展的认同和规范上。

中医学理论就包括了将五行学说运用到对人的生命现象的认同上,并规范了一整套人体内外相应的五脏功能系统。

而一些政治思想家则将五行学说运用到对人的社会性的(包括社会、历史、人事系统)研究上,并规范出一系列人文思想学说。典型的有先秦时的"五德终始"说,以及汉代董仲舒的五行伦理思想等。如今人庞朴考证出,以仁、义、礼、智、信的"五常"配金、木、水、火、土的"五行",就是从汉代董仲舒开始的。仁义礼智信是人的社会属性,金木水火土是自然物的类别。在董仲舒看来,二者有一一对应的同构关系,这也就是所谓的"天人合一",即董仲舒说的"以类合之,天人一也"。当然,他的天人合一论不仅仅是以"五常"配"五行",还包括了一切自然和人事的对应合一,以下还将论述。

然而,一个重要的关键是对上述的观点必须进行如下的补充说明。

首先,说有关"五行"观念的文字最早见于《尚书》一书中,并不等于说中医学的五行观念就一定是从《尚书》中引来的,或者说是受《尚书》影响而建构的。同样中医学中的五行说也不同于先秦时的五德终始说。这里我们试将《尚书·洪范》中的五行、邹衍"五德终始"中的五行和《黄帝内经》中的五行作一比较(见表9)。

表 9

《尚书·洪范》	── 水 ── 火 ── 木 ── 金 ── 土 ──
五德终始说	① ─×土──×木──×金──×火──×水─
《黄帝内经》	② ──► 木 ──► 火 ──► 土 ──► 金 ──► 水
	③ ┅─► 木 ┅─► 土 ┅─► 水 ┅─► 火 ┅─► 金

① ── ×表示相胜。
② ──► 表示相生。
③ ┅─► 表示相克。

（一）三者的五行之次序排列不同。《尚书·洪范》中说："初一曰五行"，"一曰水"。洪范九畴出于水（洛出书），相传为禹治水时上天所赐，故以水为首行。"五德终始"源自黄帝。《吕氏春秋·应同》中说："黄帝之时，天先见大螾大蝼。黄帝曰：'土气胜！'土气胜，故其色尚黄，其事则土。"因为黄帝"以土德王"天下，故首行为土。《黄帝内经》则是以自然现象（包括人的生命）为宗，如日出东方，是一天的开始，故以木（东方与木同性）为首行。

（二）三者有关五行之间的相互关系亦不同。《尚书·洪范》对五行讲顺或乱，对五行间的内在联系不像表中另二说那样要求严密，表中"一"符号只作次序连接作用。相传大禹得了洪范，顺水而治所以获得成功，"彝伦攸叙"；而鲧之所以治水无效，则是由于他没有得到洪范而逆了水性，故乱了五行，致使"彝伦攸斁"。因为能治水也就能治世，治水是治世之枢要。据载，周武王克殷之初，曾向殷人箕子讨教治理天下的大法，"访问箕子以天道，箕子以《洪范》陈之"。所以，五行顺，则"彝伦攸叙"；五行乱，则"彝伦攸斁"。

五德终始说对五行关系讲相胜。何谓相胜呢？就是此一行替代（吃掉）另一行，周而复始地依次显现。一般认为，五德终始说为先秦时邹衍提出。如《史记》中说，邹衍"论著终始五德之运"，"称引天地剖判以来，五德转移"。它主要以"天命自度"、"以德配天"、"五德转移，治各有宜，而符应若兹"等天命观来强调社会历史发展的规律，指出帝王兴替是由于符应于天的五德转移所造成的。而所谓五德转移的原则或者说内在规律就是五行相胜，相胜的原则，就是暗示朝代的更替是通过征伐即一朝（行）吃掉另一朝（行）。

先秦时的思想家就是以五德终始（相胜的原则）说来解释朝代的兴亡更替的。如虞为土、夏为木、殷为金、周为火、秦为水，一朝胜一朝，合于五德终始说的次序排位。《史记·秦始皇本纪》中说：

> 始皇推终始五德之传，以为周得火德，秦代周德，从所不胜。方今水德之始，改年始，朝贺皆自十月朔。衣服旄旌节旗皆上黑，数以六为纪，符、法冠皆六寸，而舆六尺，六尺为步，乘六马。更名(黄)河曰"德水"，以为水德之始。刚毅戾深，事皆决于法，刻削毋仁恩和义，然后合五德之数。

另外，中国古人认为，所谓一朝胜一朝并不是以人的意志为转移的，它们必须符应天数，所以《史记·封禅书》中又说：

> 秦始皇既并天下而帝，或曰："……周得火德，有赤乌之符。今秦变周，水德之时。昔秦文公出猎，获黑龙，此其水德之瑞。"

相比之下，中医学典籍的《黄帝内经》由于立足于以客观世界所具有的自然本性来观察、提炼世界万物(包括人)，少了那份人为的主观意志(这里指人的思维或意志有违背客观规律的地方)，因此它的五行说就展示出一定的科学意蕴。

中医学认为，五行之间是一种相生的关系。所谓相生，是指这一事物(行)对另一事物(行)具有促进、助长和资生作用，如木生火，就是肝(木行)生心(火行)，说明肝脏以血来济心；火生土，就是心生脾(土行)，说明以心之阳来温脾，如此等等。所以，中医学中的五行关系，既不像《尚书·洪范》的五行关系那样松散，否则人的生命就难以成为一个有机的整体；也不像"五德终始"说中的五行关系那样充满"杀机",否则人就难以保全性命了。

（三）更为明显的是,中医典籍《黄帝内经》中的五行关系要比另二说的五行关系多一种形态,这就是表中用---►线表示的五行相克关系。所谓相克,是指这一事物(行)对另一事物(行)的生长和功能具有抑制和制约作用。如《素问集注》中说:"心主火,而制于肾水,是肾乃心脏生化之主。"以此类推,肺属金,而制于心火,故心为肺之主;脾属土,而制于肝木,故肝为脾之主,如此等等。但相克,决不像五德终始说中所认为的是一行吃掉另一行的关系,而是相互制约,达到平衡消长的和谐之境界。

中医理论中关于五行关系除了相生相克外,还有上图中没有表达出的相乘和相侮关系。它们分别是指五行之间的生克制化遭到破坏后出现的不正常的相克现象。根据有力的考证,有关相乘和相侮的概念首见于《黄帝内经》,这更为《尚书·洪范》和五德终始说不能所及。

从上述的比较中,我们可以看到,中医学中的五行观念是一种与《尚书·洪范》和五德终始说相异的、充满生命科学之意蕴的学说。至于它是否还源自所谓的"天赐说"、"五方说"或"五材说",目前尚难以考证,但是有一点是可以肯定的,即中医的五行说也如同阴阳说一样,它们都是在远古的中国人流传下来的思想中提炼而成的。作为一种规范性的文化现象,又总是在各种思想的相互影响和杂和中诞生的。而从文化发生学意义上说,中国的医学文化则是与远古人类的进化同时发生的(这在第一部分中已有专论)。

第二,正因为中医学是一种相对独立的文化现象,所以中医学中有关人的生命的五行学说,本身就是一种不同于《尚书·洪范》

五行、五德终始等文化现象的,有着相对独立价值、又有不同系统显现的文化观。中医学这种独具特性的五行观不仅具有生命(自然)科学的意义(否则就不可能在治疗学上起到指导作用),而且还有影响社会政治思想和向社会政治思想领域渗透的意义。这就是说,社会政治思想可以从中医五行说这一具有生命(自然)科学意义的理论体系中吸取营养。而这一现象在中国古代早已发生过。

如前所述,如果说《尚书·洪范》五行说和邹衍五德终始说,作为一种主要体现了帝王统治术和王朝兴衰史的学说,与中医五行说存在显著的差别,那么到了汉代董仲舒和刘歆那儿,这种情况就有了根本的转变。本节先对刘歆的五德终始说加以考察。

刘歆的五德终始说不仅一改邹衍五德终始说中的五行排位,而且还将五行间的关系变相胜为相生。改动后的五行形态完全与中医学中的五行形态相吻合。

刘歆相生的五德终始说,首先出现在他的主要著作之一《三统历》所引用的《世经》中,而《世经》只有《三统历》引用过,其他书中似乎未见到过。虽然《三统历》已失传,但是《汉书·律历志》基本保持了《三统历》的原意。

刘歆相生的五德终始系统顺序是:太昊帝炮牺氏(庖牺、伏羲),"继天而王,为百王先首,德始于木"。炮牺因具有木德所以能为王(这里以木德为先,已与中医学中的木行为首相合)→共工氏,"虽有水德在木火之间,非其序也"(以暗示不合木、火、土、金、水的中医五行排位),"故伯而不王",即不能称王。→炎帝(神农氏),"以火承木",故为火德能称帝(王)。→黄帝(轩辕氏),"火生土,故为土德"。──→少昊帝(金天氏),为金德。──→颛顼帝(高阳氏),为水德。──→帝喾(高辛氏),为木德。──→唐帝(帝尧,陶唐氏),

为火德。——→虞帝(帝舜,有虞氏),为土德。——→伯禹(禹,夏后氏),为金德。——→成汤(殷),为水德。——→武王(周室),为木德。——→秦伯(秦),"秦以水德,在周、汉木火之间","亦伯而不王"(这里秦伯与共工氏性质相同,因不合五行相生之序,故只能称"伯"而"不王")。——→汉高祖(汉),为火德。

这样,刘歆的五德相生就解释了远古的朝代以木行为首,其更替形式,就像以母传子那样是"禅让"的,并与邹衍以土行为首的五德相胜系统完全相悖。

至于刘歆为什么要将五德相胜系统改为五德相生系统,为何要变汉之土德为火德,有人认为这可与"汉为尧后"说互为参照解答。此说认为,刘歆为王莽时人。王莽自称是黄帝、帝舜的后代。因为黄帝、帝舜在刘歆五德系统中均为土德,而相生的五德之序为"火生土",且古史传说中又有尧禅位于舜的美谈。既然汉为火德,那么以"火生土",作为黄帝、尧舜(土德)之后代的王莽自然也就可以受汉(火德)之禅,立"土德"为王了。这样通过刘歆的五德终始说,王莽的篡位似乎也顺应了天时。据说,刘歆也因此做了"国师"。

此说尽管似乎能够成立,但是,刘歆所创的五德终始说,无论从排位次序上(以木为首,并以木、火、土、金、水相序),还是相生的关系上,用以"母传子"来比喻王位(五德)的"禅让",都与成书于汉之前的中医典籍《难经》中将五行相生关系比喻为"母"和"子"的关系如出一辙,都与中医理论中的五行观念完全一致,这不能说仅仅是一种巧合。以《黄帝内经》为标志的中医理论体系成熟于春秋战国,以后又经秦、汉(西汉)时期的丰富和提高,不但对先秦以来的中国哲学思想产生了很大影响,将其大大地向前推进了一步,而且还影响了当时的许多学科。这已为国内学术界所公认。刘歆为西汉末王莽时人，因此，说刘歆受中医学理论影响，改创相生的五德终始的推论，当是可信的。另外，"据查证，最早提到《内经》书名的是西汉刘歆的《七略》，可惜该书早已失传"①，但这不失为一种可供佐证的材料。

当然，这里还有一个问题，就是认为始推阴阳五行的董仲舒要早于刘歆。也就是说，刘歆的五德终始说似乎一定受到董仲舒思想的影响。其实这与刘歆受中医理论影响的提法并不矛盾，因为董仲舒的阴阳五行观同样明显地受到中医理论体系的影响。这点将在下一节中论述。

尽管王莽王命不长，但刘歆所创的五德终始说却对后世产生了极大的影响。汉光武帝刘秀就利用汉为火德说，以《赤伏符》"受命"为天子。东汉末，魏文帝以土德受禅。此后，中国历次同一民族间的改朝换代，无不沿袭这一传统，行禅让典礼。从中我们不是可以体悟到中国传统文化中深藏着的中医学这一生命文化之意蕴么？

以上这样一种历史事实，正是我之所以要从中医对生命的认解角度出发，进而对传统社会的组织结构和历史发展作生命模体解析的文化基础之三。

第四节　阴阳五行合参：从《五经》到《内经》

我们说阴阳与五行作为中国古代哲学思辨之结晶的文化形

---

① 《内经讲义》，上海科学技术出版社 1984 年版，第 3 页。

态,它们不仅有着各自不同的文化来源,而且在一开始并非融通合参地加以运用的。这可以从《五经》的考察中得到认同。

如《周易》作为一部专门"道阴阳"的书,一开始不要说其中毫无"五行"观念之影踪,即使阴阳观念也是难以成立的。《周易》的卦辞、爻辞中均无"阴阳"词句。全书仅䷼中孚之九二爻辞有一"阴"字:"鸣鹤在阴,其子和之",此处阴字借为"荫",并无"阴阳"观的"阴"之涵义。所谓《周易》"道阴阳"只是战国、秦汉的事了,这与医经道阴阳的时间差不多。而作为田何《易》的三传弟子孟喜"得《易》家候阴阳灾变书",创"卦气"说时,五行观念还没有与阴阳观念合参。只是到了京房(公元前 73—前 34 年)的《易》学,才援五行入《易》,开了以五行解《周易》之先河,并将阴阳、五行、八卦糅为一体。然京房《易》学中的阴阳五行合参比汉武帝时董仲舒的阴阳五行并用已晚了近百年。

《尚书》中只有五行,并无阴阳,这在前文已有所论。即使是治《尚书》的伏生(胜)所作的《洪范五行传》,虽对《洪范》五行作了进一步的扩展,但也无意将阴阳与五行合参为伍。

《诗经》中亦无阴阳五行并举之处。而辕固生所传《齐诗》,虽有五际六情之说,也只是道阴阳之要。如《汉书·翼奉传》云:"奉窃学《齐诗》,闻五际之要。"颜师古注曰:"阴阳终始际会之岁,于此则有变改之政也。"另外,我们也可以从《诗纬·汜历枢》对"五际"的释解中得到佐证。文中说:"亥为革命,一际也;亥又为天门,出入候听,二际也;卯为阴阳交际,三际也;午为阳谢阴兴,四际也;酉为阴盛阳微,五际也。"可见此中并无五行之观念。

《礼》,有《仪礼》、《周礼》、《礼记》三礼之说。这里所指的《礼记》,是秦、汉以前各种礼仪论著的选集。一般以为是孔子弟子及其再传、三传弟子所记。然而,《汉书·艺文志·六艺略》著录礼家《明堂阴阳》32篇及《明堂阴阳说》5篇的史料似乎与孔子"效《洪范》五行之咎征"(《汉书·五行志》)的史料说法不一。孔子从五行,其弟子又何以道阴阳了呢?还是《史记·儒林传》说得好,由于"及至秦焚书,书散亡益多",所以《汉书·艺文志·六艺略》中所说的、或相传为西汉戴圣编纂的、或以东汉郑玄注本的《礼记》,与秦焚书前的《礼》实非一事。因此,说孔子后世的正传弟子所论之言和所著之说,已非孔子之说,而是杂合了后人的思想之推论,也应当是可以成立的。

《五经》中真正融阴阳与五行为一体的,要数董仲舒所论述的流传至今的《春秋繁露》82篇(《汉书·艺文志》著录123篇,其他一些篇目早已散失)。书中直接论及阴阳五行之处几乎多达半数。所以,《汉书·五行志》说:

> 昔殷道弛,文王演《周易》,周道敝,孔子述《春秋》,则乾坤之阴阳,效《洪范》之咎征,天人之道粲然著矣。汉兴,承秦灭学之后,景、武之世,董仲舒治《公羊春秋》,始推阴阳,为儒者宗。

这样,董仲舒就成了一个与专以"则乾坤之阴阳"(阴阳)的文王和专以"效《洪范》之咎征"(五行)的孔子所不同的、融阴阳五行为一体的第一位大圣人。正是在这个意义上,史书才将董仲舒奉为"始推阴阳"的儒者之宗。这里附带说一句,作为《老子》之道,也是只言阴阳、不说五行的,所以也就更说不上阴阳五行之合参了。

综上所述,历史上一般以为阴阳五行的融合是从汉武帝时的董仲舒开始的。但是，说阴阳五行融和地用于统治术或反映在社会人事系统中是从董仲舒开始的，并不等于说阴阳五行作为一种合参的文化形态的发生始于汉武帝时期。其实，阴阳五行合参的文化形态在中医理论体系中亦有完整的体现。一部《黄帝内经》就是从阴阳五行合参的文化视角，对人的生命形态进行切入研究的（这在书中已多有论及）。所以《类经图翼》中说：

> 五行即阴阳之质，阴阳即五行之气。气非质不立，质非气不行。行也者，所以行阴阳之气也。

当然，中医理论体系中论阴阳必及五行、言五行则必及阴阳的文化现象，是否一定早于董仲舒《春秋繁露》之阴阳五行观念，由于前人尚缺乏考证，史书中一般没有此记载，且年代相隔久远，即使有一些描述，也多为后人之续作，不足为证。

虽则如此，我们还是可以通过一些史料进行推论的。

我们知道，秦始皇焚书坑儒，主要是将《秦记》以外的列国史记，以及不属于博士官的私藏《诗》、《书》等限期缴出烧毁；对有敢谈论《诗》、《书》的加以处死。这只是使儒学遭到了毁灭性的打击，却保留了"医药卜筮种树之书"。如果说，秦的焚书坑儒使儒学造成了文化断层，并在一定程度上影响了阴阳五行说与儒学的文化合参，那么，对中医理论体系的发展来说则不存在这种历史的延误。因此，作中医理论中的阴阳五行合参比儒学中的阴阳五行合参要早，或者儒学的阴阳五行合参受中医理论阴阳五行合参的影响之推论，似乎是可以成立的。如董仲舒所谓"天有十端"（《官制象天》）中的五行排列次序（天、地、阴、阳、木、火、土、金、水、人），就是与《黄帝内经》中的五行排列次序相同的。另外,董仲舒在《五行之义》中对五行的次序和相生关系也作了合于中医之五行形态的解说,并构成了他的"同类相动"的天人合一原则。

> 天有五行,一曰木,二曰火,三曰土,四曰金,五曰水。木,五行之始也;水,五行之终也;土,五行之中也。此其天次之序也。木生火,火生土,土生金,金生水,水生木,此其父子也……故五行者,乃孝子忠臣之行也。

然而,即使说董仲舒的阴阳五行合参之观念是受中医理论体系影响的,也不等于说两者是同一的。相反,董仲舒的阴阳五行思想与中医的阴阳五行思想也有完全相悖的地方,这同时也造成了董仲舒阴阳五行思想的一个相矛盾的方面。这是他顾了"人欲"、顾不了"天理"的两难选择中只能偏于一隅的结果。因为统治阶级讲天理实质是为人欲服务的,在两者不能合为一致的时候总是以满足"人欲"为前提的。董仲舒的思想矛盾在于:

其一,董仲舒的天人观及其治道思想认为,君主的政治手段在于"阳为德、阴为形","形者德之辅,阴者阳之助"(《天辩在人》)。他的这一思想上承孔孟的"仁道"之依钵,下开统治者的"仁政"之先河,为后来历代君王所遵循。这在政治上显然有欺骗性一面,而在哲学思辨上,则是有违于中医学的阴平阳秘的生命(宇宙)的和谐之境界的。

其二,在《官制象天》里,董仲舒还用五行理论来构想君主政事的五种行为规范。他认为,五行之首为火,其次才是金、木、水、土。火是君主的南面之术。火在南方,扬明光辉。其于王事,南面向明而治。故而君主正阳而南面坐。火又象征着君主的圣明，体现了封建的人治原则，"贤佞分别，官人有序，帅由旧章，敬重功勋，殊别嫡庶，如此则火得其性矣"（《汉书·艺文志》）。这里，董仲舒的五行排位就显然与"天有十端"中的五行排位相悖了，从而形成了"天人不合"的矛盾局面。这与中医学中的五行排位自然更不能相合了。

其三，董仲舒五行理论中还有一个矛盾就是，他不仅运用五行相生的原理来道"天人合一"的思想（如前所引的《五行之义》的说法），而且还用五行相胜的原理来规范封建社会的社会人事关系。如他认为，"木者农也。农者民也"。"金者，司徒。司徒弱，不能使土众，则司马诛之，故曰火胜金"（《五行相胜》）。他把民众比作"木"，如果他们不服从统治，就要由比作"金"的地方行政长官司徒对其实行规范，这就是所谓的"金胜木"。而司徒如果失职，就要由比作"火"的掌管兵狱的司马给予惩罚。这也就是"火胜金"。又由于五行相胜是环环相扣一物降一物的理论，所以，作为"木"的民众也不是完全受制的，它还要制于官僚阶级，"夫土者，君之官也，君大奢侈，过度失礼，民叛矣，其民叛，其君穷矣，故曰木胜土"（《五行相胜》）。这就像一个人的生命机体一样，五脏、六腑、五官、五声、五形体、五情志等生理机制生克制化有序，配合协调有理，生命就旺盛，不为疾病所害。君、臣、民互相牵制，社会总体得到均衡，天下才能太平。

这里既有受五德终始说的影响（相胜），又有受中医学五行相生相克思想的影响。说得透彻些，就是杂和各种五行之说，为当时的社会政治统治的现实服务，这就难以做到既合"天理"，又满足"人欲"了。

　　当然，这里也有这样一种可能，就是董仲舒的原本思想中也许不存在上述矛盾，以上的情形只是后人在对董仲舒思想的续作或评估上作了有意无意的曲解，这也是历史进展中难免之现象。但是，无论怎么说，董仲舒阴阳五行合参的思想是缺乏科学根据的，或者说它根本达不到中医学中阴阳五行合参的哲学思辨的高度。因此，即使董仲舒"始推阴阳，为儒者宗"，而且由于阴阳五行与儒学融为一体，才促成了当时儒术独尊的地位，但后世学人却只是将它视为荒诞不经的异端邪说。这里既有儒学的复兴，也有儒学的悲哀。而董仲舒的阴阳五行合参之理论达不到中医学中的阴阳五行合参之哲学高度，也许就是儒学之悲哀的重要的或根本的原因。这也许只是一种胆大妄为的"假想"，然而正是这一"假想"的存在，以及包括前三节中论述的三种文化基础，才使我们有可能对中国封建社会的结构形态和历史发展作一合乎中医学对生命（宇宙）本体进行阴阳五行认解的"社会生命模体"论的研究尝试。

第十五章　阴　平　阳　秘

——中国古代社会组织结构的生命模式之一

历史唯物主义认为，一种社会形态替代另一种社会形态，如奴隶社会替代原始社会，封建社会替代奴隶社会，不仅反映了社会历史发展的客观规律，而且是人类文明的一种进步。而每一种社会取什么样的文明形态，这是由这个社会中的某一群人的社会实践所决定的，当然也是无可厚非的。但是，如果一个社会在其历史进程中由于某种文明形态的作用，而呈现出周而复始的自闭性状态，那么就有必要对此加以研究分析了。

中国的传统文化，作为人类社会发展中具有独特色彩的文明形态，无疑是人类的一种骄傲。一部阴阳史是古代中国人智慧的结晶。它析宇宙之奥秘，解生命之密码，合社会之规律，定王道之法规，绳人性之伦常，无处不有，无所不包，确实曾使中华民族在世界历史的舞台上叱咤风云，演出过一幕幕高亢、恢弘的文明史剧。以致元朝时在中国活动的意大利人马可·波罗曾经用诱人的词句来赞美他所见到的中国：政治开明、经济繁荣、城市发达、人民富有、道德高尚……简直像人间的"天堂"。

然而，曾几何时，强盛的中国落后了，衰败、愚昧得连自己都不相信自己。昔日的文明锦帛，变成了一块又长又臭的裹脚布，只能把历史装扮成一个漂亮的小脚女人，让其自闭"家"门（国门），围着自家的"锅台"（国土）打转。出现这种历史现象固然有许许多多的原因，但是，那种与宇宙和生命具有同构形态的社会组织结构的存在，不能不说是根本原因之一。

第一节　对生命本质的体验

我们说一种社会是一群人（可以是某个民族，某个地区或跨民族、跨地区的）聚合在一起的一种存在方式。而人这种高等动物的组合方式之所以为其他各种动物组合方式所不能及，根源在于人是一种有思维能力的动物，在于人对自身全部本质的深刻体验。历史唯物主义认为，人类的一定的思维方式是他们长期社会实践的结果，因此对某一特定的思维方式进行反向性考察，对我们认识人类一定的社会实践的形态同样具有重要的历史意义和相当的科学价值。

人存在于宇宙之中，人类创造了文明。因此文明的形态总是同人对自身生命的体察和对宇宙本源的认解紧密联结在一起的。一般认为，中国古代唯物主义哲学和西方唯物主义哲学在对待世界（包括人的生命）物质本源上存在着根本的不同。西方人着重点在于向构成世界的各种物质元素的探求，而中国人则是重在考察物质世界关联于内、表露于外的动态品性（我暂且称之为物质的本体性软件构成体系）。中国古人对人的生命本质的认同就是遵循于这样的思维原则的。而中医学又是这种思维原则的最完满体现。久而久之，这种观察事物的方式方法，就逐渐成为一种不可逆转的思维定势,并为一切后来人所遵从。由此使整个中华民族的心理构造、文化现象、甚至社会结构和历史进程都受到其深刻地影响和制约。这也就不难理解,为什么古代中国的辩证思维特别发达了。

固然,中国两千多年的封建社会之所以会像驴拉碾一样地在原地打转转,其原因是多方面的,但在这众多的原因中,我们不能不看到其中贯穿了一种中国古人对生命本质的体悟,它有意无意地左右着社会的生存和历史的发展。我们知道,阴阳观是中国古人思维的显著特征之一。宇宙间一切事物不仅都具有阴阳品性,如老子所说的"万物负阴而抱阳",而且其发生、发展和变化都是阴和阳的对立统一矛盾运动的结果。所以中医经典《黄帝内经》中说:"阴阳者,天地之道也,万物之纲纪,变化之父母,生杀之本始,神明之府也。"(《素问·阴阳应象大论》)

物质世界尚且如此,人的世界(包括人的自然性和社会性两方面)也是如此。首先,人的组织结构上充满了阴阳对立统一的关系。中医学认为,"人身乃一小天地",人的生命具有的一切生理现象,无不是大宇宙的缩影和活标本。所以说:"人生有形,不离阴阳。"(《素问·宝命全形论》)如"言人之阴阳,则外为阳、内为阴。言人身之阴阳,则背为阳,腹为阴。言人身之脏腑中阴阳,则脏者为阴,腑者为阳"(《素问·金匮真言论》)。总之,人体组织结构的上下、内外、表里、前后各部分之间以及内脏之间,无不包含着阴阳的对立统一。

第二,人体的生理功能,即人体的正常生命显现就是阴平阳秘。如以功能与物质相对而言,则功能属于阳,物质属于阴。人体的生理活动是以物质为基础的,没有物质的运动就无以产生生理功能,而生理活动的结果,又不断促进着物质的新陈代谢。如果人体间这种阴阳不能相互制约、相互消长,人的生命也就终止了,所以说:"阴平阳秘,精神乃治;阴阳离决,精神乃绝。"(《素问·生气通天论》)

第三,人体的病理变化,就是阴平阳秘系统遭到破坏的结果。如阴阳失调就会导致人体某一生理状态阴阳的偏盛或偏衰而发生疾病,而治疗的方法也是以求得人体阴阳协调为出发点。如张景岳就根据阴阳互根的原理,提出了阴中求阳、阳中求阴的治法。他说:"善补阳者,必于阴中求阳,则阳得阴助而生化无穷;善补阴者,必于阳中求阴,则阴得阳升而泉源不竭。"(《景岳全书·新方八阵·补略》)总之,尽管疾病的病理变化复杂多端,均可用阴阳失调(偏盛偏衰)来概括说明。"阳胜则热,阴盛则寒;阳虚则寒,阴虚则热",是中医学的病机总纲。而治疗疾病,就是根据病症的阴阳偏盛偏衰情况,确定治疗原则,从而达到治愈疾病之目的。

人的自然性如此,人的社会性及人的社会也是如此。因为,从中医学对生命体的认解来看,既然天人之间是一种同构关系,即宇宙与生命有一种内在的联姻,那么,作为生物人的生命现象就更有理由与人的社会形态有某种同构关联了。于是,在中国古人的思想中,就衍生出一种把人类社会看成是生命律令和宇宙意识相作用的结果,这便是"天人相应"理论的基石。这个理论把宇宙、生命、社会看成是一种各具形态的同构体。而他们三者不同的形态都是同一思维模式下所折射出的光环。正如前一章中所论述的那样,把自然现象比附生命现象,把生命现象比附社会现象,把社会现象比附自然现象,以及三者间同类相动的类比、解析,构成了中国传统文化的显著特色。了解了这种关系,也就把握住了中国传统文化的命脉。

然而，由于受儒学的治世思想的制约，中国古代的同类相动的类比方式，在思想形态上往往是扶阳抑阴或急功近利的。它作用于社会，就构成了君权天授、万民敬仰，三纲有序、五常有规的统治与被统治的社会表层组织机制。

历史告诉我们，单单有强权政治是难以将一个国土辽阔、人口众多的社会统治达两千多年之久的。

翻开世界历史，在众多的民族中也曾出现过一些中央集权的大一统封建社会。如公元 800 年建立的查理曼大帝国；公元 732 年阿拉伯人在圣战的旗帜下东征西讨中建立起的横跨欧、亚、非的穆斯林帝国；公元 7 世纪日本实行大化改新后建立的封建国家，等等。但是，无论是不可一世的查理大帝，还是战功赫赫的穆斯林倭马亚王朝的哈里发们，也不论是仿效唐制、厉行改革的日本皇子贵族，只不过将各自统治下的大一统封建王朝最多维系在百年之久，继而便又陷入分裂割据之中再不能恢复如初。

唯独中国封建社会自秦始皇开业以后，将"大一统"的封建社会形态保持了长达两千多年之久，虽然其间亦有分裂和动乱，但分裂、动乱过后又能歌舞升平，和好如初。这就不得不使我们把考察历史的目光，由强权政治式的社会表层组织机制，向以中医对生命认同的"阴平阳秘"式的社会内在组织机制的深入探掘。

第二节　对理想型社会的追求

确实，从中国封建社会的经济状态看，它是一种以小农经济的生产方式为主导的农业经济。农民占人口总数的 80％以上。老子描绘的"鸡犬之声相闻，老死不相往来"的情形，即使难以说明某个地区或某个村落的人际关系，但对偌大个以一个个分散的宗法村社为主体的中国封建社会形态来说，确是一个画龙点睛的绝妙比喻。

马克思也曾对中世纪以前的以小农经济为特征的欧洲社会形态作过精辟的论述。他说："小农人数众多，他们的生活条件相同，但是彼此间并没有发生多种多样的关系。他们的生产方式不是使他们互相交往，而是使他们互相隔离。"[①]马克思还对小农组织的特点作过中国老子式的生动比喻，他说，小农大众"便是由一些同各数相加形成的，好像一袋马铃薯是由袋中的一个个马铃薯所集成的那样"[②]。

再来看社会的政治状态。古代中国社会历来有一种小国林立、分裂割据的顽症。从春秋五霸、战国七雄，到秦始皇履至尊而制六合，实现了大一统的封建王朝以后的各个历史时期，削藩、平乱自始至终贯穿了整个封建历史时期。

同样，在中世纪时期，欧洲本土也曾碎裂为几百个甚至上千个"诸侯"小国，有的历史学家曾以"一条政治上杂乱拼缝的坐褥"来形象地比喻欧洲中世纪初期的政治版图。[③] 在日本，从 1467 年爆发的"应仁之乱"，到 1582 年尾张国的织田信长统一了当时 68 个国家中的 30 个，在这个 37.2 万平方公里的海岛上，也竟同时存在着六七十个封建小国。

[①②] 马克思：《路易·波拿巴的雾月十八日》，载《马克思恩格斯选集》第 1 卷，人民出版社 1972 年版，第 693 页。

[③] 海斯·穆恩·韦兰：《世界史》上册，生活·读书·新知三联书店 1975 年版，第 475 页。

从以上经济、政治的状况来比较中国与世界上其他的国家和民族，为什么在差不多相同的政治、经济条件下，唯独中国走上了一条与世界上绝大多数以分裂割据状态同时生存着的社会所不同的"大一统"道路呢？它的根本原因之一，就在于中国封建社会不但有一个以国（阳）与家（阴）为互补的、呈现出阴平阳秘状态的社会内在组织机制，而且从本体论角度上讲，这种社会的内在组织机制，本身还呈现出一种自我控制、自我调节、自我完善的系统形态。这是一种强大的力，一种接近生命底蕴的内驱力，就像生命本能具有强烈的求生欲一样的简单和惊心动魄。它具有中医学对生命本质观照的显著特征。

集中医学大成的《黄帝内经》认为，阴阳使万物之能始，对人来讲，阴阳就是血气男女。人体处于正常生理状态下，其阴阳两个对立着的方面，并不是平平静静各不相关地共处于一个统一体中的，而是处在互相制约、互相消长的动态之中的，由于阴阳两气的作用，才使人体平衡中和，取得动态平衡，即所谓的"阴平阳秘"，如果这种动态平衡遭到破坏，即是疾病的形成。

人的生命运动如此，自然界的运动也如此，如春、夏、秋、冬四季有温、热、凉、寒的气候变化。春夏之所以温热，是因为春夏阳气上升抑制了秋冬的寒凉之气，反之亦然。阳主萌动，阴主成长；阳主生发，阴主收藏；阳能化气，阴能成形——阴阳的相互制约、相互消长使自然界的一切事物不断地处于协调平衡状态之中，于是自然界才有生生不息的生机。故云："积阳为天，积阴为地，阴静阳躁，阳生阴长，阳杀阴藏，阳化气，阴成形。"（《素问·阴阳应象大论》）。

而中国封建社会，就是这个与人的生命同构的内在组织机制，即国与家的对立统一和相互制约、相互消长，才使社会能长期维持大一统的局面。

在中国，国家之称源起西周时代。那时，诸侯称国，大夫称家，并有"天子建国，诸侯立家"的说法(《左传·桓公二年》)。其实在中文里国家包含着国和家两种成分，它是地域、民族与家庭组织的总和。不像英语中用来表示国家的一些词如 country、nation、state 那样，只指地域性或民族性的范围。

一般认为，以宗法血缘关系维系着的"家"这个社会组织形态，本身具有一种强烈的自闭性和排它性特征，它使某个民族或部落组织容不得有一点外力的干预。一旦这种组织形态成为社会中主要的人际关系网络，就必然对以广大的地域性范围构筑的国家形态形成巨大的威胁，也就是说不摧毁这种力量，所谓的国家也就无以建立。

在世界历史中，罗马奴隶制大国的建成，同时也是地中海地区各大小氏族部落解体的过程。在东亚，穆罕默德传播伊斯兰教统一阿拉伯，也是以瓦解贝督因人的宗法组织为前提的。然而，中国却独独例外，中国的封建社会不仅承袭了宗法观念，而且还不断使其强化，更有甚者，到了宋明以后便越发巩固、完善了，这是因为在中国人的意识中，凡事都有正反两个方面，这就是所谓的阴阳之道，作为一个社会，当然亦不例外。

以上的情形表明，当我们在用中国传统文化解析中国社会历史发展原因时，阴阳之道就是一种既充满神秘之感、又简明有效的方法之一。用这个观点看问题，我们就可以说，中国古人将国与家二字联用，或将国与家两种社会组织形态合二为一，并不是一种概念的随意确定，而是对社会组织形态的一个精确定义。它能使我们进一步认识以下两个问题：

（一）从表层的社会心态看，国与家的合一是既满足封建帝王官僚阶级的统治欲，又满足广大百姓的小农经济心理需求的，二者殊途而同归。但是从民族意识的深层角度看，国与家的合一则是中国古人思维品行中积淀的宇宙和生命意识的一种外化。他们对得以生存的理想社会，就像要求自己生命的阴平阳秘那样，追求一种国与家的协调合一。家是国的基石，国是家的最高形式，一旦国将沦亡，那么家也就没有存在的必要了，于是就会有屈原自沉汨罗的悲壮之举。同样，家之头等大事就是国之兴亡。"王师北定中原日，家祭无忘告乃翁。"谁又不为陆游的《示儿》诗所感慨万千呢？所谓"保家卫国"，就是为了使社会像人的生命一样得到和谐、安宁。而修身、齐家、治国、平天下，就是一个人对社会奉献的理想境界。

更使人惊叹的是，这种深层的民族意识是无需用社会强力灌注，而是作为一种自我调控系统摄入人的灵魂之中的。范仲淹的"先天下之忧而忧，后天下之乐而乐"、岳飞的"精忠报国"等等，既是统治者"家天下"思想在人们心中引起的共振效应，又是平民百姓内心深处一种神圣使命的自我掘发。总之，国与家的合一，反映了中国古人对一种理想社会的追求。

（二）从表层的社会外化机制看，国与家的合一似乎是周朝沿袭氏族关系的宗法制度和等级分封制的产物。然而，从深层的社会内在机制看，它显示出中国社会历史发展进程的充满生命意蕴的二元特征。

第三节　社会历史发展的二元特征

我所说中国社会历史发展进程的二元特征，主要从以下两个方面来理解：第一，中国古代社会是"国"与"家"合二为一的一种以宗法血缘维系的家族聚合方式，向具有与以上方式同构形式的国家组织形态的合乎历史发展进程否定之否定逻辑的自然更替；第二，是国家这个社会组织形态的一种自闭性历史回复。以下我们就来解释这两种具有中国特色的社会历史现象。

　　先来分析中国历史发展进程的第一元特征。更远的不说，在古代的尧舜时代，即原始社会的父系家长制时期，处在中国原始社会期的人类，就是生活在一种以血缘纽带为结合剂的体现了一定社会组织形式的群体之中。这类人群中所体现的完全是一种不带有阶级压迫内容的、合乎人性的宗法思想和管理制度，据《尚书·尧典》记载，帝尧"克明俊德，以亲九族；九族既睦，平章百姓"。舜继尧位，命令契说："百姓不亲，五品不逊，汝作司徒，敬敷五教。"所谓五教，包括父义、母慈、兄友、弟恭、子孝。孟子更是直截了当地概括说："尧舜之道，孝弟而已矣。"因此，我们说这种以原始血缘为纽带的人类聚合方式，用现在的话来说，称其"国"也可以，称其"家"也可以。它实际上是一种"国"与"家"合二为一的具有宗法内容的社会组织形态。

　　随着历史进程的合乎否定之否定逻辑的发展，中国的原始社会在保存了氏族纽结的形态下，走出了一条与古希腊梭伦变法完全不同的亚细亚维新道路，中国的历史也由此呈现出自己独特的自然更替进程。王国维在《殷周制度论》中指出："周人制度之大异于商者，一曰立子立嫡之制，由是而生宗法及丧服之制，并由是而有封建子弟之制，君天子臣诸侯之制。二曰庙数之制。三曰同姓不婚之制。此数者，皆周之所以纲纪天下，其旨则在纳上下于道德，而合天子、诸侯、卿、大夫、士、庶民以成一道德之团体。"这就是说,西周社会的特征就是用"家"这个宗法组织形式来"纲纪天下",使"国"这个组织形态打上"家"的烙印,把血缘亲属上的隶属关系与政治上的统治与被统治关系结合起来,使西周成为一个具有中国特色的"国"与"家"合二为一的社会体系。

那么由封建社会替代奴隶制社会后的情形又是如何呢(亦有学者主张中国无奴隶制社会形态之说)?范文澜在历史分期问题上主张西周封建说。他认为西周社会是以封建制为内容,以宗法制为外壳的。东周社会的激烈动荡表现为家族制度代替宗族制度,也就是以一个家庭为单位的土地所有制代替了以一个宗族为单位的土地所有制。由于这种变化,建立在宗族制度上的旧国家就逐渐演变为建立在家族制度上的新国家。这时候的"家"也就与我们现在所说的"家"在概念上更接近了。我们知道,封建社会的实体是一种以一家一户为经济单位的组合体。也就是在这个意义上说,中国的封建社会是一个确切意义上的"国"与"家"合二为一的社会组织形态。

如果我们把这种具有宗法血缘关系的中国古代社会的历史发展,即从原始社会向奴隶社会、封建社会的演进过程看作是一种合乎否定之否定逻辑的自然更替现象,呈现的是中国历史发展进程中的一元特征,那么接下来我们就要来着重分析中国历史发展进程中的另一元特征,即国家这个社会组织形态的一种自闭性历史回复。

当然,严格地说,任何一种合乎历史发展规律的社会形态,其演进过程不可能完全脱离人的意识而"自然"更替,因为既然是人类的历史发展过程,就必然打上人的意识的烙印,不管这种意识是主动的、直接的,抑或是被动的、间接的。因此,我前面所说的社会历史进程的自然更替概念，只是为了分析问题的方便或说明某一种现象的独立特性而定义的，这并不能成为我们继续探讨以下问题时的障碍。

那么中国历史发展进程中的第二元特征，是通过什么样的途径得以展示的呢？这就是实现建立一个阴平阳秘的理想社会。形象地说，它是以中国人特有的宇宙生命意识为轴心，以阴平阳秘的平衡心态为半径，以儒家的思想文化体系为运动轨迹的一种圆圈式周行不殆、无限循环的社会运动方式。由此中国封建社会便被禁锢在历史的怪圈中周而复始地来回往返达两千多年之久。

要达到"阴平阳秘"的理想社会，就必须要通过某种链结使两者真正结合在一起。但是，国与家本是两个不同的社会组织形态，如何使他们统一起来呢？一个有效的方法便是将两者的权力对等起来，达到内在的契合，这就是君权和父权的同构合一。

我们知道，君权和父权是两个性质不相同的权力范畴。君权是阶级社会建立了国家机关以后才产生的，目的在于确定政治上的统治与服从的人际关系。父权是原始社会父系家长制时期的产物，目的在于确定男性的血统关系和父系的继承权。而以孔子为代表的儒学则企图把两者结合为一体。如孔子学说中的"仁"就是联系二者的桥梁。孔子以人的欲望和情感为基础，认为，在以宗法血缘关系为社会组织形态的家族中，对家长的"孝"是"为仁之本"（《论语·学而》）。把这种道德推广到以君臣、君民关系为社会组织形态的国家中，就是对君王的"忠"。在古代中国忠孝二字历来就是做人的准则，而不忠不孝便成了十恶之首。在这种准则下，不仅皇帝被视为"父"，就是封建官僚们也被称作为民请命的"父母官"。

　　其实,在百家争鸣的先秦时期,各种思想派别曾就国家这个社会组织应该采取何种形式以及对君权、父权问题展开过激烈的论争。大致说来,墨家、道家、法家都主张把上下贵贱的君臣关系和血缘亲疏的父子关系区分开来,只承认君权不承认父权。如墨家主张"兼以易别",以平等无差别的兼爱去代替亲疏厚薄的亲亲之爱,从而建立一种"上同而不下比"的君主专制的集权国家。道家认为,"大道废,有仁义";"六亲不和,有孝慈",坚决否定宗法关系,提倡建立一种实行无为而治的小国寡民的社会。法家甚至认为,君权与父权二者互不相容,为维护君权,必须反对父权。如韩非说:"夫君之有臣,父之暴子也。""夫父之孝子,君之背臣也。"唯独儒家主张以周礼为蓝本,建立一套封建宗法等级制度,使君权与父权形成一种互补的关系,从而将表现为阳的国与作为阴的家通过君权与父权的同性合一而统一起来,并以系统完整的思想理论体系灌输到人们的头脑中去。

　　如果我们能换一个角度看,那么儒家的这套君权与父权合一的思想体系之所以能力排众议,进而占领整个封建社会达两千多年之久,实在是因为其与我前面所分析的中国古人那种对宇宙生命密码解析所显示的深层心态一拍即合且又相辅相成的缘故。

　　因为在中国古人那里,宇宙天地的形成就是阴阳二气作用的结果,而血气男女亦是人的生命的一种阴阳形态,所以,整个社会也必定是合乎阴阳的国与家、君权和父权合力的产物。早在西汉时代,儒家宗法关系的国家学说就具有了当时的宇宙和生命的意识,即"天命"色彩。董仲舒曾提出"君臣父子夫妇之义,皆取诸阴阳之道",而"王道之三纲可求于天"(《春秋繁露》卷十二)。正因为如此,在中国的封建社会里对广大的孝子、从妇来说要他们同时成为顺民、忠臣是不费吹灰之力的事情。而作为一个仁君就更具有慈父般的形象了。因此，皇位的世袭被看成子承父业一样的天经地义，而犯上作乱就是违悖天意的大逆不道，不但己身必遭砍杀之罪，甚至还要诛联九族方才戡乱扶正。而对封建国家的每一个臣民来说，其完整的人格显现也必须阴阳兼备，顾及到国与家的两头，这就是实现所谓的"修、齐（阴）、治、平（阳）"的人生价值。

既然天与人的生命是同构的，那么人的社会也应该是合乎天理并蕴含着生命律令的。于是，宇宙、生命、社会就成为一个具有相同的生命意蕴的同构体，而达到最终的和谐、平衡（阴平阳秘）就是这个同构体存在的意义和目的。

以上我们对中国封建社会的内在组织结构作了合乎中医对人的生命律令（阴平阳秘）解析的认同。这里需要进一步加以补充说明的是，虽然从儒学的治世思想和统治者的治世方式来说，国与家的关系总是取国主家次的形式，并要家的利益绝对服从国的利益，但是，中国的封建之国之所以能延续两千多年，这与国这个社会表层组织形式背后隐含着的深层的"家天下"的内在组织机制是分不开的。而认识国与家的这种双向互补、且又有着自我调控功能的合乎人的生命律令（阴平阳秘）的社会结构系统，就是我们走出中国封建社会为什么会延续达两千多年之久这个迷宫的第一道门槛（命门）。

第十六章　五　行　配　属

——中国古代社会组织结构的生命模式之二

生命，是人作为一种个体的自然人形态的存在方式；社会，则是人作为一种群体的社会人形态（人类）的存在方式。因此，所谓社会结构，实际是人类社会存在的某种人与人的关系系统。

显而易见，不同的世界观和方法论对人与人的社会关系会有不同的认解，以致会规范出不同方式的社会关系。那么用中国传统的世界观和方法论来规范中国古代社会的社会结构，会具有什么样的人与人的关系和怎样的文化特征呢？

我们知道，阴阳、五行学说是中国古人用以认识自然、解析自然（包括人的生命）的世界观和方法论。如前所说，不仅中国的传统文化是这种世界观和方法论的集中体现，就是中国社会的历史发展亦深深地打上了它的烙印。阴阳、五行在中国传统文化的整合中，具有极为重要的演绎和融通作用。

如果说我们前面已经用中医学对人的生命解析的阴阳之道，对中国古代的社会组织结构——国家进行了合理的演绎的话，接下来我们就要着重用中医学对人的生命解析的"五行"之学，对中国古代的社会结构进行一种文化的解构。

第一节　社会五结构系统的范式

古代中国人在长期的社会实践中认识到，木、火、土、金、水是自然界不可缺少的最基本物质，故五行最初被称作"五材"。如《左传》中说："天生五材，民并用之，废一不可。"后来进一步引申为世界上一切事物都是由木、火、土、金、水五种基本物质之间的运动变化而生成的。如《国语·郑语》中说："故先王以土与金、木、水、火杂，以成百物。"同时，中国古人还以五行之间的生、克关系来阐释事物之间的相互联系，认为任何事物都不是孤立、静止的，它们都是在不断的相生、相克的运动中维系着协调平衡的。

所谓中医学对人的生命系统解析的五行学说，即是将人体的各种组织器官和部位，归结为以五脏为中心的五个既独立又联系的生理、病理系统。[①]

那么用以上的观点来分析人的社会存在，即体现了一定的人与人关系的社会结构与五行学说又有怎样的关系呢？虽然，中国古人早有将人的社会形态与五行相比附的实践，如前所论的邹衍和刘歆的五德终始说等等，但用中医学对人的生命系统的五行认同来解析中国古代的社会结构，则是本书的首次尝试。

我们说，所谓社会结构体现的是一种人与人的关系。从这一理论视角出发，我们可以将中国古代的社会概括为以下五种人际关系的结构范式：

1. 繁衍关系。

------

① 详见本书第七章第一节表1。

2. 等级关系。

3. 生存关系。

4. 权力关系。

5. 思维关系。

以上五种人与人的关系,即我们通常所说的人的社会关系所显示的社会结构形态,分别为:

1. 血缘结构。它既是生命繁衍即人的再生产方式的体现,又是人的社会存在的物质基础。

2. 人伦结构。它以人的社会存在的自然等级为特征。它是原始父系社会的产物,在阶级社会里一般表现为一种受伦理道德制约的等级规范。

3. 经济结构。它体现的是人类得以生存所必需的物质资料的生产方式。

4. 政治结构。它以人在社会中的社会地位、政治权力为特征,反映了人的统治与被统治的关系。

5. 意识形态结构。它是人区别于其他任何动物的一种具有高级思维特征的文化显现,展现了人类文明的一定特征。

如果我们将以上五种人的社会关系及社会结构特征用五行学说加以框正的话,那么就会得到如下这个充满宇宙和生命意蕴的社会构造范式(见表 10 与图 8):

表 10

五 行 (按中医学排位)		木	火	土	金	水
社会 构造	人与人关系	繁衍关系	等级关系	生存关系	权力关系	思维关系
	社会结构形态	血缘结构	人伦结构	经济结构	政治结构	意识形态结构

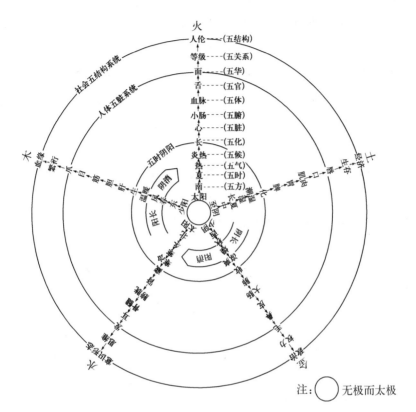

注：○ 无极而太极

图8 "宇宙—生命—社会"结构图式

我们知道，所谓五行学说，是以五行的特性来推演和归类事物的品性的一种方法。下面我们就结合五行的特性，对中国古代社会结构的五种关系逐一加以解析。

第二节　以"木"为特性的血缘结构

"木"的特性：古人称"木曰曲直"。曲直，实际上是指树木的生长形态，都是枝干曲直，向上向外舒展。因而引申为具有生长、升发、条达、舒畅等作用或性质的事物均归属于木。

作为一个社会,首先必须具备以人为主体的具有生命聚众形态的物质基础。第二,这个社会要得以生存下去,就要使生命得到繁衍,人类得以传宗接代。

人类的传宗接代有过血亲认可的时代,即是原始的父系氏族社会。如果我们将原始人类的父系氏族社会比作一棵大树,那么以血缘为纽带的一个个家族,就如同父系社会这棵大树上的曲直向上、向四周生发舒展的枝干一样。这样人的血缘关系就具有了生长、升发的性质和作用。所以我们把社会结构中的以血缘为特征的这种人与人的关系归并入具有"木"的特性的一行中也就顺理成章了。

需要说明的是,表现为社会结构形态的这种人的血缘关系,也是随着时代的变化而有所不同的。如原始人的血缘关系逐渐演变为一种宗法关系,就是例证。所以说宗法关系也就是由氏族社会的父系家长制蜕变而来的一种以血缘关系为基础的社会关系,而后又与贵族政治相结合,形成了完整的宗法制度。此时,作为人与人的血缘关系也就具备了确切意义上的社会结构形态。

不管社会的发展给人与人的这种纯然的血缘关系加进什么样的内容,它作为我们分析中国古代封建社会结构时的一种关系形态是始终存在着的。这种情形正如郑樵所说:

> 自隋唐而上,官有簿状,家有谱系。官之选举,必由于簿状;家之婚姻,必由于谱系。……此近古之制,以绳天下,使贵有常尊,贱有等威者也。所以,人尚谱系之学,家藏谱系之书。①

---

① 《通志》卷二十五《氏族略第一·氏族序》。

虽然由于唐末农民战争,门阀士族遭到了毁灭性的打击,又经过五代十国的战乱,使血缘关系为纽带的封建宗族制度曾遭到土崩瓦解,以致"谱遂大废"(《嘉祐集》卷十三《谱例》),但是,随着社会的稳定和统治阶级的需要,大约从北宋仁宗时代起,这种具有浓厚血缘色彩的谱牒之学又兴将起来,以后一直到元、明、清各代,都是历代相承的。

第三节 以"火"为特性的人伦结构

"火"的特性:古人称"火曰炎上"。炎上是指火具有温热、上升的特性。因而引申为具有温热、升腾作用或性质的事物均归属于火。

所谓"人伦",一般是指社会中人与人之间的关系和应当遵守的行为准则,同时也指社会中的各类人。如《荀子·富国》中有"人伦并处"之说,王先谦集解:"伦,类也。"

我这里首先是取王先谦之意,将社会中的人分为不同等级的类。既然社会中各类人之间具有某种等级关系,那么社会无疑也就具有了"人伦"结构的特征。

当然这里的问题在于,人何以有等级之分?它呈现的又是怎样的一种等级形式?前一个问题涉及到社会五种结构之间的相生、相克的关系,放到后面重点论述。现在要回答的是关于人的等级关系的表现形式,这就是中国封建社会的纲常之道、而君臣、父子、夫妇则是等级关系中的核心所在。

说到纲常伦理,一般都是将其与道德概念混为一谈的。因为纲常伦理的实质似乎就是一种道德规范,而道德又是社会意识形态的表现形式,这样,作为社会的人伦结构不是与下面要分析的社会意识形态结构相重叠了吗?

其实不然,这就像中国古代社会的政治结构具有强烈的伦理意味,社会的人伦结构亦总是以血缘纽带为基础一样。这种你中有我、我中有你的现象非但不能说是重叠,而且说明各种社会结构形态都具有普遍联系的特征,它丝毫不能排斥作为某种社会结构形态的独立存在的意义。

社会的人伦结构形态一方面确实具有浓厚的意识形态色彩,但是作为一个人,一旦存在于这个社会中,不管你走到哪里,也不管你是否有意无意地生活在某种等级的人之中,不是为人君,就是为人臣;不是为人父,就是为人子;不是为人夫,就是为人妻;不是为人婆,就是为人媳……如此等等,各具类型。试问,谁又能摆脱如此的具有等级意味的人伦境地呢?

社会的这种人伦结构,作为人与人的关系式是固定不变的,但是作为这个关系式中的具体的某个人来说则是运动和变化的。今天为人臣,明天也许会做人君……,所谓"天子"衰微,诸侯争霸称雄,王室倒戈,山头林立,就是人伦结构的一种运动方式。今天为人子,明天就可做人父;今天为人妻、做人媳,明天就能为人母、做人婆……而且一个人又可以同时处在这些不同的等级类型之中。

以上这种情况表明,人与人的等级关系不但总是处在不断的变动之中,而且这种变动一般总是呈上升趋势的,所以我们就把这种充满等级色彩的社会人伦结构归并入有"炎上"即上升性质的"火"这个物质形态之中。

第四节　以"土"为特性的经济结构

"土"的特性：古人称"土爰稼穑"。稼穑是指土有播种和收获农作物的作用。因而引申为具有生化、承载、受纳作用和性质的事物。故有"土载四行"，"万物土中生，万物土中灭"，"土为万物之母"等说法。

中国漫长的封建社会的经济结构是以一家一户为单位的小农生产方式。它反映了人类的生存关系，即人类延续必须所需的物质资料的获得形式。从横向来说，是与家庭这个社会组织细胞结为一体的；从纵向来说，又是与宗族组织一脉相承的。为什么这么说呢？

我们知道中国封建社会以一家一户为单位的小农经济是生长在以乡村为联系形式的人际关系之中的。所谓"积族而成邑，积邑而成国"（《云阳涂氏族谱》卷十一《族范志序》，1930年刊本）就是乡村这个经济组织的宗族特征。无数个封建性宗族组织遍布全国各地乡村，并与乡村这个经济实体混成一体。于是整个社会的小农经济结构，就被以一家一户的家庭组织为纬和以一乡一族的乡村组织为经的网络体系所包容，成为一种在形式上分散、而内里却关联的特殊的生产方式。所以说，小农经济就具备了"载四行"、"生万物"、"为万物之母"的"土"这个物质形态所具有的种种特性。

这种特殊的社会经济结构无处不在，生化不息。对上承载着"国计"，即朝廷的俸禄、开支，对下承载着"民生"，即百姓的日常生活，因此它是整个社会得以存在和延续的基础。而作为基础，必然具有生化、承载、受纳的特性。所以小农经济结构的特性正好与

"土"的特性相吻合，因此我们就将小农经济看成以"土"为特性的一种社会经济结构。

第五节 以"金"为特性的政治结构

"金"的特性：古人称"金曰从革"。从革是指"变革"的意思，引申为具有清洁、肃降、收敛等作用的事物均归属于金。

所谓"政治"是一个含义广泛的概念。马克思主义经典作家在不同的情况下，对于政治这个概念曾作过不同的定义，一般都认为是阶级对阶级的斗争。

列宁曾经指出：

> 政治就是参与国事，指导国家，确定国家活动的方式、任务和内容。①

列宁的这一定义与中国传统文化所反映的政治概念较为合一。中国古代就是把政治理解为对国家事务的管理。如《国语·齐语》中说："政者，事也"，"治者，理也"，"教不善则政治"。

到了近代，尽管政治的涵义发生了很大的变化，但关于政治的古老观念仍没有改变，它仍被解释为对国家事物的管理。如孙中山先生所说的："政就是众人的事，治就是管理，管理众人的事，便是政治。"②用这个观点看问题，我们就可以把社会的政治结构看

① 《列宁文集》（俄文版）第 21 卷，第 14 页。
② 《孙中山选集》，人民出版社 1956 年版，第 661 页。

成是人与人之间的一种管理与被管理(统治与被统治)的人际关系了。

在古代的封建制社会中,这种管理与被管理的关系不可能是合乎人性的行为,它实际反映的倒是一种统治与被统治的关系,是一种人与人之间的权力的体现。

为什么说中国古代社会的政治结构体现了一种充分、典型的人与人的权力关系呢? 这是因为中国封建的政治结构体现的是一种赤裸裸的封建君主专制的人治特征。所谓"普天之下,莫非王土;率土之滨,莫非王臣",就是最深刻的政治含义。

与中国不同,西方传统社会的政治统治虽然也离不开君王,但他们往往更多地注重对国家和社会的一般理论的讨论,从而达到对理想政治制度的认识,并把这种制度以宪法的形式规定下来,君主是通过宪法的形式来实行对国民的统治,即所谓的君主立宪制等。不像中国封建社会那样,把一切权力集中于君主一人之手,听凭其随心所欲的统治。

关于中国封建社会的政治结构显然还有许多特征,这里暂不多作讨论。要说明的只是,这种封建的君主专制政治使统治者有一种肃降的威严,而使被统治者有一种天命不可违的肃恭和自我约束收敛的意识。这种情状正好与具有肃降、收敛等作用的"金"这种物质的特性相一致。因此,我们就将中国封建社会中君主专制的政治结构归并入"金"的行例。

第六节　以"水"为特性的意识形态结构

"水"的特性:古人称"水曰润下"。润下是指水具有滋润和向下的特性,引申为具有寒凉、滋润、向下运行的事物均归属于水。

所谓社会的"意识形态",也可称"观念形态"。它是指政治、法律、道德、哲学、艺术、宗教等社会意识的各种形式所集合而成的文化体系,它亦是人与人之间一定的思想关系的社会体现。如果说西方封建社会的意识形态结构是以基督教文化为主体的话,那么一般认为中国封建社会的意识形态结构就是儒道佛三教合一的文化体系,而其核心是儒家正统思想。

为什么我们要把社会的意识形态结构归入具有滋润、向下作用和特性的"水"行呢? 这不仅是因为社会的思想文化体系本身对人的意识有一种润透性导向作用,而且还在于反映为儒家正统的那个文化体系,始终有一种以教化或灌输为特征的表现形态,它具有像水向低处流一样不可抗拒的社会功能。《汉书·艺文志》中说:

> 儒家者流,盖出于司徒之官,助人君顺阴阳、明教化者也。

儒者的职业,也就是"掌养国子以道德"(《周礼注疏》),所以说作为儒家正统思想文化体系的载体——儒生,实际也就成了封建社会的一种教具。

两千多年来,作为中国社会意识形态结构核心的儒家思想文化体系,内部虽然有性善、性恶的相持,有心学、理学的分歧,有义利、王霸的论辩,有今文、古文的争斗,有所谓天人相应和天人相分的对立,有理在气先和心外无理的纷争,然而教化百姓始终是它的最高宗旨。

当然,每一种思想文化体系都具有教化的作用和功能,如西方的基督教文化也总是以教化人们弃恶从善为目的的。但为什么中国的儒家思想文化体系的教化作用会表现得如此充分,并达到了禁锢人的灵魂而难以开化的地步呢? 这就要从教化的内容和整个中国的社会文化环境去深入地分析了。

从以上对中国传统社会的五种结构方式的具有中国文化特色的定义和考察中,我们看到,这五种社会结构形态不仅是与中国人对宇宙和生命的物质基础的认同合为一体的,而且还显示出一种从充满生命的物质本体向生命的抽象思维依次递进的程序。而要真正把握这种递进的程序,就必须对这一程序的运动方式和逻辑轨迹作进一步的分析研究。

第十七章　五　行　相　生

——中国古代社会组织结构的生命模式之三

所谓"相生"，是指这一事物对另一事物具有促进、助长和资生的作用。

中医学对人的生命机制的五行相生次序是：木生火、火生土、土生金、金生水、水生木。

由于五行之间存在着这种循环相生的关系，所以对五行中的任何"一行"来说，都存在着"生我"和"我生"的关系。"生我"和"我生"，在中医典籍的《难经》中比喻为"母"和"子"的关系。生我者为母，我生者为子。因此，五行中的这种相生关系又可称作"母子"关系。如以火为例，由于木生火，故生火（子）者为木（母）；由于火生土，故生土（子）者为火（母）。这样木为火之母，土为火之子，就构成了木与火的母子关系和火与土的母子关系。

对于中医学来讲，五行相生的原理是生命得以平衡、协调的首要条件。把它移入社会形态的领域，那么社会五种结构之间的这种具有资生、促进、助长的"母子"生化关系，就是使整个社会得以兴旺、稳定、固化的奥秘所在。以下，我们就用中医学对人的生命形态的这一生化规律的理论，对中国传统社会的五结构形态的运动方式和逻辑轨迹进行一番巡视。由此，我们对中国传统社会中的生命律令会有一个较为清晰的认识。

第一节　木生火：血缘──→人伦

从五行排列依次相生的原理看，首先是木生火，即以人的自然繁衍关系为母体的社会血缘结构，对以人的等级关系为子体的社会人伦结构所具有的一种资生、促进和助长作用。

我们知道，中国古代展示了人的繁衍关系的社会血缘结构，其在表层组织形态上是一种以血亲为纽带的人类聚合体，而它的内在联系方式都是以宗族制度来体现的。它实际上是一种族权统治的象征，如西周的社会组织，就是一种同姓从宗合族属的血缘实体。

从原始父系氏族社会以来，人与人之间，为了别其亲疏、示以系统，以明亲亲合族之义，首先就要确立"宗"的地位。班固在《白虎通德论》卷下《宗族》篇里开宗明义地说：

> 宗者何谓也？宗，尊也，为先祖主也，宗人所尊也。

因此，宗的确立实际意味着人与人的等级关系和统率权的产生和存在。

所谓"宗道"，就是"兄道"，即以兄统弟，以弟事兄之道。宗亦分大小两种。《礼记·大传》中说：

> 别子为祖，继别为宗，继祢者为小宗，有百世不迁之宗，有五世则迁之宗。

这里所说的"别子为祖",就是始祖,而"继别为宗",指的是由继承别子(始祖)的嫡长子一人为宗主,并按嫡长子世袭制原则推演下去,组成一个系统,是为大宗。这个系统中的嫡长子,叫做大宗宗子。大宗只有一个,并"百世不迁"。它又是宗族的全体的共宗,体系是永恒的。

所谓"继祢者为小宗",指的是除嫡长子(大宗宗子)外,其余嫡子及庶子所分别组成的系统皆为小宗,而小宗的系统则是处于不断变动之中的。

大小宗之间的关系是,"大宗能率小宗,小宗能率群弟,通于有无,所以纪理族人者"①。这种统率关系,表现在宗子享有主祭权、财产支配权,族内重要事情必须向宗子报告。

这种具有浓烈的血缘气息的宗族制度,后来就被儒家发展成一种具有"礼义"色彩的人与人之间的等级关系——伦常模式,即父子、君臣、夫妻、兄弟、朋友五种伦常关系。其中父子为根(这里还保留了以血缘为纽结的氏族宗法气息),君臣是父子的扩大,并移孝作忠。朋友亦是兄弟的变种,称兄道弟皆为朋友。

五伦如果再往核心集中,实际上只有父子、夫妻、兄弟之三伦是最本质的。这就说明,不仅儒家的纲常伦理是以根深蒂固的血缘结构为本的,而且那些貌似"礼义"的道德规范,实际上也是以人的不平等的等级关系为基石的。所以,许多学者将中国传统社会称作人伦社会是有一定道理的。

所谓"伦",据《尔雅》的解释,是石子投下水后形成一圈一圈向外扩散的波纹。《周易·序卦》中说:

---

① 班固:《白虎通·德论》卷上《宗族》。

> 有男女，然后有夫妇；有夫妇，然后有父子；有父子，然后
> 有君臣；有君臣，然后有上下；有上下，然后礼义有所错。

社会的人伦结构，就是这种水波纹似的等级关系的不断扩展和层层叠加，而造成这种等级波纹的就是血缘这块"石子"。从以人的繁衍关系为特征的社会血缘结构中资生出以人的等级关系为特征的社会人伦结构，正是中国传统社会的一大特色。

从以上的分析中，我们还可以看到，表现为血缘结构的那个社会组织形态中的宗族制度，实际上是一张以家长制为基本线索而编织起来的社会关系网络。它的纬线是人在自然繁衍中所具有的表现为人的原生态的血缘结构；它的经线则是表现为五伦等级关系的社会态的人伦结构。因此，从某种意义上说，"宗族制度"在社会五结构形态中，既是由血缘结构向人伦结构资生、递进的中介，也是血缘结构这个"母体"生产人伦结构这个"子体"的助产婆。

第二节　火生土：人伦──→经济

以人的等级关系为母体的社会人伦结构对以人的生存关系为子体的社会经济结构具有资生、促进和助长作用。

历史唯物主义认为，经济基础决定上层建筑。一般认为伦常属于道德范畴，而道德又是上层建筑的一部分。而我将人伦结构称作"母体"，经济结构称为"子体"，似乎违背了历史唯物主义的常规。

其实并非如此。首先，我所说的"人伦"结构是指建筑在人的血缘繁衍基础上的一种自然人的类聚合形态。如同父母合精而育

子,父子的等级关系本是一种人的生育行为或血缘关系一样自然天成。它与在阶级社会中人的一切(包括人的动物性生育关系)都被政治化了的结局是两回事。

当然,在阶级社会中不可能有纯而又纯的人际关系,人们不可能摆脱笼罩在人伦结构上的"父子有亲,君臣有义,夫妇有别,长幼有序,朋友有信"(《孟子·离娄上》)后来被称为五伦的封建道德规范。但是,在理论上我们应该承认有那种脱离封建道德规范的"人伦"结构的存在,它是我们分析问题的基石。

其二,作为超意识的人与人的"等级"关系,是对人的繁衍关系的一种物质界定(就像水这个形态是以氢和氧 H_2O 这两种物质构成的一样),它与人的生存关系(总是表现为一定的社会经济结构方式)合并构成人类生存必须具备的两大基本要素,即人本身的生产和维持人的生命所必需的物质资料的生产。而从人的本体角度来说,人的生产更为基础。

我们所说的那种超意识的、反映了人的一定等级关系特征的社会人伦结构,对以人的生存关系为特征的经济结构所具有的资生、促进和助长作用,主要是建立在以上这些观点的基础之上的。

明白了以上的道理,我们就能进一步弄清楚,中国传统社会为什么总是呈现出以一家一户、男耕女织、自给自足为特征的小农经济结构形式,并与西欧封建社会领主制的庄园经济和农奴制有很大的不同。

我们知道,马克思曾经论述过古代东方的亚细亚生产方式。而维系亚细亚生产方式的一个重要社会机制,就是宗法血缘纽带。正是在这种血缘纽带中资生的具有等级差异的人伦结构形态,把人的类聚合体切割为一家一户为单位的社会细胞,从而使人类为自身生存所必需的社会生产方式呈现出亚细亚式的特征。

至于中国传统社会的经济结构体系,不仅具有马克思所说的亚细亚生产方式的特征,还有着与其他亚细亚民族不同的方面。然而,这又牵涉到人类的文化选择问题,显著的如中国的伦理纲常道德意识。但不管怎样,对中国的社会结构形态来说,排除一切主观的文化选择,那种具有等级差异的、超意识的社会人伦结构对社会的经济结构的建构,着实是有着一种资生、促进和助长作用的。

第三节　土生金:经济——→政治

以人的生存关系为"母体"的社会经济结构对以人的权力关系为"子体"的社会政治结构具有资生、促进和助长作用。

以一家一户的小农经济为主体的社会经济结构本身具有一种封闭性、分散经营的特征,它缺乏一种自身的凝聚力和稳定性,必须靠一种外在的行政力量来加以控制和调节才能得以长久不衰的存在下去。何以见得呢?

马克思曾经对小农经济特征作过深刻的分析。他说:小农的"生产方式不是使他们互相交往,而是使他们互相隔离"。他们"没有形成一个阶级","他们不能代表自己,一定要别人来代表他们。他们的代表一定要同时是他们的主宰,是高高站在他们上面的权威,是不受限制的政府权力,这种权力保护他们不受其他阶级侵犯。并从上面赐给他们雨水和阳光"①。正如马克思所指出的那样,小农的生产方式如果没有一个强大的行政力量来主宰的话,他

---

① 《马克思恩格斯选集》第 1 卷,人民出版社 1972 年版,第 693 页。

们不但得不到"雨水和阳光",而且整个社会经济结构都会遭到瓦解或崩溃。中国的情形就是如此,它突出地表现在自下而上的土地兼并和自上而下的土地掠夺上。

所谓土地兼并,是指国家控制的编户齐民即自耕农、半自耕农转化为佃农,土地逐渐地集中到少数人手中的过程。在古代中国,土地是可以买卖的。贫者卖出,富者买入,土地逐渐被贵族化。这样就使土地兼并成为一种自下而上的自发趋势。中国古人有所谓"千年田、八百主"之说,道的就是土地兼并这种历史现象。

另一方面,官僚地主(即在朝廷当官的士大夫地主)与商业高利贷地主、恶霸地主相勾结,对农民实行一种自上而下的土地掠夺。如汉代时,张禹就"买"进了"皆泾、渭灌溉,极膏腴上贾"之地达 400 顷之多(《汉书·张禹传》)。而任过丞相的匡衡也因利用手中之权扩充私人土地,犯了"专地盗土"之罪被罢相。

由此可知,如果没有一种强权政治来阻止这种不同形式的土地贵族化趋势,那么社会的小农经济结构非但不能稳定,而且完全有被"改造"的可能。马克思说:"归根到底,小农的政治影响表现为行政权力支配社会。"①所以说,从中国的小农经济结构这个"母体"中资生出来的,或者说与之相适应的只能是君主专制的政治结构。

同时,国家对土地享有最高权力,为君主的专制统治提供了物质保证,如国家的兵力、财力来源都可以毫不费力地从乡村中得来。这也是中国古代的徭役制和各种课税制所以具有绝对权威、

---

① 《马克思恩格斯选集》第 1 卷,人民出版社 1972 年版,第 693 页。

而百姓不可有违的根本原因。它与西欧封建社会王权微弱，缺乏全国行政权威的情况形成显明的差别。

第四节　金生水：政治──→意识形态

以人的权力关系为"母体"的社会政治结构对以人的思维关系为"子体"的社会意识形态结构具有资生、促进和助长作用。

中国古代的社会政治结构是以君主专制为核心的官僚统治体制。它是通过以个人或少数人掌握了社会公共权力，以军事、经济、政治、法律、文化、伦理等物质和精神的各种手段，对占社会绝大多数的其他成员进行统治的社会体制。

如果说中国古代的这种封建君主专制的社会政治结构在西周的"礼治"中已露端倪的话，那么到了秦统一后的"法制"时，便形成了完备的体系，以后的"儒法兼治"又把这一体系推进到几乎"完美"的境地。

秦王朝专制政权的特征是：1. 树立帝王个人的绝对权威，独揽立法、行政、司法大权于一身。创"皇帝"称号，废谥法，定世袭。2. 建立最彻底的中央集权制政权和高压政府。设立从中央到地方层层对上负责和百官对皇帝负责的专制官僚机构。3. 发展封建地主制经济作为统治基础，废井田，开阡陌，保护、扶植、奖励新兴地主阶级经济，为皇帝家天下的专制官僚政治创造最适宜的向心的社会基础。

秦王朝覆灭以后，继之而起的历代封建朝廷无不效法秦的专制集权统治，同时对其流弊的一面加以弥补，即所谓的"德刑二柄"并用，"儒法二术"兼施。当然无论是"法治"还是"儒法兼治",正如谭复生一语道破的那样:"二千年之政,秦政也,皆大盗也。"(《谭嗣同全集·仁学》)它们都是以君主专制为核心的官僚统治体制。

我们知道,小农经济的特点是封闭、分散。从主观上讲,那些散乱的小农不希望政府有过多的干预,但从客观上讲,如前所述小农经济结构又必然导致君主专制的强权政治结构的产生。那么,这个主观的排斥和客观的需要,政治的集中与经济的分散之矛盾如何解决并协调一致呢? 这里有一个封建社会靠什么统治的问题。

中国是一个纵横数千里的多民族、多人口的大国,光靠武力和政治权力是难以统治的。中国有句古语叫"得人心者得天下",除了政治军事的力量外,一个重要的途径就是要从思想上进行统治,只有人心归顺,才能真正达到天下归一的统治局面。这样,以儒家正统思想为内容的社会意识形态结构就起到了上稳政局、下收民心的桥梁作用。

为什么中国的意识形态结构是以"独尊儒术"的面目存在的呢? 这是因为政治的专制必然导致思想的专制,这也是中国古代历史上再也没有出现先秦时百家争鸣局面的原因。从汉武帝时"罢黜百家、独尊儒术"一直到清朝时的大兴文字狱,历代君王(魏晋南北朝例外)都以儒为本,排斥"异说",实行"一言堂"。而文网之密、处罚之重、规模之广,又以清代为最。如清代大兴文字狱,竟然由兵部主持办理,就是专制政权严酷对待异端思想的典型例证。

君王既然是专制的,就不可能允许危极其专制地位的思想存在,而儒家那种"修、齐、治、平,助成德化"的正统思想又是维护王权最有力的助手。从这里我们不难体悟出中国封建社会的君主专制的政治结构,对以儒家思想为特征的社会意识形态结构的资生、助长和促进作用了。

第五节 水生木:意识形态——→血缘

以人的思维关系为"母体"的社会意识形态结构对以人的繁衍关系为"子体"的血缘结构有资生、助长和促进作用。

首先,我们要澄清的一个问题是,作为社会意识形态结构是应该建立在作为人类社会组合基础的血缘结构之上的,而不是相反。但是辩证地看,当我们在承认前者是建立在后者的基础之上时,同时也应该承认前者对后者的反作用。而我这里所说的前者对后者的资生、助长和促进作用,指的就是这种反作用的涵义。之所以会出现这种状况,是因为中国传统社会中的这种反作用表现得尤为突出。关于这点,我们可以通过对中国古代的意识形态结构特征及其他对人们所起的作用得到确认。

首先,中国古代社会的人与人的思想文化关系,即社会的意识形态结构的最大的特征,就是儒家正宗和一统天下。而儒家文化的命脉又具有浓烈的宗法血缘色彩的纲常、伦理性。它把人与人的思想文化关系纳入到"君君、臣臣、父父、子子"的轨道上,因此,我们亦可以把儒学定义为"血缘文化"。

这种文化的出发点,就是要把封建社会建设成为像原始父系家长制时期的那种宗法血缘特征的社会共同体。正是在这个意义上,我们说孔子的所谓"克己复礼",并非真要将社会倒退到西周奴隶制社会去,他是想要使社会建立起一种普遍的秩序,这个秩序就是血缘宗法体系。

所以我们说,中国古代的意识形态体系不仅仅是以血缘、宗法关系为其构架的,而且,同时是为社会永远处于一种血缘、宗法共同体的理想形态而服务的。从孔子的克己复礼到董仲舒的"天不变、道亦不变",几千年的中国封建思想文化始终是围绕着其血缘、宗法的源头打转转的。其真意不是要倒转历史的车轮,而是想死死地坐在这辆传统的车子里,驾轻就熟地行驶而不至于被颠翻。

如果说以上这种状况反映了统治阶级的思想文化意识,并构成了整个社会意识形态结构的上层统治部分,那么处于这个社会意识形态结构下层的被统治部分、即社会一般平民的思想文化意识也同样具有这种特征。

为了说明以上这个情况,我们可以从国家对意识形态的管理渠道上得到证明。中国古代的意识形态管理的一个显著特征,就是与行政管理紧密地联系在一起,政府各级官员除主持行政事务外,往往兼而承担思想文化的监督管理职责。

中国古代村社制度逐渐消亡后,随之代起的是国家将臣民作为各级政治组织的"偏户",并叫这些偏户受其相应的首长管教。如汉代专门设有"三老"之职,以主教化。北魏孝文帝实行"三长制",作为管理基础。"三长制"规定,五家立一邻长,五邻立一里长,五里立一党长。明代王守仁提出"十家牌法",主张"教化为先"等等。可见这种乡间组织的意识形态功用是显著的,它所维护的就是一个"父慈子孝,兄爱弟敬,夫和妇随,长惠幼顺,小心以奉官法"(《王文成公全书》卷十六)的具有浓厚血缘、宗法色彩的社会。

生活在这样一种社会里的子民,甘心以"不孝有三,无后为大"的信条来维护封建社会的纲常、伦理秩序,他们的思想意识只能被牢牢地固化在血缘文化上而不敢有半点违抗。这种状况从社会五种结构形态的相生关系来讲，就充分地反映了社会意识形态结构对社会的血缘结构所具有的反作用，或称资生、助长和促进作用。

第六节　文化的遗传和选择

以上我们对中国古代社会五种结构形态的相生关系作了描绘。这五种相生关系对于整个社会来说，是会将其像滚雪球一样越滚越大、越滚越结实的，这也是为什么中国封建社会会像一颗封闭的干果核一般，难以用自身的力量来促进社会新生命的萌芽、生长，并最终促使整个社会得到更新和进步的重要原因之一。

论述到此，读者一定早就疑问满腹了吧。是否只有中国古代社会存在这五种结构形态相生运化的关系？中国以外的其他民族和国家的社会是否也存在这种情况？如果没有，中国这种社会结构形态特征是否具有存在的合理性？如此等等的问题汇集到一点，无非反映了这样一个问题，即中国古代社会的五种结构形态是否具有存在的真实性。我们将从以下三方面来回答这个问题。

第一，马克思主义认为，人类社会的发展不像动物世界，只有生物的遗传，除此之外，它还有一个人的文化遗传。因此人类社会的每一个历史进程，都充满了人的文化遗传和选择。

过去我们往往只强调从人的生态本能出发的所谓客观规律，如生产力决定生产关系的规律等，由此产生了社会历史发展的五阶段说，即从原始社会到奴隶社会、封建社会、资本主义社会、共产主义社会。以后又出现过三阶段或三形态说，即农业形态、工业形态、后工业形态。这些理论固然有其合理的地方，但与此同时，却缺乏一种从人类文化角度出发,对社会历史发展作人的主观影响的研究,或者将两者有机地结合在一起的考察研究,这也许是因为怕被扣上历史唯心主义的帽子。但是殊不知,缺少了后者,如同拐子走路,是不利于更深刻、全面地认识社会发展规律的。

社会是人的社会,人的主体性对社会发展必然会有一种影响和制约,这也是一种不以人的意志为转移的规律。因此我们说,社会发展规律不只是一种排除人文影响的纯自然的规律,正好相反,它具有一种主客观合一的规律性特征。

第二,物以类聚,人以群分。某一群人组成的某一种社会,不同于另一群人组成的另一种社会,这种不同反映在文化形态上尤为显著。这也是亚细亚生产方式中的古代东方社会文明同古代欧洲文明存在着相当差异的原因。

如果说由于人的现代化,文明的差异性在当今的人类社会中已变得越来越小,那么在远古的地理环境和交通隔绝的情况下,这种文明的差异性要想得到融通,往往因为中间横卧着一条不可逾越的鸿沟而不可能。因此,我们说某种社会的文明发展只能取决于自身的张力,而很少受到外部力量的影响或催化。同时它所具有的社会存在状况,如社会结构形态也一定将不同于另一种文化制约下的社会结构形态。

第三,鉴于上述两大原因,中国古代社会中的五种结构形态相生的这种关系,不仅反映了远古亚细亚生产方式下的特有的社会客观规律,而且这一客观规律带有明显的主观倾向性,它无疑打上了一种文化遗传和文化选择的烙印,抑或开掘了以上那种社会机制合力所孕育的人类文明。它既是客观的,又不完全是客观规律的产物;既有主观的因素,又不是以人的主观意志为转移的客观存在。这是一种人类特有的文明现象，它具有东方文明的神秘色彩。对此，也只有用古老的东方思维，才能更接近其存在的本意，并揭开其奥秘，作出合乎人类社会发展规律的解析。

　　以上的见解也一直贯穿在本书的全部研究中。

第十八章 五 行 相 克

——中国古代社会组织结构的生命模式之四

所谓"相克"是五行运化的一种特殊方式,具体讲是指代表某一行的事物对代表另一行的事物的生长和功能具有抑制或制约的作用。它和事物间的"相生"作用互结连理,被中医学认为是维持人体生理平衡的两种缺一不可的合力。①

从图5(第一章)中我们可以看到,与五行依次相生的循环系统不同,五行相克系统呈现的是一种间或循环状态。其具体相克的关系为:木克土、土克水、水克火、火克金、金克木。

五行之间的相克关系表明:对其中的任何"一行"来说,都存在着"克我"和"我克"的关系。"克我"和"我克"在中医名典《黄帝内经》中被称作"所不胜"和"所胜",即"克我"者是"所不胜","我克"者是"所胜"。如以"火行"为例,由于火克金,故"我克"者为金;由于水克火,故"克我"者为水。五行间就是如此循环往复地相克的。

前一章中我们对五行的相生关系已有许多分析,加上这里所说的相克关系,五行学说就以这种错综复杂的联系网,来说明

---

① 详见本书第七章第一节图5。

任何一种事物(行)都是处在整体的调节环境之中的,因而各行才能防止各自的"太过"或"不及",从而维持每一行以及整体的"平衡"。

中医学以五行运化的理论对人体生理活动以及病理变化作出了合乎自然规律的解析,充分反映了中国古人的"四时五脏阴阳"的"天人相应"的宇宙观,它也是中国这块古老土地上的一种特殊的朴素辩证唯物主义世界观和方法论。

与五行的相生关系所反映的社会结构关系同理,用五行相克的理论来分析中国古代的社会结构,我们就会对中国古代的社会历史发展产生出另一种相关的认识,这就是社会五结构相克的制约系统。当然,关键还在于要具体地揭示这个系统内在的相克关系。

第一节 木克土:血缘──→经济

所谓"木克土",就是指社会的血缘结构对社会的经济结构的影响和制约。

为了使我们对以上两者间的相克关系有一个深刻的认识,必须首先明确中国古代社会存在的下列特征:

(一)中国古代以一家一户为单位的小农生产是在家长的带领下进行的。也就是说,构成中国封建社会经济基础的细胞,是以具有牢固的血缘纽带的家庭为单位的。

(二)中国古代社会的经济实体主要是以一个个家庭组合而成的乡村,而乡村的组合形态又是以宗法血缘组织为基本要素的,即所谓的"积族而成邑,积邑而成国"(《云阳涂氏族谱》卷十一《族范志序》1930 年刊本)。

（三）无数个宗法封建性的宗族组织,遍布全国各地乡村,并与乡村基层行政编制——乡里组织混成一体,"保甲为经,宗族为纬"(《校邠庐抗议》下卷《复宗法议》),体现了血缘意志的族长、宗长、家长成了乡村基层行政机构的头目,同时主宰和引导着百姓的春耕、夏锄、秋收、冬藏等一系列经济事务。

（四）通过修家谱,划定宗族范围,从而把同姓的农民拉进宗族组织之内。又通过别亲疏、明尊卑的手段,把农民对地主阶级的人身依附关系用宗族组织的形式控制起来,并以此建立起一整套宗族制度。而这种具有宗族制度形态的社会经济结构,实际反映的是一种"同姓从宗合族属"(上虞《金垒范氏宗谱》卷三《家训》)的人的血缘关系实体。它既可以说是血缘结构对经济结构的制约,同时又可以看成是血缘结构的一种经济变体形态。

追根寻源,中国古代社会的这种血缘经济结构一直可以追溯到上古时代。尧舜时代的原始父系家长制时期,可以看成是这种血缘经济结构的定形时期。随着时代的推移,如果说西周社会重在以宗族制形态贯穿了整个社会经济结构,那么东周社会的激烈动荡则表现为家族制度代替宗族制度,也就是以家庭为单位的土地所有制,代替以一个宗族为单位的土地所有制。但是,不管如何更替,血缘是维系国土所有制和经济结构的命脉,这条命脉几千年来脉脉相承,不仅制约和框正着中国古代社会的经济结构,使之难以滋生出如西方资本主义经济的社会结构形态,而且它还一直影响和波及到今天。如分田到户的经济承包责任制所以会一呼百应,不能不说与其有着血脉的关联。

第二节 土克水：经济——→意识形态

所谓"土克水"，就是社会的经济结构对社会的意识形态结构的影响和制约。

马克思主义的唯物史观认为，经济基础决定上层建筑，我们所说的社会的经济结构对社会的意识形态结构的影响和制约，正是合乎马克思主义的历史唯物主义原则的。

前面我们已经指出，中国古代的意识形态结构为儒家正统。但问题在于先秦的百家争鸣的思想文化体现，怎么最终会被儒学兼收并蓄成为儒学一统天下的聚焦状文化体系的呢？除了上一章所分析的政治原因、即社会的政治结构对社会的意识形态结构的"相生"的关系外，另一个重要的原因就是中国独特的血缘经济结构对社会意识形态结构的影响和制约。

中国封建社会是以一家一户为生产形式的小土地私有制的社会，同时，这种土地制度又是在国家最高所有权支配下的土地私有制度。这样，奴隶社会"普天之下，莫非王土"的神圣原则就在封建社会得以很好的承袭，使封建的经济结构又具有一种聚合形态。

以上这种情况就像人们比喻中国小农经济犹如"一盘散沙"那样，"盘中"的"散沙"是一家一户、男耕女织的家庭经济成分，而"盘子"却是国家最高所有权支配下的土地私有制度。由此可见，在这种以"盘子"为聚合特征的社会经济基础之上建立的思想文化体系，就不可能取"百家争鸣"的那种形态，而只能是一种体现了独尊型的意识形态结构。

另外，由于社会的经济结构具有浓烈的血缘色彩，它所影响和制约的意识形态结构也就必然打上血缘的烙印,而儒家的大一统思想文化正是一种崇尚血缘的文化体系。它要求天下为一家,并实行皇帝家天下的统治。董仲舒说:"《春秋》大一统者,天地之常经,古今之通谊也。"把统一视为天经地义的唯一形态,要求百姓都成为皇帝这位最高家长统领下的安平乐道的臣民。

如果说秦始皇在琅邪石刻上所作的宣告:"六合之内、皇帝之土"、"人迹所至,无不臣者"(《史记·秦始皇本纪》)是一种出于统治阶级根本经济利益关系的家长制意识的显示,那么到了魏、晋、唐以后,人们在国家均田制政策下向政府交税、服徭,就成了被统治阶级从思想上服从家长制统治意识所提供的经济保证。正是由于这种经济上的保证,才使儒家大一统思想具有坚实的经济基础和更广泛的社会现实意义。同时,每一家农户似乎也都成了皇帝"保护伞"下的子民。

第三节　水克火:意识形态──▶人伦

所谓"水克火",就是指社会意识形态结构对社会人伦结构的影响和制约。

前一章我们已说明,伦理道德作为一种思想,本应属意识形态结构。而我在文中将人伦视为一种社会结构形态,是专指排除思想意识功能的、由人的血缘结构自然形成的人与人之间的一种自然等级关系。这种由人的自然属性构成的等级关系,由于人的意识的切入和渗透,变成为人所独有的一种社会关系,并加入社会五结构形态的运转之中。在古代中国,人的意识又是如何对人的这种自然性的等级关系切入和渗透的呢? 换句话说,也就是社会意识形态结构对社会人伦结构是如何影响和制约的呢?

由于中国意识形态结构是儒家正统,因此,它对反映了人的等级关系的社会人伦结构的影响和制约,实质上也就是儒学对人与人关系的模式浇铸。

首先,这种模式浇铸就是对不同等级的人的关系确立一个关系原则,这就是孔子提出的"仁"。仁即"爱人",亦即"己所不欲,勿施于人"。这与同时的古希腊思想家们公开宣传的"奴隶只是会说话的工具"的思想形成了一种鲜明的对照。

当然孔子的"仁"和"爱人"决不会像爱奴隶主贵族那样去爱奴隶,但他的"泛爱众"思想也确实是包含了奴隶在内的。孔子认为,为了调解人与人的关系,就必须要"宽厚"待人,并给人以"恩惠",只有这样才能使处于不同等级关系中的人"安居乐业",尽职尽守,使社会的等级秩序和谐稳定,这就是儒学"仁"的本质。至于后来历代统治阶级尊孔拜儒打着"爱民"的旗号来"得众"和"使民",并把它作为一种统治术,则是另一回事。同时它也说明几千年来儒家的"仁爱"思想之所以具有广泛的民众性的原委所在。

第二,这种儒家模式的浇铸体现在方法论上,就是"推己及人"。所谓推己及人的方法,就是从自己的需要、愿望和追求出发,推想到别人的需要、愿望和追求,从而体察和理解他人,自觉地调解人与人之间的关系。

孔子最早提出了这一方法论原则。他说:"夫仁者,己欲立而立人,己欲达而达人。能近取譬,可谓仁之方也。"(《论语·雍也》)所谓"能近取譬"就是能以自己作比、推己及人的意思。孔子说,我自己不愿意的,就不要施于别人,我自己想要的,也应该想到这也是别人想要的。这种方法,对处理不同等级的人与人的关系具有特别重要的意义。因为只有用这种方法对待人际关系,才能做到"仁"和"爱人"。而当每个人都掌握并运用这种方法,"仁"才能真正实现。

当然孔子这种"仁爱"思想要在统治者与被统治者之间真正实现是完全不可能的,但同时也不可否认,这种思想作为一定的社会意识,至少对人的思想和行为起到不同程度的框正和约束。这也就达到了"仁爱"思想的实际社会效果了。

第三,儒家对人与人的关系虽然立下了"仁"的原则,并从方法论上推己及人,要求人人遵照此行办事,但从社会的功利性所反映的事实来看,仍在于维护人与人之间所固有的等级关系。因此,这种"仁"的原则和推己及人的方法都不是要取消人的等级关系,而是要人们安分于这种等级关系中,并有的放矢地维护好这种等级关系,不致因为这种等级关系的恶化而引起社会混乱。这就是儒家一再标榜的人伦纲常即"三纲五常"的等级关系。

以后,在三纲五常的模式下,儒家又提出了忠、孝、节、义等人伦规范,还规定了恭、宽、敏、惠和温、良、恭、俭、让等德目,形成了一个人与人之间的不同层次、不同等级、不同领域的关系网络,并逐步发展为一个庞大的规范体系,使人与人之间的不平等关系延续几千年之久。

第四节　火克金:人伦──▶政治

所谓"火克金",是指社会的人伦结构对社会政治结构的影响和制约。

由于儒家思想文化对社会人与人之间的等级关系进行了纲常

伦理的强控制和道德教化,人们对自己所处的等级地位便有了一种自觉的安份意识。所谓"生死由命,富贵在天"就是典型的反映。这样就为政治结构的加固和政治统治的便利提供了基础。这主要体现在以下三方面。

首先,从概念划分上说,伦理道德和政治统治应是两个不断相互分离的领域,但是在中国封建社会里,这两个领域根本没有分离过,更不要说完成这个分离过程了。非但如此,还要用这种具有家庭内部等级关系的伦理纲常为建立和完善社会的政治结构服务。

《礼记·礼运》中说:"何谓人义? 子孝,兄良,弟悌,夫义,妇听,长惠,幼顺,君仁,臣忠,十者谓之人义。"所谓的君仁、臣忠,就是父慈、子孝的扩大。君子就是家长,皇帝就是父亲,而君主专制的政治体制就是扩大化了的、充满伦理色彩的家庭、家族体制。

第二,从历史原因看,中国古代的国家没有经历过像古希腊时期的城邦制度,或古罗马人的共和制度,而是由家长制家庭公社内部的各级家族长,直接演变为专制统治的各个环节的。因此,由血缘因素而自然形成的,反映了家族内部等级关系的社会人伦结构,就能不折不扣地对社会的政治结构发生影响和制约作用,并使社会君主专制的政治统治在其历史演进过程中,可以借鉴家族统治的范本不断地得到巩固和完善。

第三,从文化学意义上说,以人的等级关系为基本形态的伦常道德,作为维系社会正常生活的纽带,虽然总是和政治联系在一起,但这种联系对中国和西方两种不同文化形态来说,又有很大的区别。

西方文化所显示的道德,总是与理想的社会政治制度联系在一起,一般表现为善、正义等一些抽象的道德范畴。

中国文化所展现的伦常道德却是紧紧地与现实的社会政治结构联系在一起,并把它作为一种与其他政治手段一样,可以操作的行为范式。如"德刑并辅"的统治术。孔子说:"道之以政,齐之以刑,民免而无耻;道之以德,齐之以礼,有耻且格。"汉代的贾谊在《过秦论》中指出,秦王朝的灭亡,就在于只运用刚性的政治手段,即刑法来统治,而忽视了柔性的政治手段,即伦理道德的教化。只有让老百姓安分于纲常伦理的等级关系中,不犯上作乱,并以礼仪规范来约束自己,才能达到社会的安定。而所谓的"修、齐、治、平",又是伦理道德的最高行为准则。即使要对某人处以刑法,也总是要定以不忠、不孝、大逆不道等具有伦常意味的罪名。这样对被统治者来说,封建的伦常道德也就成了一具政治枷锁。可见社会人伦结构对社会政治结构影响、制约之深刻。

第五节　金克木：政治——→血缘

所谓"金克木",是指社会政治结构对社会血缘结构的影响和制约。

我们说人的社会存在,从一定意义上来说,正是人这个动物类别的血缘网络的构筑和延伸。因此,社会的血缘结构是一切社会的政治、经济、思想文化等结构得以形成和发展的基础胚胎,而不是相反。这里我所说的社会的政治结构对社会血缘结构的影响和制约,并不是有意颠倒本末,而是指"末"对"本"的一种积极的反作用力。

当然,我们承认,在社会五结构形态中,对社会的血缘结构来说,还存在着其他的如经济结构对它的反作用力等等,这里为什么独独分析社会政治结构对它的反作用力呢？由此,严密的社会五结构形态的相克关系似乎出现了裂痕。其实这是一种误解。要解开这个误解,就必须对以下三种情况有一种深刻的认识。

第一,中国的社会结构是根据血缘关系往外推的,即所谓国与家的合二为一。国这个社会化的组织机器是家的组织形态的放大。俗话说家有家规,国有国法,不然那些"散乱"的农民又何以"积族而成邑,积邑而成国"呢？因此在阶级社会中,从人类社会存在形态即社会的结构方式来说,政治成了压倒一切的一切,这样社会的政治结构,自然占据了社会五结构形态中的首位。这样,它对作为基础的血缘结构的反作用就显得格外的重要。

第二,封建君主专制的社会理想和所要达到的统治效果,就是希望把国家建设成为像原始父系家长制时期的那种以血亲为纽带的宗法共同体。它既能别异,又能合同。

所谓别异,是指按血缘亲疏厚薄来区分上下贵贱的等级。所谓合同,是使各种不同身份和地位的人相亲相爱,和谐融洽。合同的原则是亲亲,别异的原则是尊尊。这两个原则的结合,就是礼乐制度的本质。也就是孔子提倡的"克己复礼",使社会成为亲亲、尊尊,既能别异、又能合同的打上血缘烙印的理想社会。由此可见政治与血缘关系的密切。

第三,马克思主义的历史观认为,社会发展有其自身的规律,人类的意志只有在顺应社会发展规律的前提下,才能对社会的前进发生一定的制约作用。中国的情况就是过分地通过政治意志来达到对社会进程的控制,它与一般以社会生产力的发展对社会进行制约的情形有很大的不同。例如,本来由于农业的发展,商业经济自然会蓬勃地发展起来,西方古代社会正是由于商业经济的发展、城市的扩展、自由民的增加,而最终导致了资本主义的产生。中国则不同,过分的"重农抑商"政策导致的直接后果,就是使社会长期处于一种自我封闭的小农经济状态之中,而使历史难以迈动前进的步伐。这就是中国封建社会特有的国情。从社会五结构相克的原理来讲,就是社会政治结构对社会血缘结构的过分影响和强行制约,因为统治阶级就是希望社会是一个亲亲、尊尊的"大家庭",至于历史应该如何更快的发展则是与他们毫不相干的事,只要不犯上作乱就是最终的目标。这也是导致中国几千年来社会发展悲剧的重要原因所在。

综上所述,社会五结构的相克关系表明,社会的某一结构系统在其运行过程中,必定会受到另一相关结构系统的影响和制约。一方面,被制约的某一个结构系统始终会呈现出制约它的那个结构系统的特征,从而使自身难以有新的突破;另一方面,它还可以将这种影响传递给被它制约的另一个结构系统。这样相互影响制约,环环相扣,使得五结构系统相互间你中有我、我中有你,从而筑成一个严密的联合体,使整个社会像人的生命体一样,充分地保证其自身的和谐与协调,这也就是中国古代社会所以蕴含了生命律令的奥秘所在。

第十九章　五行乘侮

——中国古代社会组织结构的生命模式之五

一个社会如同一个人的生命，当它各个机制处在一种相生、相克的正常制约状态时，呈现的是一种协调、平衡的运动不息的过程。然而，正像人必定会生病一样，社会也始终会发生"病态"的动荡甚至崩溃。那种如同生命的平衡制约的国泰民安，只是社会的一般存在方式。

虽然中国两千多年的封建历史证明平衡制约似乎占据了社会发展形态的主导地位，但是不可否认的是，这种平衡往往被一种动荡所打破。平衡、动荡、再平衡、再动荡，直至新的平衡，构成了中国封建社会发展的一般规律。

那么究竟什么原因致使平衡制约的社会形态被动荡打破？而失衡后的社会形态又为什么会被奇迹般的治愈，并进入到一种新的平衡制约状态中去的呢？动荡，这个社会的"病理"状态是如何与"平衡"制约的社会状态存在于一个共融的社会系统中的呢？解开这些谜，将会使我们对中国社会五结构制约体系及其内在规律得到一个更完整的认解。

第一节 相乘与相侮——失衡

首先必须明确什么是"动荡"这个概念。我所说的社会动荡是指平衡制约机制被打破后的一种社会存在形态。在古代中国,它一般表现为外族的入侵、农民起义、王朝倾覆、多政权的同存共争,或由于土地兼并而引起的种种社会剧烈震动等一系列与"国泰民安"相背离的社会状况。

从以上定义出发,我们就可知道,对社会的五结构制约系统来说,动荡是制约的失败,并导致"失衡";平衡是制约的成功。因此,动荡也是一种社会五结构制约系统的特殊表现形式。

马克思主义的唯物史观认为,不管人的意识怎样强有力地作用于社会,社会历史的发展总是按着自身所固有的客观规律运行的,而社会生产力与生产关系、经济基础与上层建筑的矛盾性是推动一切社会发展的基本动力。

过去我们在分析社会历史发展规律时,特别是在考察社会动荡的历史缘由时,一方面,往往只将上面所说的基本矛盾作为唯一的矛盾来看待,而忽略了其他的矛盾方面;另一方面,从社会存在决定社会意识这个模式出发,只是把基本矛盾的主要方面指向作为决定一切的生产力或经济基础上,而忽视了社会意识对社会存在的反作用,即由社会生产关系或上层建筑方面所引起的社会动荡现象。这不仅违背了马克思主义的历史观,而且对我们深刻认识复杂的社会历史现象是有害无益的。

如果我们用社会五结构形态的平衡制约理论来分析中国封建社会历史发展的原因,就可以避免由于以上的矛盾所引起的历史片面性和不足。因此，社会五结构形态平衡制约的理论，是既合乎马克思主义唯物历史观，又能对中国封建社会历史作出科学解答的一种理论。它是对中国两千多年封建社会历史发展这一人类社会特殊现象的客观反应，同时它对我们认识整个人类社会历史发展的普遍规律，也一定会产生一种积极的促进作用。

在前几章中，我们已经用社会五结构平衡制约的理论、从相生、相克的两个方面对中国的封建社会历史作了解析，并指出了在平衡制约下所呈现的一般社会状态。当然，我们在考定一种理论是否科学时，不是只看它自身的体系达到怎样一种严密、完整的程度，或仅仅用这种理论对其研究对象处于常态下的情状作出令人信服的解析，还在于用这种理论对其研究对象的反常现象或特殊情状作出科学的回答。

下面我们就运用这一理论来对社会的反常现象即失衡的情状作一番科学的考察，这就是社会五结构形态的"相乘"和"相侮"。

如前所述，所谓相乘、相侮，原是指人的生命系统所对应的五脏（五行）体系间生克制化遭到破坏后出现的不正常的相克现象。

相乘，就是五行中某"一行"对被克的"一行"克制太过，从而引起的一系列的异常相克反应。引起相乘的原因一般为两个方面：一是五行中的某一行过于强盛而对被克制的一行克制太过，促使被克的一行虚弱，从而引起五行之间的生克制化异常。例如：木过于强盛，则克土太过，造成土的不足，即称为"木乘土"。二是五行中的某一行本身的虚弱，因而对它相克的一行就显得相对增强，而其本身就更为衰弱。如由于土本身的不足，因而形成了木克土的力量相对增强，使土更加不足，即称为"土虚木乘"。

相侮：是指由于五行中的某一行过于强盛，对原来"克我"的一行进行反侮,所以反侮亦称反克。它也有两种情况。例如:木本受金克,但在木特别强盛时,不仅不受金的克制,反而对金进行反侮,称作"木侮金";另一方面,也可由于金本身的十分虚弱,不仅不能对木进行克制,反而受到木的反侮,称作"金虚木侮"。

关于五行间的相侮、相乘关系可参见表 11(此表只以"木"行为中心,其他参照执行):

表 11

(行)称	金	⟶	木	⟶	土	①
乘、侮	○	←--- (木侮金)	◎	⟹ (木乘土)	○	
	D	←--- (金虚木侮)	○	⟹ (土虚木乘)	D	

相乘和相侮都是不正常的相克现象,两者间既有区别,又有联系。区别在于,前者是按五行的相克次序发生的过强克制;后者是与五行相克次序发生相反方向的克制。两者间的联系是,在发生相乘时,也可同时发生相侮;发生相侮时,也同时可以发生相乘。五行间的每一行与每一行之间的相乘或相侮,都会给临近的某一行乃至整个五行系统带来不利的影响和消极作用。

中国医学认为,构成人的生命机体的各个系统(行),都可能发生相乘和相侮的故障,从而导致生命的某种病理现象的产生,而只要发生具体"疾病"的某一系统得不到及时治疗和回复不到原来的相生、相克的正常循环制化状态,那么人的疾病就难以治愈,其至

---

① ⟶　相克　　　　　　○　正常态
　 ---►　反克(相侮)　　◎　过强态
　 ⟹　克制太过(相乘)　D　过弱态

会导致生命的死亡。用这个观点来分析中国传统社会,我们就会从社会的五结构系统的相乘、相侮的反常制约中,得到社会发展的某种接近生命底蕴的认同,从而对中国古老的宇宙观和生命观发生更大的兴趣。

第二节 "医案"——魏晋南北朝

读者也许早就产生了这样一个疑问:在中国大一统的封建社会历史中,曾经有相当长的一段分裂时期,这就是众所周知的魏晋南北朝时期,那么对背离中国封建社会五结构系统的相生、相克制约有序的魏晋南北朝,这三百多年的"病态"社会现象,该如何解释呢?换句话说,也就是如何用五结构系统相制约的理论,对这一"病态"的社会现象——魏晋南北朝,作出合乎科学的解析。

这也是我以下要以五结构相乘、相侮理论对社会历史现象作"切片"研究的一个实例。解决了对魏晋南北朝的"病理"分析,对历史上的相类似"病理"现象,也就毋用多作解释了。

如果说,中医学认为人之所以会生病是天感人应,即由于自然界的各种因素(如"六淫")或人体的内在机理(如"七情")对人体的某一结构系统发生破坏作用,使生命相生、相克机制失衡,从而导致人的机体的病变,那么,中国大一统的封建社会之所以会出现动荡、分裂的"病态"局面,也同样离不开大自然的影响和人(类)的自我"侵蚀",如天灾人祸造成的粮食歉收及饥民的反抗等。由此使社会的某一结构系统首先受"害",发生"病变",从而波及其他系统,导致整个五结构系统的制约失衡,产生社会动荡或危机。

那么魏晋南北朝时期的主要"病症"在哪里呢?诚然,对发生偏离历史发展轨迹的社会现象进行考察时,可以找出各方面的种种原因,但是无论原因有多少,其中必然有一种为主的因素在起着主导作用,这就是社会的某一结构系统(行)首先受"病",从而使得各结构间相互乘、侮,越演越烈,最终导致"危机"的到来。对魏晋南北朝时期来说,这个首先受"病"的结构系统就是社会血缘结构(木行)。

那么,社会的血缘结构是如何"病变"的呢?

我们知道,远古的中原地带是一个汉民族聚集的地域,中国这个国家或者说中华民族,又是由汉民族氏族社会的父系家长制蜕变而来的一个以血缘纽带为基础的宗法一体化社会组织。秦、汉以来,她又逐步向封建的大一统形式迈进,并且臻趋向完善。因此,汉族的血统是使我们这个古老的国家得以聚合、定形的一种强力粘合剂。而社会的血缘结构的纯洁稳固性,在社会向大一统的进程中起着举足轻重的作用。

不可否认,魏晋南北朝正是西北少数民族向中原汉民族实行大规模、长时间冲击的历史时期。于是,以汉民族为主体的社会血缘结构便遭受到一种外力的强侵蚀而发生了三方面的"病变":

(一)血缘成分的变异。如据《晋书》记载,那个时期中,西北少数民族入居中原内地的总人数达到 870 万人之多(《晋书·帝纪第二》)。即使在西晋人口最多时的 1600 万人中,这个数字所占的百分比依然高达 54%。

让我们再来看看在汉人政权统治下的南朝人口又是如何一种状况。朱大渭先生在《南朝少数民族概况及其与汉族的融合》一文中谈到,当时的人口结构中蛮、俚、僚三族人口的一部分就达 300 万人左右。如以《宋书·州郡志》记载的刘宋大明八年(公元 464

年)总人数为 546 万余人推算,以上三种少数民族的部分人口,同样占据了南朝政权统治下总人口数的一半以上。

从以上例子可以看出,汉族人口的递减和少数民族人口的剧增,从根基上动摇了以汉族血统为主体的社会血缘结构。

(二)血统权的更替。如果说仅仅是少数民族在人口的绝对比例上占了优势,还不至于使整个汉化的社会血缘结构发生危机和"病变",而真正的危机来自于血统权的更替。

这里有必要认清一个血统权的概念。在血缘宗法一体化的古代中国,它一般表现为两种形态:一种是在"同姓从宗合族属"的血缘实体中所具有的"别子为祖,继别为宗,继祢者为小宗"(《礼记·大传》),"大宗能率小宗,小宗能率群弟"(《白虎通德论·宗族》)的以大宗宗子为首的族性统领权,这种血统权一般表现在同一个民族之中。

这种血缘宗法统领权放大到国家之中,就使得族权与君权相混一体,表现为一种政治关系。因此,在一定意义上政治权力又是血统权力的象征。"天无二日,国无二君,家无二尊。"(《礼记·坊记》)国与家族相通,君统与宗统合二为一。这样就为专制皇权的统治打上了深深的血缘烙印。

当天子的可以不都是圣贤,但必须是父子相继,天下的臣民也都成了他的子民。因此,虽然东汉以后三国鼎立中的魏、吴强大,却终被认为是反叛之国,害得曹孟德非"挟天子以令诸侯"不可,而弱小的蜀国则被看成是皇室正继。

血统权的另一种形态是对不同民族各自的血统地位而言的,而血统权的更替则表明了一种血统的民族对另一种血统的民族的权力制约。魏晋南北朝时期,各少数民族纷纷入主中原,汉族统治岌岌可危。到了十六国、北朝时期,绝大多数政权都是"五胡"所建立的了,皇权如走马灯似的转换,原来汉血统独掌天下之权的局面被多民族血统的更替所打破,由此使社会血缘结构的"病变"日益加深、加重。

(三)各血缘体的融通合力。这首先表现在非汉血统首领的汉化认归上。他们纷纷引经据典地来证明自己的祖上曾是汉血统、或与汉血统有直接血亲的人。这时孟子的"舜为东夷之人,文王为西夷之人"的观点,也由《新语》改为"大禹出于西羌,文王生于东夷(《盐铁论》引作北夷)"。这种理论,被十六国君臣引为匈奴等族入主中原、继承祖业、重振血统的一个依据。再如十六国时的刘渊,本是匈奴族人,他不但宣称自己的先人与汉朝刘氏约为兄弟,而且以夏禹和文王为例,扬言"惟德所授"乃取得帝王资格的唯一条件(《晋书·载记》)。同时,还将国号定为汉。

后来的代王拓跋珪亦如此,他本为鲜卑族,但他接受崔宏等人的建议,改国号为魏,不再提夏禹和文王,而干脆自称为"黄帝之后",像汉高祖那样,是"旷世继德,天人俱协"的"革命之主"。

然而,对于入主中原的匈奴、鲜卑等族来说,不管如何自诩正统,其"五胡"之为"夷狄"的历史和现实是无法抹去和掩饰的,只有全面的"用夏变夷",即在社会制度、经济文化、风俗习惯等方面向"诸夏"看齐,才能变夷为夏,一统天下。在这方面,十六国、北朝的许多国君都为此作出了努力,而北魏孝文帝的汉化改革政策更是成功的范例。他使不同民族的血统在某种形式下得到了融通,并合力为一种强大的社会力量。

综上所述,魏晋南北朝时期,由于原来以汉血统为主体的社会血缘结构受到了来自上述三方面的"病变",使得自身"虚火"上升,从而使原来社会相互均衡制约的五结构系统发生了不正常的相乘、相侮的"病症",于是原来大一统的社会完全处于一种剧烈的动荡和分裂之中。

第三节 社会结构的相互"病变"

"病症"之一是"木侮金",即社会血缘结构(木行)对社会政治结构(金行)的反克。反克的结果,便是造成皇权的衰败和充满血缘色彩的门阀贵族势力的强盛。具体地说,就是皇帝权力被不断地削弱。

在政治机构上表现为官僚机构逐渐被世袭贵族所垄断,如九品中正制替代了汉以来选拔官僚的察举征辟制度就是最好的见证。

我们曾在五行相生的社会律令中说过,由于中国封建社会以宗法血缘关系为社会组织的原生态,从而向国家这个高级的社会组织渗透放大,使国家这个政治结构呈现出宗法家族化形态,如国与家的"同构"性、皇帝与家长的"对等"关系等等。但是,这不等于说国这个社会组织机制与家那个社会组织机制是完全对等合一的,两者只能说是在某种形式上的相似,而在具体内容上则有着根本区别。如维持一个家庭或统领一个家族可以通过亲亲、尊尊的血缘关系来达到,但要统治一个国家,把握一个社会的整体就复杂得多了。其中的关系是无需多言的。

由于中国封建社会的政治结构是君主专制与中央到地方的官僚体制上下融通合一的,因此,皇帝下面虽然还有血缘色彩极浓的皇室贵族和宦官两个旁支系统,但这两个系统并不属于国家机器中的职能部分。尽管由于他们与皇帝关系密切,使得他们往往能参政、谋权、甚至左右国事,但最终是没有直接的行政支配权的。

因此,君主专制的政治统治一般是以控制从中央到地方的官僚机构得以实现的。而所谓的控制,一是皇帝对从中央到地方的各级官员有直接的调配、任免权,并相应有一整套的选官制度来保证官员的质量和承接;二是遏制官僚机构的腐败倾向,如打击官僚中的个人势力和门阀贵族化现象,以保证皇帝的绝对权威和政令的畅达。

然而,魏晋南北朝时期,由于社会血缘结构的"病变",导致了向社会政治结构的"反克",即"木侮金"现象的产生,于是王权衰落,皇帝对官僚机制失去了控制权,使封建君主专制的社会政治结构遭到不断瓦解。

如果我们再以五行相乘、相侮的观点作进一步分析的话,那么,以上的瓦解导致的另一个连锁性社会"病症",即"病症"之二,便是"金虚火乘",即社会的人伦结构对社会政治结构的过强克制。

本来,作为人的一定等级关系的社会人伦结构,反映的是社会血缘结构的一个组织功能,它作为一种社会结构形态,对于社会的政治结构只是从观念的力量上实行影响和制约的,它并不要求、也不可能达到把宗法血缘化的家族组织形态输入到社会的政治结构这个组织形态中去。

但是,由于"金"的虚弱,即王权的衰败,皇帝对官僚机构的控制权的丧失,便导致了血缘门阀等级观念对社会政治结构这一组织形态上的强行输入。于是,整个官僚政治机构中的门阀贵族势力逐渐强大,门第等级观念日益加深,整个封建官僚阶层的机体腐化不堪。而越是如此,王权就越加衰败,封建专制的大一统局面就越不可能在短期内恢复。考察魏晋南北朝之际的官僚阶层，就是这样一种情形。关于这种情形史家多有论述，这里不作展开。

"病症"之三，是"木乘土"，即社会的血缘结构（木）对社会的经济结构（土）的过强克制。

前面我们已经分析过中国特殊的社会血缘结构对社会经济结构的影响和制约，并强调，如果说西周社会重在以宗族制形态贯穿了整个社会经济结构，那么东周社会的激烈动荡则表现为家族制度代替宗族制度，也就是以家族为单位的土地所有制替代了一个以宗族为单位的土地所有制。以后当中国完全进入封建社会以后，这种以家族为单位的土地所有制便得到了充分的肯定和推行。

用社会发展的观点看问题，这种替代是历史的一大进步，它表明社会的经济结构由领主经济向地主经济过渡并转化，土地耕种者的人身自由度也得到了一定程度的解放。

然而，魏晋南北朝时期，由于社会血缘结构（木）的"病变"，被它所克的社会经济结构（土）就脱离了社会五结构形态之间均衡制约系统，发生逆向"病变"。其特征表现为社会经济结构出现了由地主经济向领主经济的倒退。这一时期的坞堡组织和宗主督护制经济就类似历史上的领主式经济组织形式。西晋灭亡以后，这种领主式的坞堡主经济又得到了进一步的发展，并部分地取代了原有的地方行政组织系统。

我们知道，领主经济和地主经济最重要的区别在于被统治阶级对统治阶级的人身依附的裂度上。在领主经济中，宗主对族内所有人家的土地享有支配权，不但对类似农奴的劳动者有人身管理权，而且操有生杀权。它使社会的经济结构显示出过深的血缘化痕迹，所体现的人身依附裂度就小。反之，在地主经济结构中所反映的人身依附裂度就大,而所显示的血缘化痕迹也就浅。

魏晋南北朝时期的经济结构所显示的人身依附关系的裂度正是不断地缩小,而血缘化痕迹则越来越深。如史家们说的"客皆注家籍"(《隋书·食货志》),就是当时这种社会经济结构的反映,它使自耕农逐渐失去独立户籍,而归向主人户籍。关于这一时期的领主经济化倾向,还有北朝的"部曲"制度和南朝的"荫客制"等等,史家亦多有论说,这里也不再展开。总之,由社会血缘结构的"病变"所带来的社会经济结构的"衰退",确是魏晋南北朝时期的一大难以治愈的"病症"。

经济是社会的基础,它的"病变"必然给受它制约的社会上层建筑带来震动。于是就造成了社会的第四个"病症"——"土虚水侮",即由于经济结构(土)丧失了对社会意识形态结构的均衡制约,而使社会意识形态结构(水)脱离正常循环制约的轨道所引起的"病变"。受这种"病变"打击最大的,首先就是社会进一步动荡,生产力发展受到阻碍。

社会意识形态结构的"病症"之一,是儒学的信仰危机。一些封建知识分子企图摆脱困境,开始对儒学进行发难,使原为社会意识形态结构主体的儒家文化体系遭受到来自各方面的攻击。如有人企图推翻汉代经学,重建儒学;也有人从事先秦诸子研究,想别创新说;更有人崇尚法术,如曹操、诸葛亮等;以及好论纵横术,如刘陶、王衍等。于是,以儒学为独尊的社会意识形态结构开始逐步瓦解。

西晋时虽然也有傅玄、刘寔之辈致力于儒学的中兴,但终究抵挡不住兵败如山倒的衰败趋势。到了东晋以后,儒学衰败的局面简直到了无从修复的地步。但是,人们又不可能长期失去精神支柱。于是,清谈玄学和道家思想便乘虚而入,并得到了长足的发展,最终替代儒学,成了那个时期社会意识形态结构的主体。

社会意识形态结构的"病变"之二,是佛教的兴盛。

佛教是东汉后期传入中国的一种外来文化。刚入中国时影响并不大,但为什么到了魏晋时期,它的影响就会直线上升呢? 这里有一个环境和时机的问题。

本来,在强大的儒学面前,佛教作为一种外来文化,在中国要想找到一块"生根"的土地是异常艰难的,更何谈"开花、结果"了。因为社会也像人的机体一样,有一种本能的排异功能。即使连儒学以外的诸子百家思想也要受到儒学的排异,更何况外来的佛教文化了。

但是,由于魏晋南北朝时期儒学的衰败并最终失去了原先在意识形态结构中的主体地位,使玄学和道学得以取而代之。而玄学的兴起,正好为佛教的玄空之学在中国的合拍、立足与传播提供了肥沃的土壤和湿润的气候。于是,佛教终于在中国这块古老的土地上兴盛起来,并与玄学、道学一起,成为儒家文化难以再次登上"独尊"宝座的"劲敌"。从此,中国古代的主体文化形态,即社会的意识形态结构,不得不走上一个以吸收和消化外来文化的重建过程。这也是为什么史家往往将六朝以后的中国传统文化,定义为儒、道、佛三家合一的文化形态之道理所在。

从"木侮金"到"金虚木乘",从"木乘土"到"土虚水侮",社会五结构形态在魏晋南北朝时期经历了痛苦的"病变",它造成的直接后果,就是使大一统的中国处于长期的分裂和动荡不安之中。

以上只是我对魏晋南北朝这一三百多年的历史总进程所作的一个基本评估。就这个时期的某一个特定环境或特定时期来说,动荡、分裂中还是有着相对稳定和统一的时期的。不要说三国鼎立、两晋延续给历史大动荡中带来的某种稳定,即使像南北朝时,北方十六国的更替,南方宋、齐、梁、陈的改朝换代,也给动荡的社会以一喘息之机。

同理,如果我们对魏晋南北朝时的这种政权的割据和迅速的建立又急剧更替的历史所呈现出的另一种稳定现象作进一步分析,也同样能够从社会五结构均衡制约的理论中找到根据。曾有人将我所说的这种相对稳定期称作为"亚稳态结构"①。虽然这一说法有其一定的道理,但是,如果用社会五结构均衡制约的理论来看,这种所谓的"亚稳态结构"只不过是大一统的社会稳态结构在特定的历史时期的一种"病变",其运动规律就深藏在五结构形态均衡制约的社会系统中。

第四节 社会结构"受病"的先发点

以上我们用五行相乘、相侮的理论,较为具体地剖析了中国封建的大一统社会之所以会引起如魏晋南北朝时期长达三百多年之久的分裂、动乱的"病症"。从以上的论证中,我们可以得到如下的启示:

社会五结构形态的均衡制约,是整个社会能处于长期稳定局面的保证。但是,稳定只是相对的,因为没有任何力量能保证社会的每一个结构形态不发生"病变"。而一旦某一个结构发生"病症",就会导致一系列的连锁反应,使社会的均衡制约状态"失衡",

---

① 金观涛:《在历史的表象背后》,四川人民出版社1983年版。

于是社会的分裂动荡等危机就随之产生。

这种情况的发生，就像一个人的生命机体的疾病传变那样。中医学以五行的特性来分析和解释生命机体的脏腑、经络等组织器官的属性；以五行间的生克制化来揭示生命机体的各种生理功能之间的内在联系；以五行间的乘、侮来阐释生命机体受病情况下的相互影响。中医学这种对人体生命功能的运化理论，着实是我们分析研究人的社会形态的一种行之有效的方法。

社会五结构形态相乘、相侮的状态告诉我们，社会的每种结构形态都有可能首先"病变"，然后波及它方，并使整个社会的均衡制约系统遭受"重病"，导致社会危机的到来。

当然，导致社会某一结构系统首先"病变"的原因是多方面的，这里有内因，也有外因，对于这些问题固然可以作进一步地探讨和研究，但是有一点是可以肯定的，即任何一方的首先"病变"，都与其他几方的某种致病因素相关。正是由于其他几方的致病因素的存在，并通过相互影响网络的传递，才使某一方被首先"攻破受病"，从而造成疾病传播的恶性循环制约。

如以上我们分析的魏晋南北朝时期，如果说西北少数民族的冲击是使社会血缘结构造成突发性病变的关键因素（这也可视作是某种外部因素），那么东汉后期经济结构中的土地兼并，政治结构中的外戚、宦官专权、人伦结构中的农民暴动等，都是导致西北少数民族冲击有效，从而使社会血缘结构"受病"的社会内在致病因素。如果没有这种种内在致病因素的存在和发生（尽管它们也许还构不成造成大一统社会危机的威胁），外因要想侵袭庞大的社会机制，也是难以奏效的。如中国历史上少数民族冲击汉政权的情况时有发生，西汉时刘邦就曾采取过一系列的遏制手段，使大汉王朝得以巩固统一。而魏晋南北朝时期之所以会使外族冲击成功,汉统治政权下的社会各结构形态中的致病因素的存在和发生是不言而喻的。

这又可以使我们得到这样一种假想,我们是否可以将整个封建社会历史上由于外族入侵而使社会发生动荡,最后被改朝换代的那种社会"重病"症状的直接原因,均归属于社会血缘结构的首先"病变"呢? 看来假想是能够成立的。

当然,由社会其他结构形态首先"受病",从而导致中国大一统社会遭到瓦解的情形同样存在。社会人伦结构(等级关系)的"病变",如陈胜、吴广这些处在社会最底层的农民起义,就是统一的秦王朝遭到毁灭性打击,并最终被推翻,造成社会历史动荡的直接动因。①

再看社会政治结构的首先"病变"。如历史上著名的"安史之乱",就是由于王权的削弱,君主专制的政治结构内部发生兵变,从而直接导致了藩镇割剧、社会分裂、动荡局面的产生。

再看社会经济结构的"病变"。历史上由于天灾、饥荒、土地兼并等原因使农业经济遭到破坏,从而引起社会动荡,最终导致农民起义,使大一统社会遭到瓦解的情形大致属于这一类。

至于社会意识形态结构首先产生"病变",对封建大一统社会的瓦解,一般不构成直接的动因,但它往往可以作为一种使社会五结构形态的均衡制约系统失灵的强大干扰源。如清朝后期,由于西方各种思想的传入,导致了中国维新变法思想的兴起,给封建大

---

① 中国历史上的农民起义往往是由于土地问题引起的,而秦末农民起义应当别论。

一统社会固有的自身调节机制带来的打击等等。

关于以上的这些"病变"，固然还有许多其他因素，而且作为某一"受病"的社会结构，还将传变于其他社会结构，并引起一系列"病症"。如此种种，我不再详作论述。

需要加以说明的是，关于如何运用阴阳、五行的原理，分析说明中国封建社会大一统破坏后的修复过程，是有待进一步研究和探讨的。

然而，当一个社会由"动荡"或"崩溃"的"病态"向"国泰民安"的"常态"修复时，也必须像人的机体那样，需经过一定的恢复期。正因为如此，历史上每当社会从"动乱"向"稳定"过渡时，统治阶级多采用"休养生息"的政策，来调整人的各种社会关系、增强国力，以便为重新开始的大一统社会补足"元气"。

当然，社会机制的修复和人体的康复所呈现的具体方式有一定的差异，但是，殊途而同归，最终达到的结果却是相同的，这就是"阴平阳秘"、五行相生有序、相克有常的共融状态。

第二十章　生命的玄机与启示

近代的中国,犹如一个病入膏肓的巨人,其古老的、曾显示了强旺生命力的阴平阳秘的组织形式和五行运化的五结构均衡制约社会机体,再也无力抵抗伴随着枪炮、兵舰的外来文明的猛烈冲击,最终走到了生命的尽头。

她"长寿",其颜面却那样的苍老;她的形体庞大无比,其功能却已经衰竭。然而,一个生命可以死亡,无数个生命基因将得到遗传或永存,死亡孕育着新生。

中国新的社会仍将按照自己的方式踏上新的生命征程。今天,当我们回首历史、瞻望未来时,无不为一种复杂的心态所困扰:既为曾超越别人的光荣而骄傲,又为曾受人挨打的耻辱所痛心;既为老祖宗遗传下来的文明精华而兴奋,又为"斩不断、理还乱"的文化糟粕所叹息。然而,历史需要我们鼓起勇气,以科学和理性去重新审视过去、现在和未来,以开创一个崭新的世界。对此,我们才作了以上的探索。正如成绩总是伴随着不足,希望总是夹带着忧虑一样,如果对我们的这种探索作一公允的评价的话,成绩和不足确是同时存在的。

下面我想就以上的问题作一必要的补充说明。

第一节　生 命 的 玄 机

首先，我们以中医学对人的生命系统所认解的相乘、相侮规律来论证中国古代社会历史的"病症"是很不完整的。

相乘、相侮只是生命五行系统中相克制化的反常现象，或称"病变"状况。对生命的五行间相生制化来说，也存在着反常现象或"病变"状况，它包括了"母病及子"和"子病犯母"两个方面。所谓"母病及子"，是指疾病的传变，从母脏传及子脏，如肾属水、肝属木，水能生木，故肾为母脏，肝为子脏，故肾病及肝，即母病及子。其他五行间的相生病变亦同理。所谓"子病犯母"，又可称"子盗母气"，与上述的疾病传变途径正好相反。

因此，对一种社会历史来说，也会出现由社会五结构形态相生制化过程中出现的"病变"。关于这一方面，我在书中没作论证，这是一种不完整。

另外，中医论及生命之阴阳、五行，言阴阳必带五行，言五行必及阴阳。同理，对社会历史作生命系统的认解也应当如此，而我在书中对五行中的阴阳关系没有作展开论证，这又是一种不完整。如此等等，不完整性是绝对的和多方面的，这有待今后作更深入、全面的研究。

第二，对人的生命系统来说，五行的生克制化只是说明了人的生命系统在生理功能上所具有的相互影响、相互作用的协调平衡。由于生命是玄秘的，因此仅仅用五行间的相生、相克、相乘、相侮等规律，是难以对复杂的生命现象作出足够的分析的。如人在疾病的情况下，由于受邪的情况不同，患者禀赋的差异，以及各种疾病本身发生、发展规律的不同,使得生命体中的疾病传变并不是完全按照五行的生克乘侮规律依次相传的。关于这个观点,中医学典籍《黄帝内经》中已早有论述。

用以上的观点看问题,仅仅用社会五结构形态的均衡制约理论来阐释复杂的社会历史现象和规律也是远远不够的。只有在对社会和历史的状况作更为深入细致的调查研究和占有相当充分可靠的数据资料的基础上,才能找出合乎社会历史发展的更为严密的规律。这也是社会科学始终为之努力的方向。

第三,阴阳、五行学说是我国古人的宇宙观和方法论,它对中医学理论体系的形成和发展起过深远的影响。中医学以阴阳、五行学说对人的生命进行认解和阐释,不但促进了独特的医疗体系的形成和发展,而且反过来以对生命认解的新成果丰富和发展了中国古代的宇宙观和方法论,并为我们今天能从生命科学(哲学)的高度来认识社会历史,提供了极为有意义的启示和帮助。

然而以上只是问题的一个方面。另一方面,我们也应看到,由于受当时社会历史的局限,作为我国古代宇宙观和方法论的阴阳、五行学说,还存在着相当的局限性。因此,无论用它来研究人的生命还是阐释人的社会历史,都会给我们认识问题和解决问题带来困难或谬误。

再一方面,迄今为止的人类理性,已能够将人造天体送入宇宙轨道,但对自身生命的认识,则始终徘徊在困惑的谷底。又由于生命充满了玄机,即使人类能够"出入"于生命的那道玄秘的"命门",但终究难以探明其中全部奥秘。因此,中医对生命的阴阳、五行的理论体系既是一种"科学"的理论体系,又是一种有待于进一步整理和发展的理论体系。用这个观点看问题,我们就会发现,用中医对生命认解的理论对人的社会历史发展作研究,既是有价值和有意义的,又是有待于进一步完善和提高的。

由上可知,无论在自然科学还是社会科学领域中,一定的理论总是为一定的实践所证明了的,即使这种理论还存在着某些问题或不够完善,它终究能为我们在向真理前进道路上迈出具有历史意义的一步。今天我们谁也不会对受到爱因斯坦相对论挑战的牛顿万有引力论感到可笑。同样,即使是相对论也没有终极真理,也还有许多问题需待更新的科学理论来解决,而任何真理都会在历史的发展过程中留下遗憾和阴影。

因此,我们提出的这一理论假说,一定还存在着很大的历史局限性。另外,本书对这一假说只是进行了框架上的论证,还有许多问题没有细加论及,这也是这一假说显得"不很完整"或"不很成熟"的原因。但是无可否认,用中国人的思维方式,用中医学对人的生命认解的方法来剖析中国古代的社会历史,是一种极其有意义的尝试性探索,它既有活力,又有风险。因此,这种探索,与其说是在发现某种规律或真理,还不如说是在寻找智慧和启示。我愿与同行们共同努力。

第二节 生命的启示

生命的延续告诉我们,任何一种崭新的生命机体内总带着固有的遗传基因。而一个新的社会替代另一个旧的社会时,表现为社会遗传基因的文化传统是谁也排斥和否定不了的。

中国的社会历史是整个人类社会历史的一部分,中华民族悠久的文化传统是整个人类文明的宝贵财富。用当代著名的历史学家汤因比的话说,中国如果不能取代西方成为人类的主导,那么整个人类的前途是可悲的。① 因为占全世界总人口四分之一以上的中国,在古老漫长的社会历史中所创造的文明精髓——和谐,正是全人类文明发展的主干和趋势。

生命需要和谐,社会需要和谐。中国古代社会的阴平阳秘的组织形式和五结构均衡制约系统,反映了一种社会长期得以和谐、稳定的现实。这一现实是客观,同时也受到人的主观的影响,即是主、客观长期融通合一的结果。

如果以人类这一生命族类能在地球上延续的总时间来衡定,迄今为止的人类历史只不过刚刚开始迈步。人的生命延续尚且如此,人的生命的聚合形态——社会,又何尝不如此呢?

历史是公正的。中国古代的阴平阳秘的社会组织形式和五结构均衡制约系统,虽然给封建社会带来过繁荣和进步,也带来过落后与愚昧,同时还造成了整个社会发展呈封闭的圆圈式往复循环轨迹,使落后的中国饱尝了资本主义枪炮的滋味,但是,无可否认,中国社会的发展道路在人类历史发展中具有独特的不可取代的意义。对待我们民族几千年来的文明历史,我们既不能妄自尊大,更不能妄自菲薄。科学的态度就是从实事求是的分析研究中把握其发展的主脉,焕发其生命的风采。正如毛泽东所指出的那样,中华民族具有自立于世界民族之林的能力。只要我们能够正视我们的民族文化传统,我们就一定能够从人类文明的宝库中找到并掌握使自己真正强大起来的武器。到那时,历史也许就会迈动另一条腿了。

---

① 《谁将继承西方在世界的主导地位?》,载美国《思潮》月刊,1974 年 9 月。

用以上的观点看问题,我们今天就能从充满生命意蕴的中国古代社会历史进程中得到如下的启示:

(一) 只有社会的稳定,才能使社会生产力得到发展。而社会的稳定是由作为社会各个结构的相互协调、均衡制约造成的。因此,要想使社会得到稳定的发展,必须重视和发挥社会各个结构或机制的作用,并处理好它们之间协调发展的关系,而轻视或忽视任何一个方面,都将给社会的稳定带来极大的危害。

(二) 社会的生命构造形态告诉我们,由于外在的(如自然灾害)和内在的(由社会机制自身引起的"病变")种种原因,社会会陷入一种"疾病"状态。医治这样的社会疾病,决不能采取头痛治头、脚痛医脚的办法,而应当从社会各个机制均衡制约的关联中寻找解决问题的方法,然后才能对症下药。

(三) 一个社会就像一个人的生命一样,它本身是一个开放的系统,而其内在的均衡制约机制的一个重要作用就是为了适应外界并与外界保持一种和谐。一个社会需要吸收外来文明就如同一个生命需要不断地摄取食物、空气、阳光一样,任何闭关自守、排斥外来文明的作为,最终将导致社会机能的"病变"或衰竭,并加速其腐朽和死亡。

(四) 如果我们把中国封建社会的固步自封归结为是由于社会阴阳、五行制约系统的结果,由此得出今天要求得社会的发展就必须打破这种社会结构的均衡制约机制之结论,就大错特错了;同样,如果我们为了求得今天社会发展的稳定和巩固,重新捡起封建社会的那一套老古董也将犯极大的错误。

马克思主义的唯物史观告诉我们,历史的发展不是圆圈式的循环往复,而是螺旋递进式的。即使是中国封建社会的历史发展,也不完全是"死水一潭",这点已为许多史家所论证了的。因此,我们对中国古代社会的阴阳、五行的生命模式的态度应当是扬弃,而不是否定;是借鉴,而不是照搬;是发展,而不是保守。

我们期待着更新的社会发展历史时期的到来,正像我们期待自己的生命焕发出更光采的活力一样。

附　录

一、阴阳文明的主旋律与变奏

——中国传统性文化的中医学阐释

如果说人的性欲在根子上如同飞禽走兽一般,只不过是猿的祖先遗传下来的延续种族的本能性生理冲动,那么性作为一种人的头脑中的意识符号,从来就不是什么纯生理现象。性作为一种人类文化符号,它不仅是人的一种本能显现,还是人的生理因素和心理因素自然本质和社会本质联结在一起的枢纽。无论是远古人类对生殖器的狂热崇拜,还是中国封建专制下的"存天理、灭人欲"的道德伦理,抑或今日世界的所谓"性解放",性始终作为一种文化现象,往来于男女之间,穿梭在众生之中,一定程度上制约着历史的发展,摆布着人类的命运。中国传统社会的历史进程背后同样暗伏着一股性文化源流。

在中国传统文化中,中医学作为一种特定的生命文化形态,对性文化曾产生过深刻的影响,并在一定程度上左右了传统文化的建构与发展。驱散笼罩在中医学与性文化关系上的迷雾,有助于我们深刻认识中国传统文化。

一、性意识与阴阳文明

成书于商周之际的《周易》,是中国传统文化宝库中一口取之不竭的"深井"。以阴阳之说构架而成的这口中国传统文化之"深井",其实可从原始初民的性意识中找到源头。

中国古代的哲学家告子说:"食、色,性也。"(《孟子·告子上》)从男女合爱、"十月怀胎"到"一朝分娩",最直观和原始的生命观念便从男女两性的交媾中产生出来。于是,性便成为一种生命的象征,成为原始先民们神圣而崇高的顶礼膜拜物。

人类初期对性的狂热崇拜,经过漫长岁月的积淀,便在心灵深处逐渐建筑起一个有关性的理性王国。于是性意识这种源于生命底蕴的内在涌动,不再仅仅是作为人的动物性本能的自然渲泄,而成为一种由动物向智慧动物进化的阶梯。在这个进化过程中,最显著的特征就是自然而然地将人对两性的价值关系抽象升华成为人对自然的价值关系。在中国传统文化中,较早、较系统体现这种理性认同的就是以《周易》为代表的中国传统阴阳文化体系。于是,中华民族整个文明大厦便在此基础上建立起来。

《周易》将男女两性比作天地,认为天和地就是宇宙间的男女,天地间的万物离不开天(男)地(女)两种基本势力的交合作用。如《周易》中说:"刚柔相摩,屈伸相感而利生焉。"其"刚柔相摩"、"屈伸相感"就是对男女两性交媾行为的具体描述,并形象地阐明了"天地絪缊,万物化醇;男女构精,万物化生"的天人观。它构成了中国古人从男女两性相摩交媾的经验和直观认识中引发和形成的关于天地的阴阳絪缊相盈而使万物滋生(包括人的诞生)的素朴的宇宙生成论。

《周易》中贯穿的这种对中国古人性意识的描述和总结,为我们将人的性意识认作中国传统文化发展之源提供了详实的论证。同样,医学是古人研究人类生命现象的前沿科学。所以,医学作为生命文化的忠实体现,也反映着传统文化的这一面。

中国传统文化在其建构过程中受中医学的影响是显而易见的。首先,中医学认为天地是生命起源的基地;有了天地,然后"天覆地载,万物方生"(《素问·阴阳离合论》)。这里万物当然包括人在内,而天与地是宇宙间阴阳二气的体现。故曰:"清阳为天,浊阴为地。"(《素问·阴阳应象大论》)为什么孕育生命的天地一定是宇宙间表现为阴阳对立的二气而不是三气、四气呢? 这显然要归之于原始两性意识经过抽象思维后的一种文化认同。

其二,中医学认为精(气)是生命的本原物质,这种精气不但先身而生,而且具有遗传特性。故曰:"夫精者,身之本也。"(《素问·金匮真言论》)"故生之来谓之精,两精相博谓之神"(《灵枢·本神》)。这里的"精气"是指禀受于父母的"先天之精"。父母之精气相合,形成胚胎发育的原始物质。所以说:"人始生,先成精,精成而脑髓生,骨为干,脉为黄,筋为刚,肉为墙,皮肤坚而毛发长。"(《灵枢·经脉》)"血气已和,营卫已通,五脏已成,神气舍心,魂魄毕具,乃成为人。"(《灵枢·天年》)人生下后,先天之精又要靠后天之精的培养和补充,才能使生命活动生生不息。以上那种由父母两精相博而产生新生命的过程描述,更显示出文明人对原始人性意识从感性认识到理性顿悟的拓展。

其三,虽然中医学在其形成过程中明显地受到了传统文化的影响和制约,但是,中医学对生命赖以滋生的基地到人的生命胚胎的发生发展和对生命体的解释不能不说对中国传统文化的定型产生了深刻的影响和巨大反作用。中国古代素有"医易同源"和"医易相通"之说。它表明:(1)被称为中国传统文化之发端的《周易》,成书于战国、秦汉时期。中医的典籍《黄帝内经》的成书年代与《周易》相仿。这就从时间上证明医学和易学不但同属一个共生的文化源——原始性意识,而且它们在其各自的建构过程中又是相互影响和作用的。两个体系,你中有我,我中有你,甚至你我不分。明代学者孙一奎说:"深于《易》者必善于医","知医而不知《易》者乃一隅之见也。"(2)对于中国传统的"天人合一"的理论,我们一般都是从"天"向"人"的认知过程来理解和认同的。也就是以"天"来规范"人"而往往忽视了对于"人"向"天"的认知过程的研究。因为就生命自身所具有的特殊规律而言,认识它无疑能为人类更完整、准确地认识整个宇宙提供一种致思的途径,这也是生命文化能为之一展宏业的缘由。对此,中国古人早已进行了这方面的努力。中医学就是研究人的生命规律的学说,它的形成和发展无疑为中国传统的"天人合一"思想的完形和确立提供过某种积极依据。对此,我们应当引起重视和深入研究。(3)由上而知,在以易学为代表的传统文化的定型过程中,中医学作为一种生命文化形态,它的作用不仅在与易学那种耳鬓厮磨的关系中体现出来的,更是在性意识向生命文化并最终向传统文化转型的内在机制上显示出价值的。生命文化是一种隐涵在传统文化背后并与传统文化混为一体的文化机制,是传统文化得以运转的血液和动力源;而医学作为生命文化的一种表现形式,对生命的解析旨在使传统文化在其建构和存在的意义上更加富有生命的内涵。

所以我认为任何一种民族文化中都蕴涵了那个民族对生命内涵的独特理解。如上所述,中国古人在性意识的启示下,通过医学的合力对生命内涵及其显示出的关系的理解,创造了具有中国特色的"阴阳文明"。然而,就中医与性文化关系所体现出的对传统文化的意义,不仅反映在其通过生命文化的形态对"阴阳文明"的建构所起的促成作用，还体现在对"阴阳文明"的发展中所显示出的协合作用。

二、"存天理"与性选择

中国古人对"阴阳"观，从宇宙本源和物质本体论高度加以界定，认为只有按照阴阳观念来观天法地待人才合乎天理，而天理是既不可变又不可违的。"一阴一阳之谓道"（老子语），"天不变道亦不变"（董仲舒语）。按照阴阳之道办事，就是所谓的"存天理"；它显示出中国阴阳文明的神圣性。

建构在原始性意识之上的阴阳之道，即神圣的"天理"，确实也存在一定的合理因素。它一方面表明古人对事物的看法是辩证的（阴阳合道）；另一方面表明古人对人的社会属性的考察是结合人的自然属性的（天人合一）。正如自然是社会的基础一样，人的自然属性也是人的社会属性的基础。

但是，这个"天理"又是荒唐的，荒唐之处就在于这个理论体系所显示出的致命弱点，即本体价值观上的不平等，并将这个不平等的价值观汇成一条阳主阴次、天尊地卑、男贵女贱的文化枷锁套在人的心灵之上，叫人强按此"天理"行事。

在《周易》八卦中，最基本的是乾（天）坤（地）二卦，即阴阳，即男女。《易·说卦》中说，"乾，天也，故称乎父；坤，地也，故称乎母"，而"天尊地卑，乾坤定矣；卑高以陈，贵贱位矣"，男尊女卑似乎就成为生来不可逾越的"天理"。按照这个逻辑，每个人都能在贵贱等级上找到自己的位置：这就是体现在《周易》中的其余六卦，即长男（震），中男（坎），少男（艮）；长女（巽），中女（离），少女（兑）。

　　这种被神圣化了的本体观,对宇宙中存在的阴阳两种势力,总以阳为主,阴为次;阳永远处于主宰地位,阴永远处于附庸地位。中国封建统治阶级正是借用这个"天理"建立起以男性为中心的宗法血缘专制制度。它与三纲五常的伦理思想结成同盟,为封建专制的统治提供了强有力的社会性保证。人人都按这个宗法条规行事,于是统治才得以稳固。在这个制度下,上到皇位的承袭,下至家业的中兴,非男子不能承其先业;而断子绝孙就是违背"天理"。这就是阴阳文明给予中国人的"不孝有三,无后为大"的精神枷锁。又由于受儒家正统思想制约,夫妻总以原配为好,传宗接代又总以嫡长子为正宗,然而是否会生育和生男生女不由人定。既要遵天理,又要守正统;既要有后代,又要生儿子。中国古人为解除这种双重的精神压迫可谓绞尽脑汁:一方面虔诚地祈祷神灵的保佑,另一方面千方百计地寻找着行之有效的办法。于是,医学便为维护"天理"承担起后一种重任。

　　首先医学在于帮助夫妇受精怀胎。中医认为"生子之道,精气交媾,溶液成胎。故少欲之人恒多子,且易育,气固而精凝也。多欲之人恒难子,且易夭,气泄而精薄也"(《种子金丹》)。这如同酿酒,斗米下斗水则浓烈,酒质醇厚;如果斗米倍下水则淡,三倍、四倍,则酒非酒、水非水,难成好酒。人如果每夜淫纵,遍衔妾婢,精气妄泄,邪火上升,真阳愈枯就不能成胎,即使侥幸生子亦很难养育,或多灾多病。人胎是父精母血交合构成的,因此对女子来说,如若月水不通、经血不调,则不能成胎,即使偶成也难以养胎。为了调精养血,促使夫妇受孕养胎,中医备有一系列的偏方。除了吃药,选择男女交合的时辰也异常重要。《妇人大全良方》中说:"求子交会,古有择吉日良时,天德月德及四时旺相,避忌丙丁。《幼幼新书》著御女日期诸说，似属迂远，不足凭也，然惟天日晴明、光风霁月、时和气爽之宵，自己情思清宁，精神闲裕，不待择而得天时之正，弗在日月电光之下，神社井灶之侧，冢枢秽污之处，又得地利之灵，兼之以前所云，清心寡欲之人和，则得子定然贤智，无病而寿。"

然而受精怀胎尚难遵"天理"，唯有怀胎生儿子才合"天意"、孝祖宗。对此医学也不乏"回天之术"。中医认为："男女之合，二情交畅。阴血先至，阳精后冲，血开裹精，精入为骨，而男形成矣；阳精先入，阴血后参，精开裹血，血入居本，而女形成矣。"（《四库全书·医家类·褚氏遗书》）《道藏经》则以女性月经止后的男女性交时间为准，认为单日属阳成男，偶日属阴成女。《广嗣诀》也以女子经期为准，认为女子经期刚止，此时子宫正开，及时性交播种方成男胎。《东垣》也如是说，认为女子继经一、二日感觉受胎者成男，四、五日感觉者成女。《丹溪》则以女子受气于左子宫为男，受气于右子宫为女。《圣济经》以胎位左动者成男，右动者成女。

中医对生男生女还绝到夫妇受精，一旦怀胎是女胎，还能令其转女为男。如宋朝张杲的《医说·妇人论》中说："论曰，阳施阴化，所以有妊，遇三阴所会，多生女子，但怀妊三月名曰始胎，血脉不流，象形而变，是时男女未定，故令于未满三月间服药有术，转令生男也。其法以斧置妊妇床下，系刃向下，勿令人知，恐不信者，令待鸡抱卵时依此置窠下，一窠尽出雄鸡，此虽未试，亦不可不知。凡受胎三月逐物变化，故古人立胎教，能令生子，良善长寿，忠孝仁义，聪明无疾，十月之内常见好境象，远邪僻，真良教也。"

从男女构精到女子怀胎，从怀男胎到转女胎为男胎，为了效力于封建的"天理"、"人道"，中医确实开尽了奇方妙药。如果说中医的求子怀胎法还具有某种程度的延续人类的积极意义的话，那么所谓的"择男去女"、"转女为男"的医术就是对人类自身的否定和反动。虽然这种为"存天理"而用医学的方法实现传种接代的行为最终成了一种"灭天理"的举动,但它所强化的以男性为中心的社会心态却源远流长,一直影响着中国文明的发展,甚至在一定程度上还左右着今人的生活。

三、"灭人欲"与性放纵

人的性欲本是一种繁衍后代的生理功能。当原始的先民们意识到还能将自己的智慧传种接代地延续下去时,便对自身的这种功能发出了极大的惊讶和激动。由此产生出对性器官狂热不已的崇拜,这是我们今人难以感受到的一种生命体验。然而,文明与野蛮同生;道德与堕落共存。那种将人延续自身的本能——性欲,通过医术加以灭绝的行为,正是人作为智慧人以后的"发明"和医学的罪孽。

人源于动物,具有好斗的本能。在人类的朦昧时代,起初两强相斗,一方将另一方杀死就完事了。后来,由于性器官逐渐成了一种膜拜物,战胜者便开始取下死者的睾丸。谁手中的睾丸越多,就越显示他的高贵和英勇。这些英雄们将睾丸赠送给自己所爱慕的女子,以此作为爱情的最佳信物。

如果说这种举动是史前社会原始人的一种朦昧行为的话,那么随着文明的进展和阶级的出现,那种通过精湛的医术从活人身上取下睾丸的灭绝人欲的行为,就是一种人性的杀戮。

马克思在《摩尔根〈古代社会〉一书摘要》中说:"关于战俘的处理,经过了和野蛮期的三个阶段相适应的三个连贯的阶段。野蛮的第一个时期,俘虏被处以火刑;第二个时期——作为供献神灵的牺牲;第三个时期——转化为奴隶。"据考证,我国古代对战俘的处理也具有相似的文化显现。最初对异族战俘是格杀勿论的,后来才施以"五刑",将其转化为奴隶。

所谓"五刑"即除大辟以外的墨、劓、刖、宫。而在这四种刑中,尤以宫刑(也叫去势,即使人失去性功能)居多。对战俘施以宫刑比施用其他刑种日后使用起来要合算得多。虽身已重残,但从外表看则未损其容。一方面,能巧妙地制造出一种体力上强于女奴隶的劳力,另一方面,作为可以供宫内广泛役使又不用担心与女主人发生性关系,以合乎《礼记·曲礼》中所说的"刑人不在君侧"的祖宗之法。后来历代中国封建王朝一直使用宦官的现象与其不无内在的关系。

然而对活人处以宫刑不像从死人身上取下睾丸这样顺当。它牵涉到生理、病理、解剖等医学问题。正是在这个意义上,医学便充当了统治阶级"灭人欲"的工具。

中国古代医学在这方面具有很高的技术水平,这可以从兽医学中得到佐证。早在殷商时期,我国已有家畜的去势术(阉割术)。

医学界认为,我国原始兽医活动的起源时间基本上和人医相同。此说可以从新石器时期遗址中出土的狗、猪、牛、羊、马、鸡等兽骨,石针、石砭、石镰、骨针、竹针、金属针等医疗工具,以及殷代甲骨文的占卜文字中得到证明。兽医学中牲畜的阉割术对具有人医学意义的去势术(宫刑)是不无启示和借鉴的,抑或这种启示和借鉴又是相互的。

如果说兽医学上的阉割术是人类文明的一种进步的话,那么宫刑这种具有人医学意义的性文化现象则是对人类文明的亵渎。

更甚之,那种对女性的"宫刑"是将这种亵渎沦落到无以复加的地步。鲁迅在《病后杂谈》中说:"从周到汉,有一种施于男子的'宫刑',也叫'腐刑',次于'大辟'一等,对于女性就叫'幽闭',向来不大有人提起那方法,但总之是决非将她关起来,或者将它缝起来。近时好像被我查出一点大概来了;那方法的凶恶,妥当,而又合乎解剖学,真使我不得不吃惊。"

男女"宫刑"确实染尽医学的风尘,并作为生命文化的一种形态溶进了整个民族文化的大循环系统中。对此,封建统治者是深通此道的。他们将最初用来惩罚战俘的宫刑改造成一种特殊的统治手段,并为残酷的封建统治披上了一种"仁道"的外衣。根据《史记·文帝纪》和《汉书·文帝纪》的记载,汉文帝十三年时,除去其他几种肉刑,独独对宫刑不废。到了汉景帝时又发布了"以宫代死"的规定。据《汉书·景帝纪》记载,"中元四年秋,赦徒作阳陵者,死罪欲腐者许之",开了以宫代死的先例。以后东汉各帝都屡诏天下犯殊死之罪者,"皆一切募下蚕室"。《后汉书·光武帝纪下》所谓"下蚕室"就是进宫刑牢狱。因为受宫刑者怕风,须保暖,要在如蚕室一样的蓄火的地下室里受刑比较安全,故名"下蚕室"。这是深含医学之道的。"以宫代死"的做法虽然在形式上保"全"了罪犯的生命,制造了一种开明法治的假象,美化了封建统治者的形象,然而在本质上只是以一种封建酷刑代替另一种封建酷刑罢了,在某种意义上,宫刑比处死更强化了人格的侮辱和人生的迫害。

随着历史的发展,远古人对生殖器的崇拜逐渐转化为后人对祖先的崇拜。于是,人们更加注重生殖器的价值。他们将性看成是命之本。割去了性,命也就名存实死了。那种使犯者断子绝孙的宫刑看起来比满门抄斩为轻,实际上却是变相的死刑。它与"不孝为三,无后为大"的封建伦理思想结成联姻,对受刑者起到了一种精神和肉体上的双重迫害。被处以宫刑的司马迁曾痛不欲生,在《报任安书》中说:"行莫丑于辱先,诟莫大于宫刑。"这种精神上的创伤是难以形容的。因此也有"宁做刀下鬼,不为耻中人"的血气者。另一方面,受刑者还必须在强大的心理痛苦中以自己伤残的血肉之躯为封建统治效力。可见,对宫刑者来说,其受害是双重的。

医学作为一种生命文化形态,一方面同宫刑这种"灭人欲"的性迫害方式结为一体,为巩固封建统治服务;另一方面又给"兴人欲"的性放纵方式注入催化剂,为以男性为主导的封建文化效劳。这表现为医学之道的"房中术"的演化和与之并行不悖的娼妓现象的泛滥。

"房中"本是传统中医学的一支。房中术原指的是男女性生活中需节欲的养身保气之术。《千金要方》曰:"长生之要,其在房中,上士知之,可以延年除病,其次不以自伐。"教人对男女交合持有节度。

然而,人之性欲又岂是医道所能阻止得了。在男尊女卑的大环境中,男性的生理性性欲往往受大男子主义为主导的性文化驱使,从而表现出一种对自身的放纵和对女性的占有与享用。这样医学又反以"兴人欲"的面貌出现,为强化男性的性刺激效劳,如"春药"的产生等等。于是"房中术"便逐渐演化为男性对女性的享用术或发泄术。

元、明两代是"房中术"兴旺时期;到了明清,我国封建社会的娼妓制度发展到最盛时代。这种现象除了有其他的历史、文化方面的原因外,医学的介入不能不说是其中甚为重要的原因。

综上所述,如果我们把以《易经》为代表的中国传统文化比作一部交响乐的话,那么贯穿了性文化的阴阳文明就是它的主旋律。而中医文化作为这一文明的变奏,给我们带来的启示是异常深刻的:医学对性如同对人一样,首先起到的是一种保护作用,这也是医学作为一种科学造福于人类的存在意义。然而,从对性的杀戮到对性的放纵,性文化所显现的这种双重畸形状态又体现了医学对人的生命状态的反动,是医学的一种"异化"。医学的这种人文性以及它所表现出的性文化特征,确实是我们在探究、分析和认识中华民族传统文化时应当引起重视的一个重要内容。

(原载上海社会科学院《社会科学》1991 年第 2 期)

二、医学人类学与中国医学文化学

我们知道,医学与人的生命以及社会的文明是息息相关、水乳交融的。医学的历史不仅是人类不断认识自我(生物人)的历史,同时也展示了人类文明进步的每一个历程。她在丰采生命活力、昭揭生命密码、宏扬生命文化的伟业中,担负着极为显赫的历史使命。她是生命文化的基石和前沿。医学人类学(文化学)正是基于这样的历史文化感而为世瞩目的。

所谓人类学(Anthropology),即是研究人的科学。然而,由于人是什么这个问题悬而未解,所以,有关人类学的定义总是呈现出一种复杂的解释。

其实,人是什么这个问题,关系到人的本质是什么这个长期以来为人们所争论不休的命题。我认为,用马克思主义的观点来看问题,人的本质应当是自然人(生命存在)和社会人(社会存在)的对立统一所展现的合体。这样,所谓人类学,也就是将人的(人类的)自然属性和社会属性两方面结合起来研究的,并着重考察人的生命形态和文化形态相关联的一门学科。它能充分利用自然科学和社会科学所积累和提供的材料,以及借鉴两者的科研成果,对自然人和社会人在"人类"这个整体中所具有的那种相互联姻、相互渗透、相互变异而推动人类历史发展的过程进行切实研究,并努力作出科学的阐释。

而医学人类学(文化学),就她在人类生命文化中所担负的显赫使命而言,无疑是人类学中一支强大的劲旅。因此,在这个意义上来说,她的突起和发展必将引起人类学研究的空前高涨和深刻革命。

目前,我国对医学人类学这门学科只处于介绍引入阶段。国内尚无这方面的专著问世。在国际上,近年来医学人类学虽然已逐步成为一门非常热门的学科,但对这门学科所应有的文化价值也还没有充分、足够的认识和评估。这从各学者对医学人类学这门学科所下的定义中就能得到证明。

确实,人们对医学人类学这门学科的内涵和外延还难有真正的把握,这在某种意义上也阻碍了这门学科的突破性发展和迅猛漫延的趋势。

随着人类文明的跃进,医学的研究已经逐步摆脱了生物医学模式的襁褓,从社会学、历史学、政治学、经济学、心理学、法学等诸学科的角度进行全方位的渗透和总体性的融通,这也是医学人类学得以诞生的催产剂。而医学人类学一经问世,她所面对的就不只是个体的自然人的疾病,而是包括了一种群体的社会人的"疾病"。人类将通过医学人类学这个"医生",对自身的生命存在以及与生命存在相对立统一的社会存在,作出合乎人性的"诊治",她体现的是人类生命文化的要义。

正如利班所指出的,医学人类学"包括研究受社会文化特征影响的医学现象,也包括从医学方面来阐明的社会文化现象"①。对

---

① 见 G. M. Foster and B. G. Anderson: Medical Anthropology, John Wiley & Sons, New York, 1978, p. 9.

于前者,我们能够比较一致地认识和把握。那就是不同民族的医学都显示出了与其本民族的精神和文化特征相一致的形态。如古希腊的医学是从古希腊人对世界的朴素唯物主义认识论中逐步形成和诞生的,以后随着西方对于科学理性的注重,医学也逐渐发展成为现在这样的以外科手术为主体的医疗体系。而古印度的医学,虽然也是与其认识世界的宇宙观和方法论联系在一起的,但是,由于古印度文化充满了宗教神秘主义色彩,受其文化影响的医学也呈现出相应的特征。对于后者,我们不但较难把握,而且究竟把握到怎么个度更是个问题。我认为,这也是医学人类学的定义之所以难以确定的主要原因。这里有一个将医学与文化(广义)如何作相关考察的问题。对此,不要说国内,就是国际上也是开展得很不充分的。

　　鉴于以上这些状况,我试图着重从医学和文化的关系进行考察,并将医学作为一种广义的文化现象来研究,力求指出医学作为一种文化现象对人类文明以及社会历史进程所具有的巨大反作用。又由于我这种努力将是以中国医学文化对中国古代传统文化,以及整个社会历史进程为基础的,它同时又有建构性的意义。因此,我把我的研究成果定名为:《中国医学文化学导论》。作为一门新学科的中国医学文化学,它既立足于中国文明的土壤,又显示了鲜明的文化论视角。它是一种试图"从医学方面来阐明社会文化现象"的努力,这种努力通过对人的生命现象的观照,揭示了人的自然性和社会性的内在联系。

(原载中华人民共和国国家教育委员会
《高等学校·文科学报文摘》1991 年第 3 期)

三、医食同源与我国的饮食文化

　　每个民族都有一整套吃的文化。如果我们将西方人看成是以主食动物脂肪来维持生命的食肉民族的话,那么中国人就是一个以主食五谷杂粮为生的食草民族。诚然,在人类进化和社会演变的历程中,随着智慧之光的微露和文明的跃进,人类各民族几乎都同时经历过一个从饮血茹毛的食肉时代(旧石器时代)到以种植谷物谋生的食草时代(母系氏族社会)。但是,中华民族为什么没能像西方人那样转向"食肉",却一直延续着"食草"的传统;食草民族的生命链接中究竟维系着什么样的文化密码;这些文化密码对整个民族文化的建构起到过怎样的作用。如果我们从中医学角度对以上这些问题作一番探讨,那么,对我们认识中国传统文化的特征则是不无裨益的。

一、医食同源与民族的食草性

　　医术作为治愈人的创伤、疾病的方法,究竟起源于何时,就现在所具有的资料恐怕是难以解答的。但是,在中国之所以有医食同源的说法,最直接的原因,也许就是与中华民族的食草性紧密联系在一起的。据史书记载,"神农尝百草,始有医学。"神农时代,也就是中国远古文明从采集渔猎期向农耕期过渡的时代。由于历史进入到原始农业社会,中华民族生存所必需的食物来源也就自然以"草本"为主了。

　　人类在向大自然作生存斗争的过程中是付出了极其巨大的代价的。昔日神农尝百草,并不是为了药用,而是为了教民识得五谷,种之为食,帮助先民们适应所处的自然环境,以开发自然的食物资源求得生存。据《神农本草经》记载:"神农尝百草,日遇七十二毒、得茶而解之。"说明古人类在每尝百草滋味,引以为食的过程中是充满了风险和斗争精神的。在这样一种生死存亡的斗争环境中,药物学、医学也得到了飞速的发展。同时它又给人类的胜利和继续生存提供了极大的帮助。

　　由于中华民族向大自然作生存斗争的长期实践,就使得中国人对于野生植物资源有着惊人的知识,如百科全书式的医学巨著《本草纲目》就列入数千种植物,并在每种植物的注释中都说明了其可食性。更有一些矢志为民寻食的先人不畏艰险、努力寻找和品尝,除著名的李时珍外,还有周履靖,他编的《茹草》集中几百余种植物都是"发先哲所未究,补本草之遗佚"的品种。他为了编此书"身居林壑而抱离群之态",可谓用心之诚,尽力之勤矣。

　　从神农尝百草教民识五谷开始,在医食同源的"维生文化"的长期薰陶下,中国人对本民族的食草本性的认识越来越深刻,"国以民为本,民以食为天",历代王朝的统治阶级为了维护其封建统治,在建朝初期一方面多采取修生养息政策,鼓励百姓大力垦荒,兴修水利,改进耕作,使农民如植物般扎根在土地上,为养家糊口,供奉皇粮而辛勤劳作;另一方面也积极发展医学事业,鼓励修订编著各类医学著作,探究治病养生之道。由此中国药物学的开创很早,发展很快,周代的《诗经》、《山海经》等书中已经收集记载了很多药物,秦汉以来,各种新药不断被发掘出来,长沙马王堆三号汉墓出土帛书《五十二病方》记载的药物已达240余种,西汉末,平帝元始五年(公元五年)曾征集天下通晓方术本草者来京师,"本草"自此成为中药学通称。

从我国现存最早的药物学专书《神农本草经》到唐代第一部由国家颁行的药典《新修本草》,以至宋朝的《开宝本草》、《证类本草》、《嘉祐补注神农本草》、《本草图经》、《经史证类备急本草》、元朝的《汤液本草》、明朝的《本草纲目》、清朝的《本草纲目拾遗》、《植物名实图考》等等,不下几十种。再加上其他种种的医学全书、医书、丛书以及各种民间偏方,中医学便为中国这个食草民族的生息,繁衍和健康提供了积极而有效的保障。

从医食同源到中国古人对食草能给人的生命带来无限生机的认识,(这点将在下一节具体展开)使得中国这片古老的土地,北起三江平原、南到珠江三角洲,包括长江、黄河流域在内的大部分华夏民族的饮食风俗呈现出某种特定的规范。这只要对中国人的饮食状况作如下展示也许就很可以说明一些问题了。

主食:大米、小米、高粱、小麦、玉米、荞麦、红薯、山药。

附食:蔬菜主要有白菜、青菜、萝卜、蘑菇、芹菜、芥菜、卷心菜、西红柿和各种瓜类等。豆类主要有黄豆、蚕豆、绿豆、赤豆、花生、各种豆角等。

水果主要有:桃、杏、李、苹果、梨、香蕉、海棠、山楂、大眼、桔子、荔枝、葡萄、梅子、西瓜等。

肉类主要有:猪肉、牛肉、羊肉、狗肉、鸡、鸭、鹅、鱼和各种野味。

调料主要有葱、蒜、辣椒、桂皮、胡椒等。

从以上的食物表可以看出,中华民族在其向自然求得生存的搏斗中,确确实实已经从旧石器时代的食肉民族衍化成一个自觉的以素食为主的食草民族了。他们靠苍天恩惠、求"土地爷"保佑,盼五谷丰登、祈天下太平。

当然,随着文明的进化和人类各民族的文化交流,中国古人在吃的方面并不反对外来食物。自有史记载以来就引进过许多外来食物,如小麦、绵羊和山羊可能就是在史前时期从西亚引进的;许多水果和蔬菜是在汉唐时期从中亚进入中国的;花生和山芋则是在明朝通过沿海贸易进入中国的。所有这些食物都已经成了中国人食物的构成部分。然而值得注意的是,在引进这些食物的同时也在不断地引进关于奶制品及其制作工艺,而且一些精美的奶制品在唐朝时曾被一些上层社会人士所接受,但时至今日,奶类食品和与其相应的肉类食品最终没有在中国的饮食上占主导地位。这种排斥奶类、肉类食品的文化选择只能以本民族同有的文化基础和长期以来铸就的人体生态构造(如胃对各种食物的适应性以及大脑对各类食物的条件反射等)来解释。长此以往,古代的中国人便逐渐养成了食草的本性。而这种本性又成为一种美德被圣人不断发扬光大。孟子曰:"舜之饭糗茹草也,若将终身焉。"糗(qiǔ)为炒熟的米、麦等谷物,茹草即蔬菜的总称,舜就是一生以草为食的。孟子还曰:"晋平公之于亥唐也,食云则食。虽蔬食菜羹,未尝不饱。"可见古代的王公贵族们也都是以蔬菜和谷物为饮食之本的。孔子则更乐意食草,他说:"饭疏食饮水,曲肱而枕之,乐亦在其中矣。"吃疏食喝清水,将手臂(肱)挽起枕在头下睡觉是再美不过的事了。中国有句古语谓"肉食者鄙,藿食者癯",说的是吃肉的人是庸俗鄙陋的,更没有远谋。而人无远谋,必有近虑所困,事事不尽心意。吃蔬食的人(藿食者)虽然瘦一些(癯),然瘦者精明强干,处事果断。从圣人的喜好食草到食草的极佳功用,食草便成为一种修心养性的美德被世代继承下来。

其实在中国,医和食的关系以及民族的食草意义还在于植物同时也可以充当药物。如前所述,这类既能充食又可当药物的植物种类很多。在丰年里,这些野生植物大多都不作为日常餐桌上的食品,只是到了荒年才被当作食物来充饥。所以对大多务农的人来说,一般都知道一些他们所生存的那块土地上所能用来充饥的植物,一旦得病,他们又将这些野生植物作为药物给病人服用。这种把野生植物既当作充饥的食物又当治病的药物的作法使中医学与中国古代的饮食习俗结成了一种神圣的姻缘,同时,又使中国人把对植物的知识当作一种"维生文化"虔诚地继承下来,这也就是为什么在中国有医食同源的说法以及具有医食并举的文化习俗的原因了。

从文化人类学的观点来看,每一个民族对自身得以生存的求食方式和内容,并不完全取决于人的主观选择(从中当然包含了人类文明的进步和人脑智慧的增长),它同时还要受到地理环境、自然资源等客观条件的制约。因此,我们有必要对造成中华民族食草性原因的客观条件作一番小小的巡视。

一个有趣的事实是,将中国大陆架由东南向西北推移,越接近西北高原带,中国人的主食就越摆脱五谷的形态而具有食肉的特征。当内蒙、新疆、青海、西藏等地人津津乐道起他们每顿能将整只烤羊填进肚里去的时候,确实会使食五谷杂粮为主的内地人难以接受或啧啧称奇的。为什么同处华夏文化下的中国人也会有如此之大的饮食差异呢？我们知道,华夏民族远古的祖先比较集中地生活在河套中的河谷两岸,以汉文化为主导的中国传统文化最早就是在黄河流域中游一带形成的。如同文化人类学上划分,中国的传统文化属大河文化类型。充沛的水源、两岸肥沃的冲积地区具有特殊的凝聚力,最终使集散在大河周围的各原始部落归与统一,孕育成具有东方文明特征的华夏民族,随着华夏子孙逐渐向黄河下游繁衍,以及长江流域华夏种族的兴盛,辽阔的两河冲积平原、适宜的东南信风、优越的降雨带、河港交叉的自然水利调节网络,使得整个中华民族服服贴贴地依附在以生长植物为主的土地上。

相对大河文化的地理环境,高原山区气候寒冷,温湿的东南信风难以到达,且长年受干冷的内陆气流侵袭,严重的缺水和干旱,使得那里缺乏良好的农业植物环境。于是原始的山民便以畜牧业为生,因为驯养牲畜不像种植谷物那样只能被限定在某一处或某一地。牲畜可以游动迁栖,到处寻找肥美的草场作为饲料场,于是靠驯养牲畜的原始先民便逐渐形成一种以食肉为风尚的少数民族。这就是不同的地理环境对饮食方式所带来的客观差异性。从对中华民族内部饮食差异性的分析中,中华民族在饮食方式上为什么没有像西方人那样转向食肉,而是最终抱着食草的信条这个问题,也许就能得到更为圆满合理的解释了。

二、医食同源与阴阳五行

从中华民族"维生文化"的客观造就和主观选择的分析中,我们看到了"食草"对于民族生存的意义。然而进一步探究对食物如何吃的方法，即中国维生文化的稳态效应，则是我们从维生文化出发进而深入了解和把握整个民族传统文化特征的重要环节。

　　生命需要能量的摄入，而饮食的方法对人的生命的正常运动有着直接的制控作用。中医学认为，人的生命体内部充满着阴阳对立统一的辩证关系，所以说："人生有形、不离阴阳。"（《素问·宝命全形论》）而"阴阳乖戾疾病生"，因此饮食首先必须做到阴阳配伍。如对于每一顿正餐来说，必须主食（饭）、附食（菜）搭配适当。主食为阳，一般以米饭、馒头、窝窝头、饼或面条等炮制过的谷物构成，作为一餐饭的这一半；附食为阴，以各种菜蔬或肉构成，作为一餐饭的另一半。即使从外观上看去，主、附食连成一器的一顿饭，如饺子、包子、馄饨、馅饼等，实质上其主、附两部分也不是掺合在一起的，它们各自仍然保持着适当的比例，皮＝饭，馅＝菜，主食、附食泾渭分明。

　　饭、菜比例协调所构成的饮食原则就是"中餐"的特色，也是每个中国人头脑中有关吃的一个符号。一个中国人无论到什么国家或地区，不管使用什么样的炊具或餐具，他们都可以根据当地提供的食物素材做成一顿完全有别于当地饮食规范且又合乎中国标准的"中餐"供自己或他人享用。

　　中国人在饮食中遵从饭菜均衡原则确实是不分场合坚守如一的。就拿吃酒席来说，面对美酒佳肴，他可以畅开肚子大吃大喝，但末了总得以饭压胃方觉妥贴，此所谓"酒足饭饱"。即使再穷，只要处于正规场合，如有朋自远方来，他们也会饭菜具全招待之，宁可自己勒紧裤带，也不愿伤了体面。当然所谓饭菜均衡并不是不分主从，正如阳主阴次那样，中国人碰面一般都问"饭吃过没有"，而从不说"菜吃过没有"。

　　中国饭食方式的阴阳观还进一步表现在对食物的合乎医学对生命体的认同上。这就是说，不但人的生命体合乎阴阳原则，众多的食物也各具阴阳禀性，同时，只有两者相配得当，才能维持生命体的平衡、保证人的康健。如果过多地饮用了一种性质的食物，就会使这一性质的力量过盛而压抑另一种性质的力量，导致疾病的产生。如拿食物的凉、热特性来说，在中国人的传统信仰中普遍认为，在日常的家常便饭中，油腻和油炸的食物，辛辣、油脂植物（如芝麻、花生）属于热性，而大部分含水植物、贝壳类动物（特别是螃蟹）属于凉性；在水果中，如桔子、柿子、杏子、桂元等就是热性，而西瓜、柑桔、梨、桃等就为凉性。如多食生冷之寒凉之物，可伤损脾胃阳气，导致寒湿内生，产生腹痛、泄泻等症；而多食油煎火烤、肥甘厚味之物，就容易造成胃肠结热、出现口渴、腹满胀痛，便泌或酿成痈疽、疮毒等病症。

　　其次，中医学还将人体脏腑组织与阴阳五行理论进行了有机的联系，形成"四时五脏阴阳"的"藏象学说"。认为人体的精神气血都由五味（酸、苦、甘、辛、咸）所滋生，五味与五脏各有其亲和性，所以说五味入口不欲多偏，多则攻其脏腑，各有所损，即咸多伤心、甘多伤肾、辛多伤肝、苦多伤肺，酸多伤脾。故《素问·五藏生成篇》又说："多食咸，则脉凝泣而变色；多食苦，则皮槁而毛拔，多食辛，则脉急而爪枯；多食酸，则肉胝䐢而唇揭；多食甘，则骨痛而发落。"这就告诉我们，饮食应注意其食物的性味，并要做到五味适宜，平时饮食不要偏嗜，病时更应注意饮食宜忌。

　　第三，鉴于中医学的"藏象理论"，中国人不但将饮食看作一种养身保健预防疾病的行为，而且还利用五行相生相克的原理通过人的饮食达到治疾疗病的目的，这就是中国传统的以食代药的食疗法。中医要著《金匮要略》就集中了许多以食代药的治疗方法，讲究食物的五味特性，充分体现了集中医大成的《内经》中"毒经攻邪，五谷为养，五果为助，五畜为益，五菜为充"的治疗原理。既注意了饮食的滋补营养作用，又巧用食物阴阳五行的配伍特性，达到为药石所不能奏效的治疗目的。中国有句古语叫"药补不如食补"，道的就是"以食代药"、"食药合一"的奥秘。

中国人的食疗法还特别注重对人体脾胃的护养。中医认为，脾胃是后天之本，气血生化之源，一旦内伤脾胃，便会百病丛生，所以医圣张仲景治病却邪，就十分重视顾护脾胃，常以食代药，巧取其功。另外，为了保护脾胃，再好的食物也不能在夜间食用。因为脾好音声，闻声即动而磨食。在夜间则万响都绝，脾乃不磨，吃了东西就不易消化，不消化就损胃，损胃则翻，翻即不受谷气，不受即多吐，多吐则转为翻胃之疾。这也是俗话说"晚饭宜少"的原委所在。

第四，中医对饮食与医疗保健还有许多独到的论述。如凡人饮食，无绝何时，都需温暖，即使在夏天，由于伏阴在内，尤宜用暖食；食后就睡或终日稳坐，久之便会凝结气血、减短寿命；食后应当常以手摩腹数百遍、仰面呵气数百次、趑趄缓行数百步，谓之消食，俗话说："流水不腐，户枢不蠹"，这也是"饭后百步走、活到九十九"的道理；吃饱后不能速步、走马、登高、涉险，否则便会气满而激、致伤脏腑；吃饭最好是"七分饱"，只有常处在饱中饥、饥中饱的状态下，才最有利于身心；不能极饥而食、极渴而饮，所以，大渴不能大饮、大饥不能大食，唯恐血气失常，卒然不救，如荒年饿殍，饱食即死，就是验证。

中医对于饮酒也有讲究，少则益人，过多则损人。少饮酒能引

滞气、导药力、润肌肤、益颜色、通荣卫、辟秽恶。多饮酒则醉,使肝
俘胆横,诸脉冲激,于是就会败肾、毁筋、腐骨、消胃,久之更会神散
魄冥,不能进食,独与酒宜,便死到临头了。饮酒后不可饮冷水、冷
茶,被酒引入肾中,停为冷毒,多时必腰膝沉重、膀胱冷痛,水肿消
渴,挛躄之疾就会发作。酒后不得风中坐卧,袒身操扇,此时毛孔
尽开,风邪易入,感之将令人四肢不遂。

总之,善养生者养内,不善养生者养外,养内者,安恬脏腑,调
顺血脉,使一身之气流行冲和,百病不作;养外者,恣口腹之欲,极
滋味之美,穷饮食之乐,虽肌体充腴,容色悦泽,而酷烈之气内蚀脏
腑,形神虚败。庄子说,人最可怕的就是在衽席饮食的时候不知道
为之戒过和有节制地饮食。

以上对中国饮食从内容到形式进行了考究,从中我们看到,中
国饮食的方法论是严密遵循医学对人的生命体认同,并按照阴阳
五行的原则所建构的。如果说中国食物在世界上是最伟大的,也
许会有争议,但是若说中国饮食的方法在世界上是最严谨的,也许
会众口称道。中国的这种医食的习俗在中国古老文化中确实占有
相当显著的地位,如《论语》中说,当卫灵公问孔子军旅作战的事,
孔子回答:"俎豆之事,则尝闻之矣。军旅之事,未之学也。"事实
上,中国的士大夫阶级的一个重要资历标准就是看他在医食文化
上显示出的知识和技能,如商汤的宰相开国元勋伊尹原来就是一
个深通医学的厨师。

中国古代的这种医食并举的习俗还在中国传统文化的特征上
显示出来:首先它给中国传统文化注入了人本主义的韵律,使得
中国古代文化与西方古文化显示出极大的差异性。如果说西方古
文化重神,那么中国的古文化则重人。神可以不食人间烟火,人不

但万万使不得,而且还要极尽吃的方法和本领。在古代帝王的宫殿里,饮食的重要性可以从《周礼》所记载的人员花名册上充分显示出来。如在负责帝王起居的 4000 人中,就有 2273 人约 60％以上是管理饮食的。先秦的《左传》和《墨子》都提到以烹饪用的鼎为国家的最高象征。

第二,它使中国传统文化显示出独特的生命灵性。由于吃的艺术与生命的进化有着直接的关系,从"天人相应"到"天人合一",中国古人对生命的独到见解,不但总是贯穿了医食并举这样一种生活实践,而且还能从对人的生命现象的解析出发,对整个以"天"为主导的世界观的完善提供有效的促进作用。

第三,由于讲究吃的艺术,使得中国人对食物的制作过程不惜耗费大量的时间,同时还将食与生命的关系搞得过分地紧密,这样就给中国人的传统文化心理投下了一片慢条斯理、四平八稳的阴影,从而缺乏了一种进取的锐气和探索的勇气。

(原载《上海师范大学学报》1992 年第 1 期

发表时笔名:任飞)

四、关于医学人类学与构建中国医学文化学的一些思考

一

国际医学人类学(文化学)的历史可以追溯至人类学形成的初期,而当代医学人类学的兴起是在第二次世界大战以后。

美国著名医学人类学家福斯特(G. M. Foster)和安德森(B. G. Anderson)两位教授合著的《医学人类学》一书被认为是医学人类学的权威性著作。以后各国的学者又在此学科上作了一系列开拓性研究,对这门学科进行了较为系统的建设。

我们知道,医学与人的生命以及社会文明是息息相关、水乳交融的。医学的历史不仅是人类不断认识自我(生物人)的历史,同时也展示了人类文明进步的每一个历程,她在丰富生命活力、昭揭生命密码、宏扬生命文化的伟业中,担负着极为显赫的历史使命,她是生命文化的基石和前沿。21世纪将是人类向自我这个生命体进行全方位、多学科攻坚的时代。揭开生命之谜,以对人的生命的观照来完善人的社会,从而推动人类文明走向未来,将成为新世纪的神明。因此,我们必须对医学人类学(文化学)这门学科引起足够的重视。

二

我国的医学人类学研究处于介绍引入阶段,国内尚无这方面的专著问世。在国际上,近年来医学人类学虽然已逐步成为一门非常热门的学科,但对这门学科所应有的文化价值还没有充分、足够的认识和评估。这从各学者对这门学科所下的种种定义就能得到证明[①]。

确实,人们对医学人类学这门学科的内涵和外延还难以真正把握,这在某种意义上也阻碍了这门学科的突破性发展和取得更令人瞩目的成就。

随着人类文明的跃进,医学的研究已经逐步摆脱了生物医学模式的襁褓,从社会学、历史学、政治学、经济学、心理学、法学等诸学科的角度进行全方位的渗透和总体性融通,这也是医学人类学得以诞生的催产剂。医学人类学一经问世,所面对的就不只是个体的自然人的疾病,而是一种群体的社会人的"疾病"。人类将通过医学人类学这个"医生",对自身的生命存在以及与生命存在对立统一的社会存在,作出合乎于人类发展的"诊治",她体现的应是人类生命文化的要义。

对此,我认为美国学者利班(R. W. Lieban)对医学人类学所作的定义还是较为科学的。他说:医学人类学"包括研究受社会文化特征影响的医学现象,也包括从医学方面来阐明的社会文

---

① 见 G. M. Foster and B. G. Anderson：Medical Anthropology，New York，John Wiley & Sons，1978，pp. 3 - 10.

化现象"①。

对于前者,我们还能够比较一致地认识和把握,那就是不同民族的医学都显示出了与其本民族的精神和文化特征相一致的形态;而对于后者,我们则不但难以把握,而且究竟能把握到什么程度就更是个问题。我认为,这也是医学人类学的定义之难以确定的主要原因。如何将医学与文化(广义)作相关的考察,不要说我国,就是在国际上也是开展得很不充分的。

三

对医学人类学的研究状况来说,现在国际上流行的研究课题,大多局限在利班指出的前一个领域,其研究思路也多是对某一民族或某一地区的医疗卫生状况作一些实地考察,然后得出结论并采取一些积极措施,以提高人们的卫生健康水平。

至于如何结合某个民族或地区的医学文化来对其进行综合的社会、历史、文化的研究,以阐明此种文明的文化特征,即从医学方面来阐明社会文化现象的研究,还是相当薄弱的。我认为,后者正是医学人类学这门学科中体现的关于医学文化学的意义,或是对医学文化学的一个基本定义。

医学文化学旨在从医学和文化的关系进行考察,并将医学作为一种广义的文化现象来研究,力求指出医学作为一种文化现象与整个大文化背景的相互关系或相互作用,并尽可能地指出医学

---

① 见 G. M. Foster and B. G. Anderson: Medical Anthropology, New York, John Wiley & Sons, 1978, pp. 3－10.

文化现象对人类文明,以及社会历史进程所具有的巨大反作用。

如果我们在以上的理论视角下,对中国医学文化与中国的社会、历史、文化进行相关的考察研究(当然其中亦包含了与不同民族或国家的医学文化所进行的比较研究),这样便构成了中国医学文化学的基本内涵或框架。

因此,我们说中国医学文化学这门学科,它应当既立足于中国文明的土壤,又显示出鲜明的文化论视角,着重从医学方面来阐明中国社会文化的种种现象,并努力通过对人的生命的观照,揭示人的自然性和社会性的内在联系,以及人的生命与社会历史发展的相互关系等。

四

文化是人类(生命)智慧的结晶。虽然人类至今还难以对文化的生命意蕴作出完满的解析,但是探掘古人对生命的体悟,无疑是我们今天认识生命文化的一条极好的致思途径。

一般认为,中国传统文化以儒或儒道互补为体,如果我们从中医文化学的理论视角对中医学这一生命文化的胚基切入研究,就会发现正是儒、道、医三者的文化合流,构建了中国传统文化的基础框架。因此,我认为构建中国医学文化学应当着重从以下几方面进行:

1. 医学与文化

考察中国远古医学的起源以及中国医学在人类诞生后的发生、发展状况,以及最终建构起独立体系的过程。

一般认为,中国医学是凭借了古代文化成果而建立起来的,其实不然。如果我们从人类文化源的视角去追寻,就会看到医术的发现和医学的构建,着实为中国传统思维方式和各文化形态的整合起了不可缺少的积极作用。在这个过程中,医学本身作为一种文化现象,成了整个大文化的一种胚质。

因此,从文化源视角阐明中医学的文化内核与文明特征以及与大文化的关系,是为建构中医文化学的首要。

2. 医学文化与人

医学关注的是人的生命,而人类所创造的文化中又蕴涵了人对生命的体验,因此就产生了这样一个问题,即医学——人(生命)——文化三者究竟有什么样的关系,它们最终呈现出怎样的文化脉络。

中国的传统文化观是"天人相应"、"天人合一",它不但体现了远古的中国初民对文化的生命悟性,也是中国古人对人的生命的基本看法,这其中离不开医学作为一种文化形态的介入,进行这方面的考察,不仅有助于我们洞悉文化的生命意蕴,而且对我们解析中国传统社会形态和历史进程都会有极大的启迪。

3. 医学文化与社会历史

历史唯物主义认为,一定的社会思想文化,总是同与之相应的那个社会历史发展的方式联系在一起的。不管某个时代的人们是否会按照其自身的特定的思维方式来影响或改造自己赖以生存的那个社会,这个社会历史的发展规律总是同时展现出生存于这个社会历史中的人们的一般思维方式的。

中国古代传统思想文化的一个显著特征就是司马迁所说的"究天人之际"、"通古今之变",而后者又是前者的目的。那么蕴涵着医学文化胚基的中国传统思想文化体系与传统的社会结构和历史进程究竟有着什么样的关系？抑或这种关系在新的社会历史条件下又会作怎样的变化并产生怎样作用？这些应当是中国医学文化学的主要研究课题,它显示了生命的历史和现实的双重意义。

至于研究方法应当是多方面的,可以传统式,也可现代式;可以本土文化式,也不妨采取西方文化式,以此推进医学文化学在我国的蓬勃开展。

一些年来,本人用中国古代传统思想方式,对中国医学文化学的构建作了一番努力,并借助这门学科提出了中国古代社会的"社会生命模体"论假说。这个研究成果已形成《出入"命门"——中国医学文化学导论》这部专著,由上海三联书店出版(目前正待出版第二版)。我相信,随着人们研究的不断深入,中国医学文化学这门学科一定会冲出幽闭的"命门",走向现实、走向世界。

（原载上海社会科学院《社会科学》1993 年第 11 期）

五、道与中国医学

中国历来有"医、道同源"、"医、道合一"的说法。我们知道,医学是解除人的疾病,维护人的健康的学问。"道",我们暂且说它是中国古代社会的一种文化现象,它关注的是宇宙万物的本源、本体,反映了中国古人的信仰和思维方式。

庄子说:"古之道术有在于是者,墨翟、禽滑厘闻其风而悦之。"(《庄子·天下篇》)医与道之所以有同源、合一之说,从人类文化源流上说,都有一个集远古之传说,造后来之精华的发生、发展过程,它反映了医与道都发轫于同一个原始文化母体之中。而从文化学意义上看,两者的同源、合一旨在证明:中医学对人的生命的洞察、与道对宇宙本体的解析,构成了中国传统文化整合过程中的一对原初的双边关系。也就是我们通常所说的"天人"关系,即以"天"绳之于"人";以"人"反观于"天",天人化一,中国传统文化方显示出自身独特的生命意蕴。因此,深入研究医与道的关系,无疑对我们从生命文化视角入手,在中国传统文化的认识上有所新的突破。

要搞清医与道的关系,首先就要认识什么是道? 前面我们把"道"暂且规定为中国古代社会的一种文化现象,是一种极为含混的概念。所谓道,有老庄之道,并以他们的关于"道"的学说为中心组成的道家学派;有渊源于古代的巫术、反映了汉民族固有的宗教的道教之道;还有流行于世俗间的方士、道人之道,这些人泛指从事巫祝术数(包括天文、历法、医术、神仙术、占术、遁甲、堪舆等)之人,后来一般指那些自称能"求仙药"、"通鬼神"者(在汉代著作中,"方士"也写作"道士")。

医与道的关系,首先指的就是医学与老庄之道的关系。老子说:"有物混成,先天地生……可以为天下母。吾不知其名,字之曰道。"老子所谓的道,指的是宇宙万物之本源。"道生一,一生二,二生三,三生万物",这里的一,指的是气,太极本为混沌之物,但其中含有一气,此乃道之所生;一气流行宇宙之内,无所不至,由于气之所动,将混沌的太极一分为二,始有天地,天在上为阳,地在下为阴;三为人,由于天地开人才得以生,人本是万物之精灵,更秉阴阳之气,于是万物萌生。所以老子说,道"为天下母",它具有"独立而不改,周行而不殆"的永恒、绝对的本体意义,它概括了老庄的道之所存、无所不包的宇宙观和方法论。

中医学对人的生命的认同是与老庄之道同于一炉的。如《素问·天元纪大论》说:"阴阳者,天地之道也。万物之纲纪,变化之父母,生杀之本始,神明之府也。"又说:"天有五行御五位,以生寒暑燥湿风;人有五藏化五气,以生喜怒思忧恐。"天人之间,息息相关,谁要是违反了"道",就必受罚,于是疾病袭来,重者则致人于死地。故中医去病养身有重要调气之说。如明朝胡文焕所编《新刻类修要诀续附》中说:"天地虚空中皆气,人身虚空处皆气。故呼出浊气,身中之气也。吸入清气,天地之气也。人在气中,如鱼游水中。鱼腹中不得水出入,即死。人腹中不得气出入,亦死。其理一也。"

　　人之所以能通过调气达到去病养身之功效，就是因为"人身大抵同天地也"。(元和子语)人身这个小宇宙是与天地这个大宇宙对应合一的，"命系乎气，性系乎神。潜神于心，聚气于身，道在其中矣"(《李清庵太极颂·类修要诀》)。这个道就是老庄所谓的天地之道。

　　中医学与老庄之道的同炉化合，最突出的是反映在中医学典籍《黄帝内经》的思想体系上。黄帝之名，在《尚书》、《诗经》、《周易》中都曾提到。但是属于黄老之学的新道家却在秦、汉之际逐步形成，此派以传说中的黄帝同老子相配，并同尊为道家的创始人。在哲学上，此派提出"静作相养，德疟相成，两若有名，相与则成。阴阳备物，化变乃生"(《十大经·果童》)等观点。这样，成书于秦汉之际、以托黄帝之名而编成的医学经典《黄帝内经》充满了老子的道家之观念就更合乎常理了。如《上古天真论》中论及的"恬淡虚无"就源出老子之道，《四气调神论》中的论四时起居作息之道也同样如此，而作为《黄帝内经》这部医书权威性注释者的王冰本系道家，因此，他谈医又以"论道"居首，在注《黄帝内经》时，不但引用道家之语，而且还以道家思想为指导，改变原本的编次。

　　中医学与道的关系，除了以上与老庄之道的关系外，第二就是合于流行在世俗间的方士、道人之道。这个道一般属于民间的方技，是结合谶纬之说所形成的一种文化现象。所谓"方技"也就是"方术"，中国古代指天文(包括占候、星占)、医学(包括巫医)、神仙术、占卜、相术、命相、遁甲、堪舆等。《后汉书》专门列有华佗、左慈、费长房等三十五人的《方术列传》上下篇。所谓谶纬，"谶"是巫师或方士制作的一种隐语或预言，作为吉凶的符验或征兆；"纬"对"经"而言，就是将《诗》、《书》、《易》、《礼》、《乐》、《春秋》等经典加上起源于古代河图、洛书的神话传说,主要把自然界某些偶然现象神秘化,并把它看成是社会安危、人命吉凶的决定因素。

《汉书·艺文志》载有方技书四种:(1) 医经;(2)经方;(3) 神仙;(4) 房中。并说《黄帝内经》亦属其中之一,因此,也称医家方士之术。书中还说商王的宰相、首创汤液的伊尹就是如此道家,他的《汤液经》也属方士之作。《神农本草经》中也揉进了秦、汉以来浓重的道家、方士思想,如书中将药分为上、中、下三品,并认为,"上品玉泉……文服耐寒暑、不饥渴、不老神仙……"等,从体系上说,《汤液》与《本草》皆为道家系统,成书时代当亦相近,因此,其说合于道家、方士之言,殆无疑义。

第三,中医学与道的关系,还反映在它与道教之道的关系上。道教奉老子为教祖,尊称"太上老君"。它不但将老子之道神秘化,并承袭中国古代社会的方术,即巫术、求仙术等,将它们融为一体,给中医学平添了一种出神入化的迷幻色彩。其中表现最为突出的就是炼丹术的发明与炼丹修行可以"与道合一"、得"道"成"仙"的迷信伪说的盛行。

东晋著名的医学家、炼丹术家、道教理论家葛洪是典型的代表。他所著的《抱朴子》一书中有"金丹"、"黄白"、"仙药"诸篇。其内篇中说:"神仙方药,鬼怪变化,养生延年,禳邪却祸。"后世之医家和凡人多尊奉效仿他,如南北朝梁代道教思想家,著名医药学家陶弘景,其思想就是融合了老庄哲学和葛洪的神仙道教之说的,他写有《养性延命录》、《合丹节度》、《炼化杂术》等著作,弘扬道教,精化丹术。就是非为道家的王焘,其编著的《外台秘要》中亦收有禁咒服石之法,可见道教之深入人心、丹术之切入医术的状况了。

当然,作为中医学一支的炼丹术,自有其合乎科学的要旨所在,葛洪所言炼丹过程中的物质分解、化合、置换等学说也为世界化学史上最早的记录。对此,英国著名学者李约瑟博士称名垂千古的葛洪为"最伟大的博物学家和炼金术士",这亦是人所共知的。但是,由于中医炼丹术染上了浓重的迷信色彩,引导人们违背科学、去追求虚幻的神仙境界,也确是害人非浅的。如《红楼梦》中宁国府的贾敬,此人一味好道,梦想成仙,抛官弃职,一心烧丹炼汞,常年住在城外玄真观修炼,手下有一批道士服侍,终因吞金服砂,烧胀而死,死时肚中坚硬如铁,唇烧得紫绛皱裂,而人们却说他"功行圆满,升仙去了"。

由上可知,医与道的关系,这个道包含了三个方面:一为老庄之道;二为方士之道;三为宗教之道。三者彼此相依,并与中医学结成了神圣的联姻。因此,从中国古代的文化整合观来说,一方面,由于道的作用,促成了中医学的完形和发展;另一方面,亦由于医学对生命的洞悉,使中国传统文化受医学的反作用,充满了生命的意蕴。

(原载《上海师范大学学报》1994 年第 4 期)

六、儒道医，中国传统文化的基础构架
——对中医学在中国传统文化建构中的作用和地位的哲学思考

一般以为，中国传统文化以儒或儒道互补为体。然而，在儒或儒道互补所显示的中国传统文化的建构过程中，着实蕴含了中医学的胚质和繁衍基因，同样，中国医学文化也在中国传统文化的发生发展中产生过深远的历史影响。指出这一事实，明确中国医学在中国传统文化中的应有地位，是将今日中国传统文化之研究引向深入的必行之路。

如果我们从发生学意义上去追寻，那种认为中国医学是凭借中国古代思想文化成果而建立起来的观点是有失偏颇的。

一般认为，原始人类对宇宙现象的观察和思考是原始初民认识世界的基点，这是无可非议的。但是，人对这种自身生命体以外的世界的瞑思玄想，毕竟没有对于自身内在生命体的实实在在的体验来得真切，如远古人类对生殖器的崇拜就是典型的例证。因此，我们说对人的自身生命的体悟，无疑成了原始人类认识整个世界的一条重要致思途径及又一个认识基点。抑或原始人类对以上两种体验和认识又是相互影响、渗透和相互验证的，如中国神话传说中人类文明的始祖伏羲就是"仰观象于天,俯观法于地,中观万物于人及鸟兽之文、舆地之宜。近取诸身,远取诸物,始画八卦以通神明之德,以类万物之情,而易理始起,造书契以代结绳之政"①。

我们知道医学是生命科学的前沿,而医学(包括原始医术)的历史不仅是人类不断认识自我(生物人)的历史,同时也展示了人类文明进步的每一个历程。因此,医学对人的生命的认解,给人类认识史上带来的革命无疑是极其显著的。如果我们对古希腊希波克拉第代表的医学、古印度的佛教医学以及古代中国的中医学进行一番深入考察,都会得出以上的结论②。

我以为,所谓从发生学角度来考察一种文化形态的产生,也应当有一个上限和下限的问题,不只是对某种文化现象如火的发现那样局限在某个原始触发点上作相对静态的上限考察,它应当是对某种文化形态从发生到最初确立(下限)的一个较长历史时期的动态过程的考察,同时它的重点又应当集中在下限的某一个特定的最具代表性的历史时期。因此,对中国医学与中国传统文化从最初确立时的下限上作一番相关考察是极为重要的。又因为每一种民族的文化精髓总是在其哲学精神中得到升华和体现,所以本文就是企图通过中国古代医学和哲学精神最初确立时的相互关系的考察以端正我们对中国医学在中国传统文化中的地位的认识。

当然,这样一来就会出现以下两个问题。第一,中国古代哲学精神最初确立的时间。有关这个问题可以引出许多论争,由于它不作为本文论述的重点,现取一般观点,把这限定在先秦时期(涉

---

① 见《古今医统》。
② 参见拙著《出入"命门"——中国医学文化学导论》,上海三联书店1991年版,第20—43页。

及两汉)。第二,中国古代哲学范畴很广,从哪些哲学精神着手考察,才能更准确地把握住中国传统文化的特征和实质,从而将我们的论题引向深入呢?我以为,天人学说作为远古宇宙论与生命合体的交点当为首论,阴阳学说作为集中国古代文化大成的儒家经典《周易》之精髓,应为所论之当务不是不可,而五行学说作为中华民族最古老的认解世界的重要方法之一,列入我们的论题也不失其权威,故本文试从以上几个方面,结合中国医学理论对中国传统文化作一番剖析,以明其理。

一、天 人 合 一

中国传统文化的特征之一是"天人合一"。虽然中国传统的"天人合一"或"天人感应"的理论模式以儒为正宗,但是文化体系的构建过程却蕴含了儒道医三家的文化合力。也就是说三家在"天人合一"的沟通方式上存在着显著的差别。

首先,我们来看"天人合一"中的"天"。虽然道家讲天道,儒家说天命,医家言"天气"(人禀天地之气而生),三家说法不一,但实质上都是同指人以外的客观自然界。

三家对"天人"关系或"自然与人"关系的根本区别在于如何看待"人"这一方。道家讲修心,儒家讲修身;医家重在对人的生命形态(自然人)的观照,儒家重在对人事系统(社会人)的关注。而医家则是将道家的修心与儒家的修身合为一体,将道家对人的生命形态的观照和儒家对人事系统的关注融会贯通的学说。她不仅具有一种相对独立的文化价值,在中国传统文化的儒道合体的过程中起过积极的促合作用,而且在某种意义上,她更加逼近和认同于马克思关于"自然的人化"的科学理论的实质。

　　马克思曾经在《1844 年经济学哲学手稿》中延用过费尔巴哈关于人是一种有意识的物种存在这个人类学原则。另外马克思在批评费尔巴哈的人性理论观点时还指出："人的本质并不是单个人所固有的抽象物。在其现实性上，它是一切社会关系的总和。"①其实，这两种不同的说法是马克思关于人的本质的两重性思想的体现，为什么这么说呢？

　　马克思认为"人以一种全面的方式，也就是说，作为一个完整的人，占有自己的全面的本质"②。第一，"人是一个特殊的个体，并且正是他的特殊性使他成为一个个体，成为一个现实的、单个的社会存在物"③。他本身具备视觉、听觉、嗅觉、味觉、触觉、思维等各种人应有的生理功能，并通过这种生理功能与自然和社会保持联系。这样的人仅仅作为一种有意识的物种，即作为自然界的人存在于社会之中，同时也证明他有成为社会人的资格。第二，自然界的人的本质只有对社会的人说来才是存在的，离开了人的社会存在，人的自然存在便显得毫无价值。我认为这也是为什么马克思在说到人的本质是一切社会关系的总和时，前面要加上"在现实性上"这些限制词的原因④。

　　因此，我以为马克思主义关于人的本质的两重性思想是科学的，其确切含义应当由三个层次来显示：（1）人是一种有意识的物种存在，他首先作为一种自然人而与动物有一定区别（这个区别主

① 《马克思恩格斯全集》第 1 卷，第 158 页。
② 《马克思恩格斯全集》第 42 卷，第 123 页。
③ 同上。
④ 关于人的本质的详尽论述请参阅拙文《论人的本质的美学意义》，《理论探索》1990 年第 1 期，第 40 页。

要反映在大脑的意识思维上)的生命体的存在。这样的人用黑格尔的话来说,就是一种"抽象的或不真实的"人(《实在哲学》);(2) 人是一种体现了一切社会关系总和的人,这样的人是作为一种社会人在其"现实性上"(马克思语)的存在;(3) 由以上两个方面构成的,即关于人的本质的两重性的既对立又统一的一种具有生命文化意蕴的人。

马克思的人的本质的两重性思想,在古代中国的传统文化中早有体现,并在儒、道、医三家对人的认识以及天人关系的各有侧重的理论中得到生动的反映。

对天人关系中的人而言,道家多关注人的自然形态一面,即马克思所说的"人是一种有意识的物种存在"一面。道家的宗旨是"贵生、度人",因此道家修炼的终极目标便是得道成仙,使人最终达到与自然同生共存的共融境界。因此,道家也就具有了一种浓烈的宗教色彩。

相对道家,儒家则多观照于人的社会形态一面,即马克思所说的"人是一种体现了一切社会关系总和"的一面。儒家的宗旨是重人伦,崇尚"礼乐"和"仁义",其训诫在于修身、齐家、治国、平天下。体现出一种"王道之三纲,可求于天"的人伦之道(以三纲五常为核心)与天之道合一的"天人关系",并把这种关系提练为"天不变,道(人伦之道)亦不变"的社会规范。

作为医家,其高明处在于合采儒、道两家之长。从人的生命这个自在体出发,为人的自然性和社会性的融会贯通进行了不懈的探索。同时,也为我们加深对马克思关于自然人与社会人既对立又统一的人的本质观的理解提供了极佳的致思途径。

中医学认为,人体作为自然界中的一个成员,在其适应自然变化,进行正常气化过程中,和自然界具有某种特殊的联系。章潢《图书编》中说:"呼吸与天地相通,气脉与寒暑昼夜相运旋,所以谓人身小天地。"这就是中医的所谓"人身为一小天地"之说。中医的典籍《内经》中就早已记载了人体中有现代人所称的"年节律","月节律"、"日节律"等多种"生物钟"的现象。《本草纲目》中还明确指出妇女的月经与月亮的圆缺有相应关系。

由上而知,在中医学中所体现的"天人合一"思想,即人与天地是相通的观点是辩证统一的。它既指出了天与人有一一对应的关系,又指出了人能够通过自身的生命调摄机制的运化以顺应自然,并在天人的交互作用中达到统一。

中医学对中国传统文化中"天人合一"思想的这种深化作用,首先侧重在天与人的自然性"合一"一面。它既与道家的天人合一论相通(中国古代有医道同源合一之说),而从医学对生命的独特认解来说,又是一种高于道家理论且又合乎科学理性的文化形态。其次,它又为人的自然性(生命存在)与社会性(社会存在)的融通合一提供了物质(生命)方面的基石。

从人的本质两重性观点来说,人不但只是一种生命体,而且又是一种社会存在物。因此,人不仅具有自然意义,而且具有社会意义。同时更是自然和社会的统一体。这种统一体体现在中国传统文化上,就是把人的自然性向社会性引发或社会性向自然性的比附。而中医学正是造成这种引发和比附效应的动能。如中医学中的"心主神明论",就是《黄帝内经》以一个古代小朝廷的模式对人体心身活动的一种假说。它认为心为君主,一切心身现象是由心统率的。《素问·灵兰秘典》描述的这个朝廷,心以下由肺、肝、胆、膻中、脾胃、大肠、小肠、肾、三焦、膀胱组成。分别为相傅、将军、中正、臣使、仓廪、传导、受盛、作强、决渎、州都等官。这个设想不仅有趣,而且具有临床的实证意义,《清代名医医案精华·神志》载丁甘仁治某病,分析心理病机时谈到,"心者君主之官,神明出焉;肾者作强之官,伎巧出焉。心营与肾水交亏,神机不灵,作强无权,不能动作,不能思想。心悸跳跃,右耳响鸣,两目羞明,腰痛酸胀,健忘胆怯。……'主不明则十二官危',心病则一身皆病矣。……养心阴,益肾水,柔肝木,化痰热,参以调和脾胃之品"而治愈。临床实践说明许多心神疾病与某些躯体疾病,多从心君论治是有效果的。

中医学将人的自然性与社会性融会贯通(其中自然也包蕴了"天人合一"的思想体系)的思维方式,着实为儒家那种充满宗教意味的"王道之三纲,可求于天"的充满形而上学"天命"论思想体系打下了"厚实的基础"。如董仲舒天人关系所认为的"君权天授"、万民仰服、三纲有规、五常有序等说教。

二、阴 阳 合 道

中国传统文化的特征之二是"阴阳合道"。

对于中国传统文化中的阴阳观究竟起源于何时,虽然至今还无从可考。但学术界一般认为,阴阳观念作为中国古人哲学思辨的结晶和中国传统文化中的精髓,主要体现在《周易》和《老子》中。如《周易》中说:"一阴一阳之谓道。"一切事物的发生、发展均由阴阳、刚柔、动静、上下等表示为阴阳的双方相互作用相互消长所造成。再如《老子》中说:"万物负阴抱阳,冲气以为和。""道生一,一生二,二生三,三生万物。"这里的"二",就是指表现为阴阳的天地;

"三"一般认为指阴阳之变生"和",即取"冲气以为和"之意。这样阴阳相和,于是生化出宇宙万物。

关于阴阳观念在儒家之经典《周易》和道家之经典的《老子》中确实已有精到的表述,这点似乎没有人怀疑。但是,我以为,中国古代阴阳哲理的最完整准确的体现则是在医家之经典的《黄帝内经》所表述的中医理论体系中。何以见得呢?

首先,《黄帝内经》是一部道阴阳之说的典籍。它的成书年代与《周易》、《老子》相仿,而书中道阴阳之言词的数量比起《周易》和《老子》来却是压倒多数的。当然,作为先秦时期的各家著说,一方面似乎都不离阴阳;另一方面,各家之说也是相互影响和共同深化的。因此,说中医学中的阴阳之说受到《周易》和《老子》的影响,是可以这样假设的,这正像我们同时可以反过来假设一样。

第二,《黄帝内经》也是一部言人身(生命的再生产或生命的物质构成体)的典籍。如果说阴阳之说源于"性器"说,即源于"生殖器崇拜"的观点尚有讨论余地的话,那么《黄帝内经》中的阴阳观不说更有理由优于或早于《周易》或《老子》的阴阳观,最起码三者也是同出一源、并行不悖,又相互影响和观照的[①]。

天高地厚必竟是难以窥测的,而人身则是可悟的,因此,中国古代哲学思维的一个基本法则就是"近取诸身,远取诸物"的比附类同。中医学认为"男(阳)女(阴)构精,万物化生"[②],而"人生于

---

①　参见拙作:《阴阳文明的主旋律与变奏——中国传统性文化的中医学阐释》,《社会科学》1991 年第 2 期。

②　见《黄帝内经》。

地,悬命于天,天地合气,命之曰人"①。这样,中国古代的阴阳观就与天人观融汇贯通地在中医学理论体系中得到了"深刻"的展示。它比道家玄秘的"一生二,二生三,三生万物"之说似乎更明白畅晓;也比《老子》中"谷神不死,是谓玄牝;玄牝之门,是谓天地根"(其中的"谷"、"牝之门"系指女性生殖器)的偏执之说更为完整。当然《易传》中也说:"天地纲缊,万物化醇;男女构精,万物化生。"由于《易》与《黄帝内经》为同时代的古籍,又由于后人的续作或传抄借用,两者论男女构精谁为最先还一时难有定夺。然而,中医学的人身之道,无疑比《易》学谈人身更逼近生命本质或更完整。所以,中国古代的哲理——阴阳之道似乎也应更多地从人自身的生命即男女构精、阴阳交合的感悟中得到启示和提升,如《礼记·中庸》中说:"君子之道,造端乎夫妇,及其至也,察乎天地。"李贽更是一语尽述:"极而言之,天地一夫妇也。"(《焚书·夫妇论》)而其中柔进的中医学思想是显而易见的。

第三,《黄帝内经》又是一部求人生(生命的长寿久安)的典籍。人的生命要想得到长寿久安,来不得半点人的主观意志的强加,只有顺乎其理,合乎其规,即按照阴阳之道来养生、疗疾,才能使生命呈现出蓬勃的生机。这里就关系到如何准确地解析阴阳之道了。而中医学的阴阳之道与《周易》、《老子》的阴阳之道存在着显著差别。

《周易》、《老子》中的阴阳之道都存在着明显的扶阴抑阳或扶阳抑阴的人的主观倾向。如《周易·系辞传》中说:"天尊地卑,乾坤定矣。卑高以陈,贵贱位矣。"天(阳)为尊、为贵;地(阴)为卑、为

---

① 见《素问·全命全形论》。

贱。这样《周易》中所反映的就是一种扶阳抑阴的思想,它的阴阳观是偏阳的。《老子》中的阴阳观则与《周易》正好来个颠倒。如《老子》中说:"柔弱胜刚强";"天下之至柔驰骋天下之至坚";"弱之胜强,柔之胜刚,天下莫不知,莫能行";"牝常以静胜牡,以静为下"。反映了《老子》中扶阴抑阳的思想。《周易》和《老子》中这种阴阳偏执的思想,显然是通过人为的意志将阴阳观用于解析社会和人生现象所造成的。这种功利性极强的阴阳观与中医学以人的生命的自然形态为本的阴阳观是格格不入的。

中医学中不存在阴阳偏扶的倾向,而是讲求阴平阳秘,即阴阳的协调平衡,没有偏胜之处。如《素问·生气通天论》中说:"凡阴阳之要,阳密乃固,两者不和,若春无秋,若冬无夏。……阴平阳秘,精神乃治。"明代李念莪注曰:"不和者,偏也。偏于阳,若有春而无秋;偏于阴,若有冬而无夏。和之者,泻其太过,补其不足,俾无偏胜,圣人之法度也。"金元四大医家之一的宋丹溪认为,人体"阳常有余,阴常不足",因此主张治病以养阴降火(阳)为主,就是追求阴阳平衡的典型流派。恩格斯在《自然辩证法》中指出:"自然界中死的物体的相互作用包含着和谐和冲突;活的物体的相互作用则既包含有意识的和无意识的合作,也包含有意识的和无意识的斗争。因此,在自然界中决不允许单单标榜片面的'斗争'。但是,想把历史的发展和错综性的全部多种多样的内容都总括在贫乏而片面的公式'生存斗争'中,这是十足的童稚之见。"中医学中的"阴平阳秘"就是指生命体的"和谐"之状态,它是与马克思主义的辩证法原理一致的。正是在这个意义上,我们说中医学中以平衡、中和为主体的阴阳思维的高度是《周易》、《老子》的阴阳观所没有达到的。

三、五 行 合 运

中国传统文化的特征之三是"五行合运"。古代的一些政治思想家们将五行学说运用到对人的社会性(包括社会、历史、人事系统)上进行研究,并规范出一系列人文思想学说。典型的有先秦时的"五德终始"说,以及汉代董仲舒的五行伦理思想等。然而,中医学对五行学说的认解以及对中国传统文化的影响则是一个被学术界长期忽视的问题。

一般认为,"五行"观念的文字最早见于《尚书》一书中,但并不等于说中医学的五行观念就一定是从《尚书》中引来的,或者说是受《尚书》影响而建构的。同样中医学中的五行说也不同于先秦时的"五德终始"说。这里我们试将《洪范》五行、邹衍"五德终始"中的五行和《黄帝内经》中的五行作一比较。

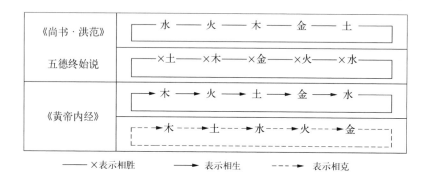

—— ×表示相胜　　　——▶ 表示相生　　　- - - ▶ 表示相克

(1) 三者的五行之次序排列不同。《洪苑》中说:"初一曰五行","一曰水"。洪范九畴出于水(洛出书),相传为禹治水时上天所赐,故以水为首行。五德终始源自黄帝。《吕氏春秋·应同》中说:"黄帝之时,天先见大螾大蝼。黄帝曰:'土气胜!'土气胜,故其色尚黄,其事则土。"因为黄帝"以土德王"天下,故首行为土。《黄帝内经》则是以自然现象(包括人的生命)为宗,如日出东方,是一天的开始,故以木(东方与木同性)为首行。

(2)三者有关五行之间的相互关系亦不同。《尚书·洪范》对五行讲顺或乱,对五行间的内在联系不像以下二说那样要求严密。(表中——符号只作次序顺接作用)相传大禹得了洪范,顺水而治所以获得成功,"彝伦攸叙";而鲧之所以治水无效,则是由于他没有得到洪范而逆了水性,故乱了五行,致使"彝伦攸斁"。

五德终始说对五行关系讲相胜。何谓相胜呢?就是此一行替代(吃掉)另一行,周而复始地依次显现。一般认为,五德终始说为先秦时邹衍提出。先秦时的思想家就是以五德终始(相胜的原则)说来解释朝代的兴亡更替。如虞为土、夏为木、殷为金、周为火、秦为水,一朝胜一朝(合五德终始说的次序排位)。

中医学认为,五行之间是一种相生的关系。所谓相生,是指这一事物(行)对另一事物(行)具有促进、助长和资生作用,如木生火,就是肝(木行)生心(火行),说明肝藏以血来济心;火生土,就是心生脾(土行),说明以心之阳来温脾,如此等等,不一而作。所以,中医学中的五行关系,就体现出与《洪范》的五行关系和五德终始说中的五行关系相异的特征。

(3)更为明显的是,中医典籍《黄帝内经》中的五行关系要比另二说的五行关系多一种形态,这就是表中用---▶线表示的五行相克关系。如《素问集注》中说:"心主火,而制于肾水,是肾乃心脏生化之主。"以此类推,肺属金,而制于心火,故心为肺之主;脾属土,而制于肝木,故肝为脾之主,如此等等,不一而作。但相克,决不像五德终始说中所认为的是一行吃掉另一行的关系,而是相互制约,达到平衡消长的和谐之境界。

中医理论中关于五行关系除了相生相克外,还有上图中没有表达出的相乘和相侮关系。它们分别是指五行之间的生克制化遭到破坏后出现的不正常相克现象。根据有力的考证,有关相乘和相侮的概念是首见于《黄帝内经》的,这更为《洪范》和五德终始说不能所及。

从上述的比较中,我们可以看到,中医学中的五行观念是一种与《洪范》和五德终始说相异的,而且是充满生命科学之意蕴的学说。至于它是否还源自所谓的"天赐说"、"五方说"或"五材说",也是难以考证的。但是,有一点是可以肯定的,即中医的五行说也如同阴阳说一样,它们都是从流传下来的远古的中国人思想中提炼而成的。作为一种规范性的文化现象,又总是在各种思想的相互影响和杂和中诞生的。

正因为中医学是一种相对独立的文化现象,所以中医学中有关人的生命的五行学说,本身是一种不同于《洪范》五行、五德终始等文化现象的,且有着相对独立价值的,又有不同系统显现的文化观。中医学这种独具特性的五行观不仅具有生命(自然)科学的意义,而且还有影响和向社会政治思想领域渗透的意义,这就是说社会的文化形态又总是从中医五行说这一具有生命(自然)科学意义的理论体系中汲取营养的。而这种现象在中国古代早已发生过。

如前所述,如果说《洪范》五行说和邹衍五德终始说,作为一种主要体现了帝王统治术和王朝兴衰史的学说,与中医五行说存在显著的差别,说明前两者与后者还少有影响、渗透的话,那么到了汉代董仲舒和刘歆那儿，这种情况就有了根本的转变。如刘歆的五德终始说不仅一改邹衍五德终始说中的五行排位，而且还将五行间的关系变相胜为相生。改动后的五行形态完全与中医学中的五行形态相吻合。

刘歆的五德相生解释了远古的朝代以木行为首，其更替形式，就像以母传子那样是"禅让"的，并与邹衍以土行为首的五德相胜系统完全相悖。至于刘歆为什么要将五德相胜系统改为五德相生系统，为何要变汉之土德为火德，有人认为这可与"汉为尧后"说互为参照解答。此说认为，刘歆为王莽时人。王莽自称是黄帝、帝舜的后代。因为黄帝、帝舜在刘歆五德系统中均为土德，而相生的五德之序为"火生土"，且古史传说中又有尧禅位于舜的美谈。既然汉为火德，那么以"火生土"，作为黄帝、尧舜（土德）之后代的王莽自然也可以受汉（火德）之禅，立"土德"为王了。这样通过刘歆的五德终始说，王莽的篡位似乎也顺应了天时。

此说尽管似乎能够成立。但是，刘歆所创的五德终始说，无论从排位序上，（以木为首，并以木、火、土、金、水相序）还是相生的关系上，用以"母传子"来比喻王位（五德）的"禅让"，都与成书于汉之前的中医典籍《难经》中将五行相生关系比喻为"母"和"子"的关系如出一辙，都与中医理论中的五行观念完全一致，这不能说仅仅是一种巧合。以《黄帝内经》为标志的中医理论体系成熟于春秋战国，以后又经秦、汉（西汉）时期的丰富和提高，不但对先秦以来的中国哲学思想产生了很大影响，并将其大大地向前推进了一步，同时还影响了当时的许多学科。这已为国内学术界所公认。刘歆为西汉末王莽时人，因此，说刘歆受中医学理论影响，改创相生的五德终始的推论，当是可信的。另外"据查证，最早提到《内经》书名的是西汉刘歆的《七略》,可惜该书早已失传"[①],但这也不失为一种可供佐证的材料。

四、阴阳五行合参

中国传统文化特征之四是阴阳五行的融通合参。

我们说阴阳与五行作为中国古代哲学思辨之结晶的文化形态,它们不仅有着各自不同的文化来源,而且一开始并不是融通合参地加以体现的,这可以从对《五经》的考察中得到认同。

《周易》作为一部专以"道阴阳"的书,一开始不要说其中毫无"五行"观念之影踪,即使作为阴阳观念也是难以成立的。《周易》的卦辞、爻辞中均无"阴阳"词句。全书仅䷼中孚之九二爻辞有一"阴"字:"鸣鹤在阴,其子和之",此处阴字借为"荫",并无"阴阳"观的"阴"之涵义。所谓《易》"道阴阳"只是战国、秦汉的事了(这与医经道阴阳的时间差不多)。而作为田何《易》的三传弟子孟喜"得《易》家候阴阳灾变书",创"卦气"说时,五行观念还没有与阴阳观念合参。只是到了京房(公元前73—34年)的《易》学,才援五行入《易》,开以五行解《周易》之先河,并将阴阳、五行、八卦糅为一体。然而京房《易》学中的阴阳五行合参比汉武帝时董仲舒的阴阳五行并用已晚了近一百年。

《尚书》中只有五行,并无阴阳,这在前文已有所论。即使是治《尚书》的伏生(胜)所作的《洪范五行传》,虽对《洪范》五行作了进一步的扩展,但也无意将阴阳与五行合参为伍。

---

① 见《内经讲义》,上海科学技术出版社 1984 年版,第 3 页。

《诗经》中亦无阴阳五行并举之处。而辕固生所传《齐诗》，虽有五际六情之说，也是只道阴阳之要。如《汉书·翼奉传》云："奉窃学《齐诗》，闻五际之要。"颜师古注曰："阴阳终始际会之岁，于此则有变改之政也。"另外，我们也可以从《诗纬·汜历枢》对"五际"的释解中得到佐证。文中说"亥为革命，一际也；亥又为天门，出入候听，二际也；卯为阴阳交际，三际也；午为阳谢阴兴，四际也；酉为阴盛阳微，五际也。"可见此中并无五行之观念。

《礼》，有《仪礼》、《周礼》、《礼记》三礼之说。这里所指的《礼记》，是秦、汉以前各种礼仪论著的选集。一般以为是孔子弟子及其再传、三传弟子所记。然而，《汉书·艺文志·六艺略》著录礼家《明堂阴阳》三十二篇及《明堂阴阳说》五篇的史料似乎与孔子"效《洪范》五行之咎征"[①]的史料说法不一。孔子从五行，其弟子又何以道阴阳了呢？还是《史记·儒林传》说得好，由于"及至秦焚书，书散亡益多"，所以《汉书·艺文志·六艺略》中所说的，或相传为西汉戴圣编纂的，或以东汉郑玄注本的《礼记》，与秦焚书前的《礼》实非一事。因此，说孔子后世的正传弟子，所论之言和所著之说，已非孔子之说，而杂合了后人的思想之推论，也应当是可以成立的。

《五经》中真正融阴阳与五行为一体的，要数董仲舒所论述的流传至今的《春秋繁露》八十二篇。（《汉书·艺文志》著录《董仲舒》一百二十三篇的其他一些篇目早已散失）。书中直接论及阴阳五行之处几乎多达半数。所以《汉书·五行志》说："昔殷道弛，文王演《周易》；周道敝，孔子述《春秋》；则乾坤之阴阳，效《洪范》之咎

---

① 见《汉书·艺文志》。

征(五行),天人之道粲然著矣。汉兴,承秦灭学之后,景、武之世,董仲舒治《公羊春秋》,始推阴阳,为儒者宗。"这样,董仲舒就成了一个与专以"则乾坤之阴阳"(阴阳)的文王和专以"效《洪范》之咎征"(五行)的孔子所不同的、融阴阳五行为一体的第一位大圣人。正是在这个意义上,史书才将董仲舒奉为"始推阴阳"的儒者之宗。附带说一句,作为《老子》之道,也只言阴阳,不说五行的,所以也就更说不上阴阳五行之合参了。

由此可见,历史上一般以为阴阳五行的融合是从汉武帝时的董仲舒开始的。但是,说阴阳五行融和地用于统治术或反映在社会人事系统中是从董仲舒开始的,并不等于说阴阳五行作为一种合参的文化形态的发生,就是始于汉武帝时期。其实,阴阳五行合参的文化形态在中医理论体系中亦有完整的体现。一部《黄帝内经》就是从阴阳五行合参的文化视角,对人的生命形态进行切入研究的。

当然,中医理论体系中论阴阳必及五行,言五行则必及阴阳的文化现象,是否一定早于董仲舒《春秋繁露》之阴阳五行观念。由于前人尚缺乏考证,史书中一般没有此记载,且年代相隔久远,即使有一些描述,也多为后人之续作,不足以为证。

虽则如此,我们还是可以通过一些史料进行推论的。我们知道,秦始皇焚书坑儒,主要是将《秦记》以外的列国史记,对不属于博士官的私藏《诗》、《书》等限期缴出烧毁;对有敢谈论《诗》、《书》的加以处死。这只是使儒学遭到了毁灭性的打击,但却保留了"医药卜筮种树之书"。如果说,秦的焚书坑儒使儒学造成了文化断层,并在一定程度上影响了阴阳五行说与儒学的文化合参,那么,对中医理论体系的发展来说则不存在这种历史的延误。因此,作中医理论中的阴阳五行合参比儒学中的阴阳五行合参要早,或者儒学的阴阳五行合参受中医理论阴阳五行合参的影响之推论,似乎是可以成立的。如董仲舒所谓"天有十端"《官制象天》中的五行排列次序(天、地、阴、阳、木、火、土、金、水、人),就是与《黄帝内经》中的五行排列次序相同的。

然而,即使说董仲舒的阴阳五行合参之观念是受中医理论体系影响的,也不等于说两者是同一的。相反,董仲舒的阴阳五行思想与中医的阴阳五行思想也有完全相悖的地方,这同时也造成了董仲舒阴阳五行思想的一个相矛盾的方面。这也是他顾了"人欲",顾不了"天理"的两难选择中只能偏于一隅的结果。因为统治阶级讲天理实质是为人欲服务的,在两者不能合为一致的时候总是以满足"人欲"为前提的。

综上所述,在儒或儒道互补所显示的中国传统文化的建构过程中,着实蕴含了中医学的胚质和繁衍基因,中国医学文化也在中国传统文化的发生发展中产生过深远的历史影响。于是,我们提出:"儒道医——中国传统文化的基础构架"这样的文化观。

(原载《上海社会科学院学术季刊》1996 年第 3 期)

七、中国医俗史的流变

　　医学在她逐渐步入科学殿堂,成为理性骄子的今天,我们绝对不会忘记她曾经是从荒山野地里夹着泥土,带着草木蹒跚而来的"凡夫俗子"。中国的医学皎皎如明月,浩浩如江河,在她千百万年的演进发展中,始终根植于本民族的社会历史土壤里,不但支撑于中国传统文化的基础构架①,而且渗透在中国古代社会的民风民俗之中,一直演绎,影响至今。

　　如果我们从整个人类文明发展史的角度来考察,那么得出的结论也是相同的。世界上最著名的民族医学史有中国的中医学、古希腊的体液病理学和古印度的佛教医学。这些医学的发展都和与之共存的民族社会之风俗紧密联系在一起,不可分割。因此考察中国古代医学史,我们不能不将她与中国古代社会的民风民俗联系在一起,甚至可以说,一部中国古代医学史,同时也是一部中国古代社会的风俗史,亦可称医俗史。

---

① 参见拙文《儒道医——中国传统文化的基础构架》,《上海社会科学院学术季刊》1996 年第 3 期,第 116 页。

第一节　史前——传说期

医，作为一种治病救人的技术，究竟起始于何时，到目前为止还难有定夺。一般认为，"神农尝百草，始有医药"。《辞海》中亦说神农氏是"传说中农业和医药的发明者"。[①] 他用木制作耒耜，教民农业生产，又尝百草，发现药材，教人治病。也有认为神农氏即是炎帝，他是少典娶于有蛴氏而生的，原住在姜水流域，是姜姓部族的首领。也就是说，中国的医学从它萌发之日起，就与上古先民们的生活紧紧联系在一起了。

倘若再追根穷源的话，传说中中国医学的最早发明者应推伏羲氏了。他是神话中人类的始祖，人类就是由他和女娲兄妹相婚而产生的。在天地初开的人类始生之时，伏羲氏便开始了伟大的创造："仰观象于天，俯观法于地，中观万物于人及鸟兽之文、舆地之宜。近取诸身、远取诸物，始画八卦以通神明之德、以类万物之情，而易理始起，造书契以代结绳之政。上古男女无别，帝始制嫁娶、正姓氏、通媒妁，以重人伦之本。作二十七弦之琴、三十六弦之瑟，以修身理性，反其天真。所以，六气六腑、五行五脏，阴阳水火升降得以有象，而百病之理得以类推，为医道之圣祖。"[②]

轩辕氏亦是神话中远古时期又一个中国医学的创始人。轩辕即黄帝，与炎帝是兄弟，同为少典与有蛴氏所婚生。据司马贞索隐，皇甫谧曰："居轩辕之丘，因以为名，又以为号。"(轩辕丘在今河

---

① 　上海辞书出版社 1980 年版，第 1584 页"神农氏"条。
② 　见清代《古今医史》。

南省新郑市西北)

> 帝以人之生也,负阴而抱阳,食味而被色,寒暑荡之于外,喜怒攻之于内,夭昏凶札,君民代有,乃上穷下极,察五气,立五运,洞性命,纪阴阳,咨于岐伯而作《内经》,复命俞跗、岐伯、雷公察明堂,究息脉,巫彭、桐君处方饵,而人得以尽年。①

除了伏羲氏、神农氏、轩辕氏外,传说中牵涉到中国医学发明的古圣人还有不少,我们不妨从这些传说的人物中,对中国史前的医学文化状况作一番有益于启迪心智的巡礼。

按《路史》中记载,上古的僦贷季就是一位医学圣人,他是炎帝神农氏时的人。

> 神农命僦贷季理色脉,对察和齐魔踵,訰告以利天下而得以缮其生。②

相传他也是黄帝之臣岐伯的祖师爷。因此《路史》中记载,岐伯曾对黄帝说:"我于僦贷季理色脉,已二世矣。"

什么叫"色脉"呢?按《黄帝内经·素问》中说:"岐伯曰:色脉者,上帝之所贵也,先师之所传也。上古使僦贷季理色脉而通神明,合之金木水火土,四时八风六合,不离其常,变化相移,以观其妙,以知其要。欲知其要,则色脉是矣。色以应日,脉以应月,常求其要,则其要

---

① 见《古今医统》。
② 《古今图书集成·医部全录》第十二册,人民卫生出版社1962年版,第68页。

也。夫色之变化,以应四时之脉,此上帝之所贵以合于神明也。所以远死而近生,生道以长,命曰圣王。"所谓"理色脉",就是以日、月相移之道,四时变化之理,来观察人身的肌体,并协调人体的腠理,[①]使之应日、月,通四时,进而达到"远死而近生"的目的,可见中国传统文化中的"天人相应"、"天人合一"之思想早就存在于远古的中医神话传说之中了。

岐伯与雷公二人,也都是传说中的古代医学家。他们曾和黄帝讨论医学,并以问答形式写成一部医书,这就是后人托名成书的《黄帝内经》。据《路史》记载:"黄帝极咨于岐、雷而内经作,谨候其时,著之玉版,以藏灵兰室、演仓谷,推贼曹,命俞跗、岐伯、雷公察明堂,究息脉,谨候其时,则可万金。"

什么叫"演仓谷"呢?《道基经》中说,"仓谷者,名之谷仙,行之不休可长久。王莽篡位,种五粱禾于殿中,各顺色,置其方面,云此黄帝谷仙之术",可以使人得到长寿久安。

所谓"推贼曹",《黄帝元辰经》中说:"血忌阴阳精气之辰,天上中节之位,亦名天之贼曹,尤忌针灸。"

所谓"谨候其时",《黄帝内经·素问》中说:"谨候其时,气乃与期,能合色脉,可以万全矣。"人必须应天时,方能气血疏通,不生疾病。

关于岐伯,各种史书多有传说。如皇甫谧《甲乙经·序》中说:"黄帝咨访岐伯,伯高、少俞之徒,内考五脏六腑,外综经络,血气色候,参之天地,验之人物,本之性命,穷神极变而针道生焉。"又如

---

①　腠理为中医学名词,指人体皮肤、肌肉和脏腑的纹理,是气血流通灌注之处。《黄帝内经·素问·阴阳应象大论》:"清阳发腠理。"唐王冰注:"腠理,谓渗泄之门。"

《帝王世纪》中说:"岐伯,黄帝臣也,帝使伯尝味草木,典主医病经方,《本草》《素问》之书咸出焉。"如此等等,不一一而作。

传说中对俞跗的医术有极为精彩的描述。如《史记·扁鹊传》中说:"上古之时,医有俞跗,治病不以汤液醴酒,镵石挢引,案抚毒熨,一拨见病之应,因五脏之输,及割皮解肌,诀脉结筋,搦髓脑,揲荒爪幕,湔浣肠胃,漱涤五脏,练精易形。"

所谓的"湔(洗)、浣(洗)肠胃"可能如同今日的灌肠洗胃术,而"漱涤五脏"等则神乎其神了,恐怕连今日的医术也难以为之的吧。而《说苑》中的记载则更玄:"中古之为医者曰俞柎,俞柎之为医也,搦脑髓,束盲莫,炊灼九窍而定经络,死人复为生人,故曰俞柎。"《韩诗外传》中也说:"俞跗之为医也,搦木为脑,芷草为躯,吹窍定脑,死者复生。"对俞跗医术的描绘,实际上已带上了巫术的成分,俞跗也就成了上古时的巫医了。

又据《古今医统》说,俞跗还有一个弟弟叫少俞,他也是黄帝的大臣,"医术多与其兄同"。

传说中的桐君老人,亦是中医药的发明者。《古今医统》说:"少师桐君,为黄帝臣,识草木金石性味,定三品药物,以为君臣佐使,撰《药性》四卷,及《采药录》,纪其花叶形色,论其相须相反,及立方处治寒热之宜,至今传之不泯。"

又据《历代医方考》中说,《采药对》与《采药别录》两本药物学著作就是桐君所写。而今在浙江桐庐县境内的桐君山,据说就是以古代药王桐君的名字命名的,如今人们还在以各种方式纪念这位远古的医药圣人。

据传说还有深通脉经的伯高和鬼臾区。《古今医统》中记载:"伯高氏,黄帝臣,未详其姓,佐帝论脉经,穷究义理,附《素问》中。"

"鬼臾区,黄帝臣,未详其姓,佐帝发明五行,详论脉经,有问对难经,究尽义理,以为经论,民到于今赖之。"

传说中不但有人医,还有兽医,马师皇就是典型的代表。《古今医统》中记载:"马师皇,黄帝时医也,善识马形气生死,治之即愈。有龙下向之,垂耳张口,师皇曰:'此龙有病,我能医之。'乃针其唇及口中,以甘草汤饮之而愈。又数有龙出其陂,师造而治之。一旦为龙负之而去,莫知所之。"

上古的传说中,还有一些操巫术的巫医士,如苗父、巫妨、巫咸等等。《说苑》中记载:"上古之为医者曰苗父,苗父之为医也,以菅为席,以刍为狗,北面而祝,发十言耳,诸扶而来者,舆而来者,皆平复如故。"

又据《古今医统》说:"苗父上古神医,古祝由科,此其由也。"所谓"祝由",就是用祝祷、符咒等治病的巫医术,一般认为是一种迷信欺人之术。

还有一个巫妨,据《千金方》记载:"中古有巫妨者,立小儿颅囟经,以占夭寿,判疾病死生,世相传授,始有小儿方焉。"

另有巫咸,据《世本》记载:"巫咸,尧帝时臣,以鸿术为尧之医,能祝延人之福,愈人之病,祝树树枯,祝鸟鸟坠。"

早期的原始人,在漫长的年代里是赤身露体出入于血气萧萧的原始莽林之中的。他们以生物的一种生命本能抗拒着雷暴、饥饿、毒蛇、猛兽的威胁,并以集体的凝聚力向大自然索取生存权。他们为了躲避野兽的侵袭,巢居树上,这就是后人所谓的"构木为巢,以避群害"的有巢氏时代。在这样的生活环境中疾病总是难免的。因此,《韩非子·五蠹》中说:"上古之世,人民少而禽兽众,人民不胜禽兽虫蛇。……民食果、蓏、蚌、蛤,腥臊恶臭而伤害腹胃,民多疾病。"虽然这难以说明人类之初的疾病状况,但我们可以因此而进行某种推想。我们的原始初民即使不患肠胃等疾病,那么,由于树居容易坠地,得各种外伤疾病则是难以避免的。同时又要与自然界的各种灾害侵袭作抗争,外伤加内患,以及生物特有的物竞天择的淘汰选择,原始先民确实面临着一个又一个的生存危机。由树巢向洞穴的居住方式的改进,以及火的发明就是一种积极的疾病防御,尽管这种防御手段对原始人来说不会如我们今人认识得这样清晰。

随着穴居,随着火的发现,原始人一方面能够利用其抵御严寒和野兽的进攻,减少冻伤或战伤等疾患;另一方面,大大地减少了由于吃生食带来的肠胃疾病。同时,熟食有利于消化和营养,有力地促进了原始人大脑的发育和智商的提高。考古发现,在北京猿人的洞穴里就有厚达六米的灰烬层和燃烧过的兽骨。

庄子说:"民湿寝则腰脊偏死,木处则惴栗恂惧。"唐代韩愈在《原道》中也说:"木处而颠,土处而病。"这就清楚地说明,原始人筑巢树居时容易导致坠地、造成外科创伤的疾患,被穴居中因阴湿侵袭、容易患上类似腰脊偏死的疾病所代替。

另一方面,火的使用和穴居,虽然使人类得以摆脱茹毛饮血的野蛮时代,但同时人类抵御自然灾害侵袭的生物机能也在不断地衰退。

我们知道,由于树居,原始人餐风宿露,身体机能受自然气候的磨练,不但皮膏异常坚实,而且生理功能也较文明人亢奋,所以不易得感冒之类的疾病。又由于捕食方式落后,食物来源不固定,有则饱食、无则绝餐,故肠胃也较文明人更抗饥耐饿,不容易发生胃病等病症。然而,众所周知,文明的进展,是以牺牲自然的"原生素"为代价的。于是,人类原先存在于身体机能中的那种鲜活剽悍的阳刚之气逐步丧失,一系列的文明疾病如消化不良、感冒、疟疾等也就降临到了人类之中。

虽然尚未具备健全的智慧头脑的人类祖先,面对大自然的胁迫和自身的疾病创伤,不可能像今天的文明人那样机智和有办法,但求生的本能,再加上原始的种种医术,使他们在无数次生与死的拼搏中,杀出了一条淌满鲜血的生存之路。人类终于顽强地生存下来,并得到了繁衍和进化。于是社会就逐渐从原始渔猎期进入到了原始农业种植期。

传说"神农尝百草,始有医药",似乎是人类的祖先为摆脱疾病的困扰所采取的某种理性行动,其实这是一种错觉。神农时代正是人类社会的原始农业种植期,而神农尝百草,只是从某种意义上反映了人类向土地获取食物的最初情景和方式手段。传说中的神农氏为牛头人身,是典型的农耕者偶像。对此,汉代的陆贾就早有评说:"神农尝百草之实,察酸苦之味,始教人食五谷。然则尝草之初,原非采药,但求良品,以养众生,果得嘉谷,爰种爰植是种。"①

由于原始的生产工具和种植方法,以及不可抗拒的自然灾害(包括野兽的侵袭),原始的人类不可能从土地上获得足以维持生命的谷物,因此常常面临饥饿的威胁。在饥不择食的生理需求下,他们便向大自然的植物大开戒口,见什么吃什么。偶然吃到大黄便腹泻,吃到麻黄就出汗,吃到藜芦而呕吐,吃到车前尿增多,如此等等。需要说明的是,以上情形在更早的原始人群中也许已经发生过,以后随着机会的不断增多,又经过多少万年的无数次的反复

---

① 转引自《医故》。

实践,原始人类逐步地意识到了植物与人体不适之间的种种联系,于是原始的医药学终于随之建立和发展起来。

虽然生活之树常青,但是原始人类毕竟处在理性的幼年,于是鬼神、图腾崇拜、原始禁忌等思想观念便构成了他们生活中的又一交响曲,同时也成了他们消病去疾、保命延寿的本能性生活行为和社会性遵从俗信。

其一,鬼神。

我国古代哲学家王充说:"凡天地之间有鬼,非人死精神为之也,皆人思念存想之所致也。致之何由?由于疾病。人病则忧惧,忧惧见鬼出。"忧惧何以见鬼出呢?王充从幻觉来解释:"畏惧则存想,存想则目虚见。病者困剧身体痛,则谓鬼持棰杖殴击之,若见鬼把椎锁绳纆立守其旁,病痛恐惧,妄见之也。初疾畏惊,见鬼之来;疾困恐死,见鬼之怒;身自疾痛,见鬼之击;皆存想虚致,未必有其实也。夫精念存想,或泄于目,或泄于口,或泄于身。泄于目,目见其形;泄于耳,耳闻其声;泄于口,口言其事。昼日见鬼出,暮卧则梦闻。"①中医也持同样的观点:"恐惧者,神荡惮而不收。"②

鬼既为病因,驱鬼避邪便可使人愈疾,因此人类便发明了诸多驱鬼避邪之仪式。如从春秋战国便开始盛行的十二月驱傩之俗是:"正岁十二月,令礼官方相氏,蒙熊皮,黄金四目,玄衣纁裳,执戈扬楯,率百隶及童子时傩,以索室而驱疫鬼。以桃弧棘矢土鼓,且射之;以赤丸五谷播洒之,以除残疾。"又如,岁首"换桃符"、"贴门神"之俗也是源出上古之神话:"沧海之中,有度朔之山,上有大

① 王充《论衡·订鬼篇》。
② 《黄帝内经·灵枢·本神》。

桃木,其屈蟠三千里,其枝间东北曰鬼门,百鬼所出入也。上有二神人,一曰神荼,一曰郁垒,主阅领百鬼。恶害之鬼,执以苇索,而以食虎。于是黄帝乃作礼以时驱之,立大桃人,门户画神荼、郁垒与虎,悬苇索以御。"[1]类似的如门插新柳,袪疫鬼;画五毒符,以禳虫毒等俗皆与鬼神观念相关。

在蒙昧的医学不发达的时期,当人们对疾病的防治软弱无能,驱鬼无力时,又只好转而祭鬼求神了,这同样形成了另一类民俗。如民俗志载:"南人凡病,皆谓之瘴。率不服药,唯事祭鬼";苗族"病不谒医,但杀牛祭鬼";楚地"民之有疾病者,多就水际设神盘以祀神,为酒肉以犒擢鼓者。或为草船泛之,谓之送瘟"。[2]

恐惧和希望总是孳生幻想的心理状况。神话不仅源出恐惧而且生于希望与憧憬。所谓寻求长生不老药就是典型的例子。中国古代的道家就制造出许多凡人修炼成仙的神话,其中尤以刘安仙去,鸡犬升天和嫦娥奔月的故事最为闻名。历代道家和道学医学家撰写了众多的《神仙传》宣扬"仙化可得,不死可学"的观点。这些理想之国的神话极大地刺激和诱惑了古代统治阶级的奢望,从而导演出了蓬莱求仙草、服食金丹的陋俗。作为一种人生希望和憧憬,理想的健康幸福的境界,也激起了中医界对延年益寿药物和养生方法的研究,以及民间对这些方法认可的价值观念的形成。

其二,图腾崇拜。

先民们最古老的崇拜对象是那些自己无法战胜却又时时影响自身安危的自然力,特别是那些能为感官所察觉的最有影响的自

---

① 王充《论衡·订鬼篇》。
② 胡朴安《中华全国风俗志》,河北人民出版社1988年版。

然力。如日、月、星、土地、山、河、石、雷、电、风、雨、火和动植物等，都是比较流行的自然崇拜对象。图腾崇拜是自然和灵物崇拜的延续。民族学和人类学研究揭示图腾崇拜几乎普遍存在于所有民族的早期文化生活中。故远古史中有"图腾时代"之称谓。中国考古发掘中已发现了不少与图腾崇拜有关的文物。例如不少学者认为，新石器时代的河姆渡遗址中常见的鸟形图案，西安半坡村遗址中的人面鱼纹图案，以及 20 世纪 90 年代考古重大发现：江西新干商墓中双尾立虎、双人面神形器等[①]，都可能是当时这些氏族的先民以鸟、鱼、虎、双面神为图腾的标志。许多文献和传说中也保留了这方面的内容。传说中人首蛇身形象的伏羲、女娲就是早期的图腾之一。黄帝称有熊氏，熊即其氏族图腾，后又以龟和云为图腾。太皞、少皞姓风，古时风通于"凤"，系以凤鸟为图腾。《诗经·商颂》曰"天命玄鸟，降而生商"，商代统治者以鸟为图腾。[②] 我国的百家姓中，许多姓氏据考证是由氏族的图腾演变而来的。此外，龙的图腾亦较普遍。《左传》昭公十七年谓：太皞氏以龙纪；越人和苗人亦信奉龙，崇拜龙图腾。

　　崇拜物能在幽幽冥冥中庇护它的膜拜者，也应能以它超自然的"灵力"，预知吉凶。因此，以特定的仪式或法术，求得崇拜物给人以"昭示"这种巫技就自然而然地出现了。在中国，它表现为各种形式的星占、龟卜、蓍筮等。如龙山文化等新石器时代后期遗址中都有卜骨发现，殷墟中最多。直至西周文化遗址中仍时有卜骨可见。当时可谓是："无事不卜，无日不卜。"《礼记·曲礼》曰："大

---

　　①　崔龙弟《"大洋洲"的惊人发现》,《文汇报》1991 年 3 月 25 日。
　　②　胡厚宣《甲骨文中所见商族鸟图腾的新证据》,《文物》1997 年第 2 期,第 14 页。

事卜，小事筮。"《史记·龟策列传》："闻古五帝、三王发动举事，必先决蓍龟。"早期的星占天学等也都是为了预知吉凶。

就医学领域而言，以占卜方式祈求灵物指示病症的诊治也是早期社会常见现象。甲骨文卜辞中留有许多这方面记述。如董作宾《殷墟文字·乙编》解 276 甲骨文，大意"人有疾卧于床，卜问当用针刺或不用针刺"；郭若愚《甲骨文字缀合》解 221 甲骨文，大意为殷王肘关节出了毛病，卜问是否应采用"纠肘"办法来治疗；罗振玉《殷墟书契前编》解 4.41 甲骨文，大意为卜问武丁病齿疼痛时，可否拔去病齿以止痛；罗氏《殷墟书契续编》解 6.23.10 甲骨文时，卜辞大意为：殷王武丁患的病，可否用大枣作药进行治疗。[①] 可见，早期社会中，无论是针刺，还是手法，抑或是药物治疗，均仰仗于"灵物"的"指点"与"昭示"。

无论是对自然的崇拜还是对灵物的崇拜，目的只有一个，就是消病去疾，长命百岁。

其三，禁忌。

所谓禁忌，就是指犯忌讳的话或行动。禁忌与俗信具有密切的联系，俗信往往是禁忌的原因，而禁忌的目的也就是为了避免俗信预言中的那种痛苦或受惩罚的后果。《说文解字》中说："禁，吉凶之忌也"，"忌，憎恶也"。《广雅疏证》中又解："禁，止也"，"慎、忌、畏，恐也"。可见，禁忌是古代人规范行为，阻止俗信中事物因果关系的发生，避免灾难的一种手段。不少俗信和禁律来源于人们生活中对亲身经历和观察的事物的直观经验。如"瑞雪兆丰年"是有一定现实依据的俗信。产后性禁忌是有利健康和家庭幸福的

---

① 傅维康主编《中国医学史》，上海中医学院出版社 1990 年版，第 27—28 页。

戒律。然而,这些俗信和禁律只是对事物间现象层次规律的概括,并未认识事物间的本质联系。故其中必搀有假象、偶然和非普通的成分。如中药学里有"十八反"之说:"半(夏)蒌贝(母)(白)蔹(白)芨攻乌(头),(海)藻(大)戟(甘)遂芫(花)俱战(甘)草,诸参(人参等)(细)辛芍(药)叛藜芦。"据此而有的配伍禁忌经后人证明并非有害。如甘遂与甘草可同治腹水,疗效更佳;党参与五灵脂同用于治胃痛,药效也无损。

有些俗信、禁律可能来自生活中的教训总结。如中医针刺之禁:"已醉勿刺,已刺勿醉。新劳勿刺,已刺勿劳。已饱勿刺,已刺勿饱。已饥勿刺,已刺勿饥……"①如果犯禁,则邪气复生,是谓伐身。又如人类最普遍的乱伦禁忌,可能是乱伦导致家庭破裂、体质退化、遗传病多发教训的总结。《黄帝内经·素问·八正神明论》中还提出"天忌不可不知"的观点,这是对顺应自然养生经验的总结。

我们还可以举出许多禁忌与消病去疾的习俗来,这些都从一个侧面证明了社会的习俗与人的生命、疾病及医学是紧紧相联系在一起的。综上所述,我们的原始先民们正是以自己智慧初露的理性与充满血气的强壮体魄,把原始的医术推进了文明的门槛,并逐渐演绎成一场极具社会风土人情的医俗大观。

第二节 夏、商、周——初创期

历史推进到夏、商、周时期,由于人们在生产和生活中不断扩大了对自然现象和生命的了解,又随着天文气象、农业生产、手工

---

① 《黄帝内经·灵枢·终始》。

业技巧以及饮食烹调技艺的提高,中国医学也开始由原始向文明阶段跃进,进入了初创阶段。这时无论从医技的发明到对病因的认识,还是从对药物学知识的了解到卫生保健业的兴起及医学的分科和医事制度的制定,都有了较为系统的发展,而且这种医学的发展同时也逐渐成为一种约定俗成的社会行为而被社会的人们所接受和演绎。

首先是酿酒和中医汤液的发明。传说仪狄是夏禹时的造酒发明者。传说虽不足信,但酿酒术确实最迟在夏代时就有了。酒字在甲骨文中作"酉",表示以罐储粮,发酵成酒,而"龙山文化"遗址中就发掘出许多陶制酒器。商代农业有更大发展,酿酒技术亦更趋成熟和精湛。殷墟出土的青铜器中,有许多专用酒器。甲骨文又有"鬯其酒"的记载,即百草及郁金香酿制的酒,亦即芳香药酒。酒的药用疗效甚佳,《素问·汤液醪醴论》中说"邪气时至,服之万全",后世也有"酒为百药之长"的说法。《礼记·射义》曰:"酒者所以养志也,所以养病也。"饮酒后常可振作精神,减轻疼痛,活络气血,疏通经脉,甚至使人神经麻痹,处于迷迷惑惑状态。巫师也开始改变昔日医疗旧法,引进酒以祛病疗疾。《周礼》中设有"医酒"一职,表明当时用酒治疗已较普遍。西周时出现了从酉的"醫",后便被普遍使用。《说文》释此字曰:"医者性然,得酒而使,故从酉。"据此可揣测,至晚在西周起,酒已成为巫医治病的主要用品之一。《礼记·射义》所说的酒可以养志,可以养病,则是对酒在当时医疗活动中突出意义的概括。此后,战国时扁鹊的医疗记载中,已明确提及用汤液醴酒。《素问·汤液醪醴》追述古医风时曰:"自古圣人之作汤液醪醴者,以为备耳。"更可作为一种旁证,提示此风历时久远,系先圣遗风。而《素问》所载"……饮以美酒一杯,不能饮者,灌之,立已。"又说明当时酒仍有着重要的治疗意义。

在以后几千年的文明史中,酒成了人们生活中的宠物,不但滋补强身,消疾除病,而且还有成为一种风俗。如湖南、湖北及江南一带有每逢农历正月初一清晨,全家围坐在一起,共饮一种叫"屠苏"的药酒的习俗。喝酒的顺序,不是先长后幼,而是先由最小的幼儿喝起,直至最年长的老人。这种风俗据说与唐代大医学家孙思邈有关。

相传有一年江南一带气候反常,一场大瘟疫降临在常州城里,疫病先从孩子们身上开始疯狂地传播,不久连白发苍苍的老人也染上了。正在这时孙思邈出游来到此地,住在城外的一所名叫"屠苏"的庵中。经他诊断,大部分人得的是肺炎、麻疹、大脑炎等春季流行病。当时常州城里已没有什么存药了,于是他不辞辛劳上山采药并用酒炮制了一种药。人们服了他的药酒后,身体日见强壮,随之瘟疫被制服。当人们问孙思邈这防病驱疫的药酒叫什么名字时,他还没给这种药酒取名字,因为住在屠苏庵,于是灵机一动,顺口说道,就叫"屠苏酒"吧,同时他已将配制这药酒的方子传授给了常州人。从此,这避疫神药"屠苏酒"便流传开去,久而久之服这药酒便成了这一带人们的习俗。从这个故事中我们可以看到酒的药用及奇特的疗效。其实中国民间存在的许许多多药酒大都能讲出一个动人的传说故事。

除了酒的药用外,汤液的发明也是在商朝时期,据记载伊尹是商汤的宰相,皇甫谧《甲乙经·序》中说:"伊尹亚圣之才,撰用《神农本草》以为汤液。"虽然对于伊尹,先秦诸子多有所论,但各说不一。或说"伊尹以割烹要汤";或说"伊尹耕于有莘之野,而乐尧舜之道,汤使人以币聘之,故就汤而说之";《孟子》或云"上古有汤,至

圣也;伊尹,至智也。夫以至智说至圣,然且七十说而不受,身执鼎
俎为庖宰,昵近习亲,汤乃仅知其贤而用之"。(《韩非子》)

　　由于伊尹是一位由平民崛起的佐汤革命之伟人,在古代这常
常是造神的原料,到《吕氏春秋》时,他便有了神话般的出生:"有侁
氏女子采桑,得婴儿于空桑之中,献之其君,其君令烰人养之。察
其所以然,曰:其母居伊水之上,孕,梦有神告之曰:'臼出水而东
走,毋顾。'明日,视臼出水,告其邻,东走十里,而顾其邑,尽为水,
身因化为空桑。故命之曰伊尹。"

　　伊尹成了神化的人物,他善以烹调滋味说医道的特点被推广
到中药汤液的领域,于是他成了继神农以后的中药之"亚圣"。因
为可以说,中药奇妙在于方剂,方剂之奥在于汤(煎)。显然后人把
中药汤液发明权归于伊尹,在于他为"庖人"(厨师)而善于割烹。
所谓汤液,即是我们今天常见的中草药煎服法,在汤液发明之前,
服药还是简单地"咬咀"吞服,并多使用单味药。而生药加水煎服,
不仅可以同时使用多味药,还可以降低生药的毒性,同时又促进了
后世复方药剂的发展。

　　另外,也有一些学者认为伊尹虽善以烹调滋味说王道,但身为
庖人之事却甚可疑。如刘师培认为,伊尹为媵臣,即女师仆,古称
"阿保"。尹为汤相时仍沿"阿保"之称。古崇口说,"包""保"同音。
诸子著书,习闻伊尹善说汤至味事,遂以"保"为"庖厨"之"庖",而
横生殊解。[①] 如此说可立,把汤剂发明归之于伊尹乃是望文生义。
话虽这么说,但缺乏更多的考证,这种论断只能成为一家之言。

　　第二是对疾病和病因学的初创。据考古发现,殷墟中出土的

---

① 《古史辨》第七册(上),上海古籍出版社1982年版,第89—92页。

几千个甲骨文卜辞中,尚能辨认的疾病记载已不下二十余种,如对某些疾病和症候的记载有"𧒽"(蛊),像虫在皿中,表示腹中有寄生虫。《说文解字》中说:"蛊,腹中虫也。"

到了西周时,人们已认识到四季多发病,《周礼》中记载:"春时有痟首疾,夏时有痒疥疾,秋时有疟寒疾,冬时有嗽上气疾。"同时也认识到气候异常易引起流行病,如《礼记》中记载,"孟春行秋令,则民大疫";"季春行夏令,则民多疾疫"。另外,从西周的《诗经》、《尚书》、《周易》等典籍中可以看到,当时对热病、昏迷、浮肿、顺产、逆产、不孕等症都已有所了解。

以后,随着理性思维的发展,人们对病因有了进一步的认识和发展,并逐步走向成熟,如疾病与自然的关系:"天气致病"、"阴阳五行"等,同时还发展了科学的望、闻、问、切的医疗诊断方法。

又如汉代张仲景在《金匮要略》中指出,疾病发生有三个途径:"千般疢难,不越三条,一者,经络受邪,入于脏腑,为内所因也;二者,四肢九窍,血脉相传,壅塞不通,为外皮肤所中也;三者,房室、金刃、虫兽所伤。以此详之,病由都尽。"

晋代陶弘景《肘后百一方·三因论》则将病因分为三类、即"一为内疾,二为外发,三为它犯"。宋代陈无择又引申《金匮要略》"千般疢难,不越三条",提出了"三因说",他说:"六淫,天之常气,冒之则先自经络流入,内合于脏腑,为外所因;七情,人之常性,动之则先自脏腑郁发,外形于肢体,为内所因;其如饮食饥饱,叫呼伤气……金疮踒折,疰忤附着,畏压溺等,有背常理,为不内外因。"

由于对病因的科学认识,至使民间对防病强身留下了许多宝贵的经验,有的成为名谚被世世代代流传下来,成为社会普遍遵从的信俗。

　　第三是药物学的初创。周代对药物品种已有初步归类。如《周礼》中已有"草、木、石、虫、谷"的"五药"记载,《诗经》中记载的药有葛、苓、芍药、蒿等不下五十种。更有甚者,《山海经》记述的药物多达一百四十六种,其中植物类五十九种,动物类八十三种,矿物类四种,可治数十种病。书中还详载了食、服、浴、佩带、涂抹等多种用药方法。特别是所述药物中有六十种可用于防病,如防蛊八种,防疫四种,强壮二十五种,防五官病八种,防皮肤诸病八种,防脏器诸病四种,避孕二种,防兽病一种。《礼记》中还有关于采药季节的规定,如"孟夏月也……聚蓄百药"。由此可见春秋末期人们对于药物学知识已经有了相当程度的掌握。

　　考察历史,我们发现萌发于夏、商、周时期的中国药物学不但对中国的医学发展奠定了坚实的基础,而且为药物的分类提供了借鉴,并使之发展成熟。

　　第四是在夏、商、周时期,我国的卫生保健、医学分科与医事制度亦有了初步的创建。

　　首先是卫生保健业。商代已有洗脸、洗手、洗脚、洗澡和洗涤食具的卫生习惯,如甲骨文"𤅵",即沫字,像人散发洗面;"𤉹",即浴字,像人在盆中洗澡。殷墟出土的文物中有壶、盂、勺、盘、陶槎、头梳等全套盥洗用具,并已有畜圈、厕所和水沟。在距今三千二百年前,我国就有了这样有关医学卫生方面的记录和实物,在世界医学史上也少见。

　　周代进一步发展了卫生预防,如《左传》中记载:"土厚水深,居之不疾","土薄水浅,其恶易觏"。周人还知道了定期沐浴的治疗意义,即"头有创则沐,身有疡则浴"。《礼记》中还提到"疾病,内外皆扫,彻亵衣,加新衣",要人们懂得卫生对健康的重要性。周人对婚姻及优生学也提出了一些合理的主张,如《礼记》称,"三十日壮,有室";《左传》说,"男女同姓,其生不蕃"。另外在个人卫生方面,主张饮食生活应适应四时气候变化,如"春多酸、夏如苦、秋多辛、冬多咸",同时认为饮食不节、起居失常、劳逸过度都是发病的重要因素。

其次在医学分科与医事制度来说亦有了明确的规定。据《周礼·天官》的记载,早在周代就已经有下列这几种不同的医事分工:疾医、疡医、食医和兽医。

疾医相当于近代所说的内科医生,疡医相当于近代的外科医生,食医则相当于营养饮食方面的医生,兽医就是现代的兽医。

周代的官职制度十分严格,分工也很明确。在我国医学中,疾医的职责及其含义很广。中医的基础理论也属于内科的范畴。《周礼·天官》记载:"疾医中士八人,掌养万民之疾病。"也就是说,当时在朝廷里设有管理各种内科疾病的官员(中士)共计八人。其次就是食医,书中说"食医,中士二人。掌和王之六食、六饮、六膳、百馐、百酱、八珍之齐",也就是说,食医是管理和调配宫廷统治者的各种饮食的,这种食医官员也是"中士",只有两人。

《周礼·天官》所记载的"疡医,下士八人。掌肿疡、溃疡、金疡、折疡之祝、药、劀、杀之齐"。这就是说,疡医是掌管溃疡、因金属兵器所致的创伤、骨折等,以及痈疽这些皮肤表面的肿物的治疗,"劀、杀之齐",就是具有去腐生肌之类的药剂。疡医的地位就不如疾医和食医,只是下士的官衔,共有八人。同书记载的兽医是管理马、牛、羊等动物的治疗的官员,也是下士衔,共有四人。同时还制定了一整套医政组织和医疗考核制度,规定医师"掌医之政令,聚毒药以供医事"。建立了病记录和报告制度,"凡民之有疾病者,分而治之,死终则各书其所以,而入于医师",这是世界上最早的病历记录制度。年末依据病历考核医生、评定待遇,"岁终则稽其医事,以制其食。十全为上,十失一次之,十失二次之,十失三次之,十失四为下"。这样的考核评级制度,对推动古代中医学的发展具有深远的历史意义,并为中医学的最终建立打下了坚实的基础。

第三节　秦汉——成熟期

秦汉在我国古代历史发展中是一个非常重要的时期,已早为人们所熟知。而作为中国医学经过从传说期到初创期的演绎,终于到秦汉时达到成熟,这绝非历史之偶然。它不仅是先前医学知识和经验的成功的总结,而有其深刻的社会文化根源。众所周知,秦始皇统一中国,建立了中央集权政府后,推行书同文、车同轨、统一货币、法律、度量衡等制度,到汉武帝时,一体化的封建社会结构已完全确立。中医理论体系的基本确立正是在这一时期或稍后些。集中医之大成的《黄帝内经》中不少成为现中医理论体系的主要内容,就是源于汉武帝时的《淮南子》、《春秋繁露》等书。从文化学的意义上说,一方面封建大一统社会结构确立,敦促了医界致力于构筑统一的医学理论体系,而封建正统的文化体系之诞生,又为这一构筑提供了思想指导和方法模式。另一方面,外来文化的输入特别是印度佛教医学的渗入,为中国传统的医学输入了极为宝贵的养料。至此,中国医学进入了前所未有的成熟期,以后一直统领、贯穿了整个中国历史,甚至影响到今天,其理论与方法基本保持不变。因此,考察秦汉时期的我国医学成熟状况,可以从《黄帝内经》与佛医的传入两个方面进行。

出自于战国、编纂成书于西汉的中国第一部医学典籍《黄帝内经》的问世,使中国医学最终完形和确立。《医学正传》中说:"夫《黄帝内经》虽疑先秦之士依仿而作之,其言深而要,其旨邃以宏,其考辩信而有征,是当为医家之宗。"

《黄帝内经》虽托名于"黄帝",实则是通过多人之手,在一个相当长的时期内,集各方医学家们的经验总结汇编而形成此书理论体系的客观基础。该书以古代的解剖知识为基础,以古代的哲学思想为指导,通过对生命现象的长期观察,经医疗实践反复验证,由感性到理性,由片面到综合,逐渐发展形成的。因此,这一理论体系在古代朴素唯物辩证法思想指导下,结合人体生命活动规律,提出了许多重要的理论原则和思想方法,不但形成了中华医学的独特风格,奠定了中医学的发展基础,而且为中国医学文化学、乃至为整个中国传统文化的建构和发展产生了极其深远的影响。下面我们不妨从病因、诊断以及医治等中医学的三个主要内容进行考察。

前面我们已经看到,先秦以前我国已对病因提出过较为科学的解析,这种解析到《黄帝内经》时基本达到了较为系统和完善的境地,这就是合于"阴阳五行"表现为"六淫七情"的内外致病说。首先,《黄帝内经》首次将病因分为阴阳两类,《黄帝内经·素问·调经论》中说:"夫邪之生也,或出于阴,或生于阳。其生于阳者,得之风雨寒暑。其生于阴者,得之饮食居处,阴阳喜怒。"同时,它又把表现为"六淫"的外因和表现为"七情"的内因与阴阳五行结合起来,形成一种系统的病因说。所谓"六淫",即风、寒、暑、湿、燥、火六种外感病邪的统称。在正常的情况下,这六者称为"六气",是自然界六种不同的气候变化。在中医学看来,六气又可称五气,并与五行相配,即风配木、寒配水、暑配火、湿配土、燥配金;还有一个火并不是没有一行可以相配,而是因为与火行相配的暑是为夏季的主气,为火热所化,故《素问·五运行大论》中说:"其在天为热,在地为火……其性为暑。"火与暑实为一种特性,不再归"行"。

六气本身对于人体是无害的,它们是大千世界万物生长的条件,所以《素问·宝命全形论》说:"人以天地之气生,四时之法成。"这就是说人是依靠天地之间的大气和水谷之气而生存,又是遵循四时规律而成长发育的。

由于人体与自然是化合为一的,所以,一般情况下,天之六气是不会致人以病的。但是,当气候变化异常,六气发生太过或不及,或者六气不合时,如春暖之际返寒,秋凉之时返热等,以及气候变化过于急骤,如暴冷、暴热等,使原来与天地四时之气保持均衡贯通的人体机能出现了紊乱之状,于是天之邪气便侵犯人体,导致发病。这样的六气便称为"六淫"。淫即是太过和不正之意,故又称为"六邪"。自然之六气本身在四时中是阴阳协调的,太过或不及,就会造成阳盛或阴衰,打破平衡,成为淫邪之气,这就是外因致病不离阴阳观的原因所在。所谓"七情"即指喜、怒、忧、思、悲、恐、惊七种情志,是人体的精神状态。和六气一样,七情本不会使人致病,只有突然、强烈或长久的情志刺激超过了人体本身的正常生理活动范围,使人体气机紊乱、脏腑阴阳失调,才导致人体疾病的发生。

七情与六淫一样,首先与阴阳五行观中的五行相配伍,即怒配木、喜配水、思配土、悲配金、恐配水;七情中的另外两情"忧"和"惊"不是没有"行"可配,而是根据其特性相应归入"金"行和

"水"行。

由于七情致病发乎人体之内,而人体内部又以五脏六腑为主,所以,人的情志与内脏有密切的关系。《素问·阴阳应象大论》中说:"人有五脏化五气,以生喜怒悲忧恐。"又说心"在志为喜",肝"在志为怒",脾"在志为思",肺"在志为忧",肾"在志为恐"。可见情志活动又是以五脏精气作为物质基础的。

与六淫致病发于外、入于内的特征相反,七情致病则发乎内、表于外。《三因极一病证方论·三因篇》说:"七情,人之常性,动之则先自脏腑郁发,外形于肢体。"故中医上又有"怒伤肝","喜伤心","思伤脾","忧伤肺","恐伤肾"之说(《素问·阴阳应象大论》)。

其次,对诊断来说,就是"望、闻、问、切"的四诊法,虽然《黄帝内经》中还没明确提出这四个字,但概括地讲,古今中外所有的医疗诊断手法都不外乎此。医生都要靠五官和手的功能来搜集"有诸内者,必形诸外"的疾病症候,从而作出正确的判断,并对症下药。现代医学应用的种种仪器可以看作是医生(人体)感觉器官之功能的延续和加强。从这个意义上说,《黄帝内经》已经形成了较为成熟的"诊断"体系。

先看"四诊"之首的"望诊"。根据"有诸内者,必形诸外"的人体生理反应,望诊的关键就是通过人的体表测知内在的病变,故《黄帝内经》中说:"肝热病者,左颊先赤;心热病者,颜先赤;脾热病者,鼻先赤;肺热病者,右颊先赤;肾热病者,颐先赤。"

"闻诊"是指医生用耳与鼻去收集病人身体器官透露出来的病态信息。这一信息包括呼吸、喘息、哭喊、歌笑等等,如有些经验丰富的老中医,只要凭小孩一声咳嗽,就能辨清其病状,进行合理的诊治。而《素问·阴阳应象大论》中就将人体五脏与人体器官发出的五种不同声音相配伍："肝在音为呼"，"心在音为笑"，"脾在音为歌"，"肺在音为哭"，"肾在音为呻"。

"问诊"是指医生通过与病人或其陪诊者进行有目的交谈，从而了解病人发病经过，包括生理感觉、生活习惯、人事环境等，来判断病人所患之疾的诊断法。

询问的范围很广，典型的有三种，其中之一就是了解患者的人品起居。人品起居包括人的禀性、品格、体质、生活习惯等。而《素问·上古天真论》将人的品德高下分为真人、至人、圣人、贤人等，认为这些人品格高尚，"外不劳心于事"，"内无思想之患"，具有"精神不散"而登寿域之宏福。《灵枢·通天》中还将人品归纳为阴阳二十五种。

"切诊"是通过局部的脉诊或按诊，了解肌体脏腑、经络、气血、精神、情志等病变的一种方法。《黄帝内经》中记载，我国最早采用的诊脉方法很复杂，要在人体的头部、手和脚上各选几处动脉来诊候，故亦称"三部九候法"。

由于此法过于繁琐，与医生和病人均有不便，尤其在封建礼教的束缚下，给妇女看病时麻烦更多，以后就由"遍身"诊逐渐改变为只取病人的"寸口脉"。而西晋太医王叔和所著的第一部脉学专著《脉经》起到了极大的作用。

综上所述，中医"望、闻、问、切"四诊法各具特色，但同时也各自存在着或多或少的片面性，因此决不能单凭其中的某一诊断，就对病人的病症作出盲目的判断，只有综合四诊所获的资料加以合参，去伪存真，去粗取精，才能确准病因，以免失误。故《素问·五脏生成》篇说："能合色脉，可以万全。"

414 / 出入"命门"——中国医学文化学导论(增订版)

再次,对医治来说,就是实行阴平阳秘的辨证施治,中医学认为,正常的人,其肌体各方面都呈一种均衡势态,而疾病就是肌体的阴阳平衡失调。所以,简单地说治疗的过程就在于调整阴阳,补偏救弊,促进肌体的平衡协调,达到恢复均衡的常态。如《素问·至真要大论》中说:"谨察阴阳所在而调之,以平为期。"所谓调整阴阳,其原则就是补其不足、泻其有余。

如果我们结合《黄帝内经》的中医理论对当时中国民间的医疗实践进行考察的话,则无外乎这些方法、手段的运用,只是由于社会背景之复杂,特别是由于鬼神、迷信等观念的混杂,中国医学即使在成熟的秦汉时期,也不可能真正摆脱历史的束缚而步入理想的殿堂,这是可以理解的。

我们之所以说秦汉时期我国医学达到了成熟期的另一个方面,就是外来文化的输入即印度佛教医学与中医学的影响与合流。回顾这段历史对我们加深了解中国的医学是非常有意义的。

中国与印度的文化接触,一般认为是从公元前 2 世纪的西汉张骞通西域时开始,汉代史籍将印度译作"身毒"或"天竺"。

古印度输入中国的学术总称"五明学":(一)"内明",就是佛学;(二)"因明",即思辨规则之学(相当逻辑学);(三)"声明",语言、文字之学;(四)"工巧明",工艺、技术、历算之学;(五)"医方明",也就是医学。它们是佛教对古印度学术的分类。这五种学术在印度,好像六艺在我国,被视为国粹。一般认为印度传入中国的只有"内明",即佛学,而其余的"四明"尚未传译到中国。别的且不谈,有史料表明,就医学而言,它确实与佛学一起传到了中国,而且对中医的发展产生过重大的影响。在这个过程中,华佗可以说是融印度医术与本国医术为一体的先驱。陈寅恪先生曾经考证华佗二字与天竺语 agada(药字意)相应,省去阿字,犹阿罗汉省为罗汉。可以推想到当时由于印度文化充斥我国,民间比附印度神话故事甚多,因而将他看作药神并称之为华佗。

《三国志》中介绍华佗的方药、针灸、解剖三种医术理论时说:"华佗……精方药,其疗疾,合汤不过数种,心解分剂,不复称量,煮熟便饮,语其节度,舍去辄愈。若当灸,不过一两处,每处七八壮,病亦应除。若当针,亦不过一两处,下针言'当引某许,若至,语人';病者言'已到'应便拔针;病亦行差。若病积结在内,针药所不能及,当须刳割者;便饮其麻沸散,须臾便如醉死无所知,因破取。病若在肠中,便断肠湔洗,缝腹膏摩。四五日差,不痛,人亦不自寤;一月之间即平复矣。"(《魏志·华佗传》)有证可考,这段记载中,关于华佗这三种医术的来源,都可以为是当时西来医学的反映。

第一,先拿解剖术来讲,我国最早的人体病理解剖首见《南史·顾觊之传》,中国的传统封建道德尚且不允许对尸体进行解剖,更何况将解剖用于活人呢? 因此华佗的"刳割"术早在东汉后期就施行自如实在使人生疑。

再则中国古代实以形气二者来认识人。人之所以为人者,以形,而形之所以生者,以气也。人禀天地之气而生,人身上的元气绝不能走漏丧失,像华佗这样刳腹破肠、放走人身元气的医术,能在当时的社会文化背景下创立之说也是难以成立的。

以上而论,华佗的"刳腹"之术就不得不被涂上了一层西域印度的佛教医学色彩。印度的宗教向来厌恶一切,甚至连自己的身体也在厌恶之列,所以自焚的,自投石死的,以自身剖腹的宗教信徒比比皆是;尤其是印度人还有一种解剖自身可以利益他人的信仰。因此，解剖人体对古代的中国人是不可容忍的，而对印度佛教徒却视为寻常。如《晋书》中记载：西晋佛图澄为"天竺"人，永嘉四年来洛阳，其腹旁有一孔，常以絮塞之，斋时，平旦至流水侧，从腹旁孔中引出五脏六腑洗之，讫还内腹中。

在印度文化的影响下，中国的佛教徒也每以效仿，如刘宋时就有和尚自剖其腹而自己治病的传说："僧富因村人有劫，劫得小儿，欲取心肝以解神。因脱衣以易小儿，自取劫刀，划胸至脐。群劫散后，取针缝其腹皮，涂以验药。还寺，将息少时而差。"

由此看来陈寅恪先生将华佗疑作天竺人，并认为其解剖人体，乃是"三国去因佛教故事而辗转因袭，杂糅附会"的说法不是没有道理的。至少我们可以说华佗即使不是印度人，也一定是个积极接受印度"医方明"学术的学者兼医师，而印度佛教医学对中医的影响实可见一斑。为更充分证明这一点，还可以略引旁证。

据三国时两种佚书的片段记载（被引于《三国志》注），琅邪刘勋为河内太守时，他的一个二十多岁的女儿左膝内生了疮，七八年来痒而不痛，但数十天就要复发一次，请华佗治疗。华佗用两匹好马牵着一只黄狗奔驰三十余里，当狗累得不能再走时再叫人拖拽二十里。然后令病女饮下安眠药，遂取大刀剖开黄狗的肚子，借取黄狗身上因犬马相互驰逐后血流速的筋骨的吸力，吸出病女疮内的毒虫，再用铁锥横刺虫头将其从疮内牵出。此虫长三尺许，有眼无珠，身上倒长着鳞片。最后华佗用膏药敷于疮口，七天后病女便告痊愈。华佗这种用犬马治病的医术完全可以认为是从西域畜牧社会的经验得来的。

如果我们将历史朝前推移，还会发现，解剖人体不但在古代印度早已施行，就是在中国西汉末也曾有过。如王莽诛翟义，分解肢体。《汉书·王莽传》中说："量所度五脏，以竹筳导其脉，知所始终，云可以治病。"

当时解剖尸体虽不以治病为直接目的，但了解人体内脏却是医学上必要的工作，而完成于西汉的《黄帝内经》中就有关于人体内脏的较为详细而准确的记载，这两件事在时间上吻合，似乎可以作为否认华佗的解剖术源于印度医术的论据。但是我们只要注意中国从上古至周、秦、汉初未见有解剖人体的医术上会提出相反的疑问，况且经许多学者证明，《黄帝内经》中，从人体解剖术得来的有关专论人体内部组织的章节都是两晋间所加入的。由此可见，中国的医学确实与印度的"医方明"有着种种神秘的联系。

第二，就针灸术来讲，中国上古时代确实已有针刺疗法，但所用的针不是金属的而是用石头做的并称作"箴石"。《汉书·艺文志》记载"施箴石，汤火所施"，指的就是中国古代的针灸术。更有许多论证可以确定，周、秦、西汉一直使用的是从原始期遗留下来的砭石刺病术，而不是用金属针。如《山海经·东山经》说："高氏之山多箴石。"郭璞注："可以为砭。"又如《春秋》中记载"美疢不如恶石"，服子慎注："石，砭石也。"以上的说法到了《南史·王僧孺传》中就说得更加明确："古人以石为针，必不用铁。……李世无复佳石，故以针代。"这些都可以说明三国以前中国的针灸术用的是石针。

第三，就方药来讲，《神农本草经》是我国最早的药物学典籍，可是这书的结集不但在印度文化传入我国以后的魏、晋间，而且当时也不称作《神农本草经》，仔细考证，此书确实留有印度医学的痕迹。

我们知道神农尝药的传说始见《淮南子》，此书是刘安在汉武帝时所作,其时正当印度文化开始输入的早期。这种传说也许是附会托古,但当时确实没有"本草"的名称。《汉书·艺文志》也没有《本草》一书,只有《神农》二十篇,列入农家者流。

到了西汉末年,"汉平帝元始五年,举天下通知方术本草者所在,遣诣系师。"《汉书·平帝本纪》才出现"本草"二字。到了三国,始有吴普撰写的《吴氏本草》六卷。吴普是华佗的门徒,又当佛教盛行时期,书中杂糅了许多外来的药物(见《本草纲目》)。以后到了晋代,又有张华等人依托古学,附以新说而编《本草》。有史考证张华是亲近胡僧及婆罗门一类的人物,他撰写的《本草》中确杂有许多西域来的药物成分。

以上所述,魏晋两代的《本草》编纂者为吴普、张华两人。而吴普为华佗的门徒,名师出高徒,由此推断,印度的方药在与中国的方药杂糅过程中,华佗理当承担了一个先师们所应承担的职责。

然而,《神农本草》究竟始于何时呢?依据唐朝李世勣说,梁《七录》中始有《神农本草》三卷的记载,《旧唐书·经籍志》也有相同的记载,因此,可以断定从西汉时神农尝百草到三国两晋间的《本草》结集,以及发展到南朝梁代方演变汇合成为神农作本草的传说。

另据梁代陶弘景说《神农本草经》是黄帝的臣子们编著并经后世逐渐增加的作品,其中夹带着华佗、吴普、李当之等接受外来药物学的影响。陶弘景自己就做过《本草》的汇集工作,他还说《神农本草经》有三百六十五种药味,但到了明朝李时珍所编撰的《本草纲目》,共有一千八百八十二种,可见中国药物增加的速度之快,其中确有一部分是从印度与西域传入的。

古印度对中国的文化影响源远流长,所涉及领域很广,单就医学上,除以上考证的解剖、针灸、方药三方面外,还有气功、导引、养生、幻术(用巫祝治病)、兽医学等各方面。这些医术的流入,对古代中国医学发生了不小影响,不但为秦汉时我国医学的成熟提供了有益的养料,而且在以后几千年的文明史中为促进中国医学的蓬勃发展作出了诸多的贡献。

第四节　晋唐及以后各代——发展期

魏晋以后,中国封建社会逐步向成熟发展,至唐朝达到鼎盛期。中国的医学在社会发展的大背景下,经过秦汉的奠基、融合,形成了成熟的框架后,于是进入了稳定的发展期,至明末清初乃至清以后,中国的医学在其理论体系、治疗方法上基本沿袭了秦汉以来的格局,要说有变化发展只是在以《黄帝内经》为标志的医学模式指导下对某种病因或者说治疗的技巧等有更深的认识或更多的拓展。因此,我们可以这样说,晋唐以后,中国的医学其风格基本保持了不变,而这种风格同时在几千年的历史发展中逐步深入到社会各个角落,成为中国这块古老大地上独具色彩的风土习俗的一部分。考察这个发展时期的医学,我们想略去一般的叙述,把具有一定历史价值的新发现、新进展有代表性地介绍给大家。

第一,在医疗卫生机制的建设及机构的设置上晋唐以后有了长足的发展。

首先,在北宋时期设置了世界上最早的国家卫生出版局——"校正医书局"。我们知道,秦汉以后中国医学已经达到了它的成熟和发展时期。这时,不仅已经有了理论性的著作如《黄帝内经》、

《难经》、《诸病源候论》等等,还有临床各科的重要著作,综合性医著、方书,如《伤寒论》、《金匮要略》、《神农本草经》、《针灸甲乙经》、《脉经》以及《千金要方》、《千金翼方》等重要经典著作。唐代已经开始由国家颁定药物学专书——药典《新修本草》。

　　但是,在 11 世纪以前,还没有发明活版印刷术。在印刷术发明之前,书籍的流传,全靠用手传抄,像《黄帝内经》这样重要的经典著作,是一本大部头的书,要抄一部得花费一年半载。同时,由于人工传抄,错误可想而知。如梁代名医陶弘景,在他研究中医学(本草学)的过程中,就发现由于抄写缘故的不少错误,他说:"魏晋以来,吴普、李当之等更复损益,或五百九十五,或四百四十一,或三百一十九,或三品混糅,冷热舛错,草石不分,虫兽无辨。且所主治互有得失,医家不能备见。"以上这种状况引起了医家的关切和注意,于是,当时的医家屡屡呼吁,把纠正这种医药文献上的混乱状态和错误的工作提到日程上来,并得到了官方的重视,因为医书是关系到人们(包括统治阶级自己在内)疾病和保健甚至生命的大事。北宋嘉祐二年(1057),正式成立了"校正医书局",召集当时著名的医学家掌禹锡、林亿、高保衡、孙兆等人,负责校正医书的事情。校正医书局于 1068 至 1077 年间,把他们经历十多年才校正整理完毕的医学经典著作,包括《黄帝内经》(内分《素问》、《灵枢》两部分)、《难经》、《脉经》、《甲乙经》、《伤寒论》、《金匮要略》、《神农本草经》、《诸病源候论》、《千金方》、《千金翼方》、《外台秘要》等医书,都仔细地进行校订整理,并定为标准版本。这一工作,对于以后的医学发展,产生了十分积极的促进作用;正是在这个基础上,出现了金元时期医学的活跃局面,并一直影响到明清。

　　其次,从宋代开始设立了世界上最早的药局——"太医局卖药所"。公元 1076 年,也就是宋神宗熙宁九年六月,在宋王朝管理医药工作的最高机构太医局里,设立了"卖药所",又叫"熟药所"。

这个药局分成两个部分,一部分叫和剂局,它的职责是管理制作药物制剂的,把固定的方剂制成各种剂型,比如丹剂、膏剂、丸剂、散剂等,由国家专利出售,不许其他个人或机构私自制作。这对于保障健康,统一成药的规格,防止出售假药、劣药,有很大的作用。当时曾把这些成药的方剂组成、制法、主治病症等等,编成一本方书,名叫《太平惠民和剂局方》,其中有一些成方,治疗疾病的效果很好,至今仍然在应用。如该书记载的紫雪丹、至宝丹(也叫局方至宝丹)这些清热解毒药剂,以及四物汤补血、四君子汤补气的药剂,至今仍然在临床上常常应用,效果很好,为人们所欢迎。这部书共有方子二百九十七首,该书也是世界上最早的药局方书。

卖药所的另一部分叫惠民局,据说它是给贫穷老百姓发放治病用药的。虽然开始的时候也给老百姓办一点事,但后来由于封建统治者的腐朽无能,就形同虚设了。

熟药所开始设立时,共有五所,以后增加到七所,分设在当时京师开封的东西南北四个门。南宋时期,首都南迁到杭州(当时叫临安),在绍兴六年(1136)继续设立熟药所。以后又改称太平惠民局。最后还在全国各州都设惠民药局,并一直影响到后世。

其三,在隋唐时期设立了太医署,它也是世界上最早开设的大型医学专科学校。

其实,最早设置医学校应该是在南北朝时期。公元 443 年(刘宋元嘉二十年)曾设立"医学",北魏也设有太医博士及太医助教,这些都是教授医学知识的机构和职官,可惜的是这些记载都不够详尽。

公元 7 世纪初,隋代开始设置太医署。根据史书记载,隋代太医署分为医和药两部分。医部由医监、医正等主管,教师有博士、助教,内分医科、按摩科、咒禁科等,药部也有药园师、主药、药监这些职务,负责药物的教学工作。全校师生员工计有数百人,由太医署令二人、太医丞一人主管,属门下省(相当于部)管辖。

据《新唐书·百官志》、《旧唐书·百官志》、《唐六典》这些史书的记载,唐太医署是一所制度健全、分科细、分工明确的医科学校,设立于公元 624 年。全署隶属于太常寺,署的最高领导叫太医令和太医丞,分别从七品上和从八品下官衔,主管全署工作。另外还设有府二人、史四人和掌固四人,掌管各类行政业务。另外还有教学业务官员,即医监(四人)、医正(八人)、主药(八人)、药童(二十四人),分别主管及辅助医、药两部分的教学工作。

唐代太医署分成医和药两部分,相当于现今大学中的系。医学部分之下设四科:医科、针科(专管针灸)、按摩科和咒禁科(以画符念咒及精神治疗为主)。

唐太医署制定了一套比较严格的考核制度。每月、每季、每年都进行考试。然后,根据考试成绩,择优录用,分别授予医师、医正、医工或医人等不同的称号;如果连续两年考试均不及格,那就毫不客气,予以除名。

可见,我国隋唐时期医学教育已经高度发展,有一套严密的组织、教学、考核制度,以后各代,如宋、元、明、清,也都仿效太医署的组织,培养医学生,只是学校改名为太医局或太医院罢了。

除了开设大型的医学专科学校外,在教学上也有所创新,有所发展。世界上最早的医学教学模型,要数宋代的针灸铜人了。为了使学生掌握针灸穴位、经络循行方向,早在秦汉时期,人们就绘成针灸腧穴图,南北朝和隋唐时期的针灸穴位图进一步发展,一般绘成正面、背面和侧面这三种针灸穴位图,有的图还带有彩色,以标记不同的经络走行方向,易于辨认。唐代的太医署在教学时,基本上就是先在针灸腧穴图上讲解,然后再在人身上实习,具体操作。

公元11世纪初,在北宋王朝里,有一位尚药奉御(医官名称)叫王惟一,他对针灸学特别有研究,编修了一部针灸书叫《铜人腧穴针灸图经》。王惟一对雕塑技工艺术也很有研究,他想,要突破针灸图教学的限制,就要做一个针灸模型,供教学所用。他给当时的皇帝宋仁宗写了奏折,要求批准他的设想。一开始,宋仁宗并不重视这件事,没有同意,经过王惟一的再三请求,终于得到批准。

在王惟一的主持下,大家商议,开动脑筋,共同参加设计,最后用纯铜铸造了针灸用的人体模型。

这种针灸铜人制得与真人一样大,男性,中心是空的。四肢内部用木头制成骨头,躯体内还配备有心、肺等脏器,做工十分精细。

在铜人的表面,铸刻着全身的十四条经络,这些经络有的从足趾端经躯干走向腹部或头部,有的由手指端走向胸部或面部。在经络循行的路程中,刻铸有一个个的小孔穴,这就是针灸用的腧穴,全身共有三百多个穴名,两侧加在一起共有七百来个穴位了。在穴位的旁边,都刻铸着这些穴位的名称。

这种铜人模型平时用来针灸示范,教给学生穴位的位置和针刺的手法,待学生掌握得比较熟练以后,再过渡到在病人身体上扎刺治疗。还可以用这种模型作为内脏器官教学示范之用。宋铜人铸成后,以后历代均有仿制,称为仿宋铜人。

第二,晋唐以后中医在对病毒、病菌的认识及人体的免疫上有了新的发现和贡献,而葛洪是为鼻祖。

首先是对天花病的认识和治疗。我国晋代葛洪所著的《肘后备急方》中写道:"比岁有病时行,仍发疮头面及身,须臾周匝,状如火疮,皆载白浆,随决随生,不即治,剧者多死。治得瘥后,疮瘢紫黑,弥岁方灭。此恶毒之气。世人云,永徽四年,此疮从西东流,遍于海中……以建武中于南阳击虏所得,仍呼为虏疮……"

文中指出,这种病是在东汉建武年间(25~55),在南阳这个地方的战争中,从俘虏中传染而来的,所以叫做"虏疮"。

值得称颂的是,葛洪的发现,为中医治疗天花开了先河。虽然它不是中原本来就有的病,可是在葛洪之前,却没有人认识这种病。以后宋代发明了人痘接种术为防治天花病作出了积极的努力。

其次,恙虫病的记载,最早见于东晋葛洪的《肘后备急方》。恙虫病是一种急性传染病,是由于感染了一种叫做东方立克次氏体的病原体引起的。

恙虫病,一向被认为是日本人桥本伯寿在 1810 年首先发现的。据他说,得了这种病,病人会发热,浑身起红色小皮疹,还有焦痂产生;此外,就是头痛,浑身疲乏,食欲不振等一些症状。

其实,这种病在我国历史上早就已经被发现了。公元 4 世纪初,我国东晋的大医学家兼炼丹化学家葛洪,写了一本《肘后备急方》,书中提到一种病,叫沙虱热,是这样说的:

> 其诊法,初得时,皮上正赤,如小豆黍粟,以手摩赤上,痛如刺。三日之后,令百节强,疼痛寒热,赤上发疮。此虫渐入至骨,则杀人。

这些描述正是桥本伯寿所说的恙虫病。葛洪的发现，比日本人要早一千多年。葛洪在另一本书《抱朴子·内篇·登涉》中，描述了沙虱，他说："其大如毛发之端，初着人便入其皮里……可以针挑取之，正赤如丹。"

现代的研究证明，恙虫病的传染媒介叫恙虫，它的幼虫叫恙螨，恙螨有好几百种，其中只有颜色发红的那种红恙螨传播恙虫病，其余的则不会传播。这种红恙螨也就是葛洪书中所说的"正赤如丹"的沙虱。

另外，还有对脚气病的认识和治疗。葛洪在他的医学代表著作《肘后备急方·治风毒脚弱痹满上气方》中，有这样一段话：

> 脚气之病，先起岭南，稍来江东，得之无渐，或微觉疼痹，或两胫小满，或行起忽弱，或小腹不仁，或时冷时热，皆其候也。不即治，转上入腹，便发气，则杀人。

根据这一段记载，这里所说的"脚弱病"，就是现代医学中所说的脚气病。这段描述说明，我国古代医家不仅比国外医学家早一千数百年的时间就认识了这种病，而且也说明当时对此病已观察和描述得相当准确了。

《肘后备急方》中所提到的内容，是说这种病起于岭南，也即南方一带，以后又波及到长江下游附近，直到流行于整个江南地区。《肘后备急方》不仅详尽地记载了脚气病的病状，还提出了不少比较有效的治疗药物。书中提到的治疗药物计有豆豉、独活、牛乳、羊乳、牵牛子、大豆、防风、菝葜、松节、松叶等多种药物。其中绝大多数药物用现代科学方法进行分析，都发现它们含有较丰富的硫胺(即维生素 B$_1$)。

在南北朝这一阶段,还有其他医家如支法存、僧深、陈延之等人,对脚气病都有比较深入的认识。

在免疫法的创立上葛洪也立下了卓著的功勋。

疫,就是能引起流行的、比较厉害的传染病。《说文》:"疫,民皆疾也。"《释名》认为"疫,役也。言有鬼行役也。"古代不知有微生物,认为是鬼怪在作祟。免疫,原来的意思是指不受疫病感染。

葛洪的《肘后备急方》载有"疗猘犬咬人方",就是免疫法先驱的最早记录。

在我国民间,自古流行着"以毒攻毒"的做法,认为人得了病是由于受了毒疬之气的侵袭,因此,可以用这种毒本身来治疗这种病。这就叫"以毒攻毒",其中就包含有免疫法的思想。

葛洪在他的《肘后备急方》里,记载了一种"以毒攻毒"的治病法,这是免疫法的最早记录。这是一种用来治疗"猘犬咬人"的方法。猘犬就是疯狗,疯狗病是一种传染病,其病原体是一种狂犬病毒。病毒寄生在狗的脑组织中,狗得病以后,神经功能失常,就变成了疯狗。狂犬病是一种危害性很大的传染病,死亡率极高。怎样救治这样严重的病人呢? 葛洪总结了一些民间治疗疾病的方法和经验,他用的就是"以毒攻毒"的方法。他召集了一些身强力壮的青年人,把疯狗团团围住,大家你一棍、我一铲地把疯狗打死,接着迅速地把疯狗的脑壳敲碎,取出狗脑髓,并趁热把它敷在病人的伤口上。这种方法在当时是取得了一定的效果的。后来,法国的巴斯德在 19 世纪研究了狂犬的脑髓,才知道狂犬病毒几乎都聚集在脑神经组织里。用这种带有病原体微生物的动物组织来治疗,可以说是现代免疫法的先驱。

　　另外,中医为预防新生婴儿破伤风也作出过独到的贡献,这就是宋代无名氏于公元 1158 年写的《小儿卫生总微论方》。书中写道:"儿生下,须当以时断脐。若不以时断脐者,则令脐汁不干而生寒,为脐风之由。其断脐带当令长至足趺。或云长当六寸,若太短则伤脏,令儿腹中不调;若太长则伤肌,令儿皮枯麟起。才断脐讫,须用烙脐饼子,安脐带上,烧三壮,灶如麦大。若儿未啼,灸至五七壮。灸了,上用封脐散裹之……又须常切照顾,勿令湿及襁绷中,亦不可令儿尿湿,恐生疮肿及引风也。"

　　脐风,即现代医学所说的新生婴儿破伤风症,它是由病菌通过脐带的伤口进入婴儿体内所致的一种疾病,死亡率极高,一般在婴儿出生后四至六天内出现,所以民间又有"四六风"之称。

　　在预防这种严重的传染病的尝试中,我国古代医学家走过了一段漫长的道路。直到宋代,这种尝试才算找到了比较可靠的办法。

　　在对微生物尚未有正确认识之前,古代医学家们就已经考虑到有毒的邪气是从脐带的伤口进入婴儿体内,引起脐风的,而只注意到剪刀、手等方面的清洁,还不能完全防止病邪进入伤口。用烙脐饼子的方法,就是用高温烧灼的方法,才能杀灭存留在伤口的微生物(邪气),达到把住关隘,比较可靠地预防脐风的目的。

　　第三,晋唐以后,中医在外科领域亦有了不少的探索与贡献。

　　首先是对人体的病理解剖。所谓病理解剖,就是在人死后,有目的地对尸体进行解剖,以寻找致死的原因及疾病所引起的病变等。

　　《南史·顾觊之传》中有这样一段记载:

> 时沛郡相县唐赐往北村彭家饮酒还,因得病,吐蛊二十余物,赐妻张从赐临终言,死后亲刳腹,五脏悉糜碎。郡县以张忍行刳剖,赐子副又不禁止,论妻伤夫,五岁刑,子不孝父母,子弃市。

到公元 11 世纪的宋代,苏颂主编了一本中药书叫《本草图经》(此书后来失传),其中就记载有一段人体病理解剖的事例:

> 昔有患症癖死,遗言必开腹,切之得病块如石,文(纹)理有五色,削为刀柄……

文中虽然没有说这块病石长在什么部位,什么器官,但据现代医学知识,这种病态石头可能是胆囊结石,也可能是肾结石或膀胱结石。

我们知道,对人体进行病理解剖是促进医学发达、发展的有效途径,西方医学的兴盛与此关系甚大。然而,由于中国的封建礼教是不允许毁伤人体的,尽管在中国古代早就对人体进行过病理解剖,可不但没有促使这一医学成就发扬光大,首创者反而被处于死刑,据文献记载,甚至唐赐的儿子唐副也以"未加阻拦,忤逆不孝"的罪名而被同时处以死刑。

尽管人体不允许解剖,但是具有一定外科形态的中医术还是得到了一定的发展。

其一,骨伤科手术。

最早记载手术疗法来医治骨伤科疾病的,是战国时代写成的《五十二病方》。随着历史的发展,在《五十二病方》的基础上,又开创了一些新的手术治疗方法,如关于清创缝合手术和出血结扎手术、止血治疗术,当以隋代巢元方的《诸病源候论》为最早。书中写道:"夫金疮始伤之时,半伤其筋……若被疮截断,诸解身躯;肘中及腕、膝、髀若踝际,亦可连续,须急及热,其血气未寒,碎骨便更缝连,其愈后直不屈伸。若碎骨不去,令人痛烦,脓血不止。"这是说,粉碎性骨折要及早进行清创手术,把不能连在一块儿的碎骨都去掉,进行清创。同一书中"金疮成痈肿候"一节中还写道:在进行手术时,当血管出血不止时,"当以生丝缕绝其血脉",这也就是用丝线来结扎已经破裂的小血管。

其二,腹腔穿刺术。

最早腹腔穿刺的记录,是由《灵枢·四时气篇第七十九》所记载的。到了东晋时,葛洪所著的《肘后备急方》一书中又记载了这一治疗术,书中写到,"若唯腹大,下之不去,便针脐下二寸,入数分,令水出孔,合须腹减乃止。"

其三,食道异物治疗术。

这一治疗术最早的记录也在东晋葛洪所著的《肘后备急方》中。书中写到:"若绳犹在手中者,莫引之,但益以珠珰若薏子辈,就贯之。若绳稍稍令推至钩处,小小引之则出。"

这一段内容说的是小孩子在玩耍时,不慎把鱼钩这一类东西吞下的治疗方法。葛洪提出了在当时条件下最为简便、安全、有效的方法。即找一些小颗粒的东西,比如薏米仁(或者鸡头实),从钩绳头穿起来,一个一个接着往里推,就像一串念珠一样。把这串小东西顺着钩绳一点一点推向鱼钩处,正好挡住锐利的鱼钩尖,然后轻轻地往外拉,便可避免损伤食道组织了。

同一书卷六"治卒误吞物及患方"中又提出了另一种治疗误吞

异物的方法。

上面提到的是误吞鱼钩,当所吞的不是鱼钩,而是不带绳的其他东西,则应该用下面所述的另一种方法:

> 取薤暴令萎,煮使熟,勿切,食一大束,钗则便随出。生麦叶若蘩缕皆可用。

这一段提到的是误吞带有尖锐边缘的利器,这些异物不论停留在食道或肠胃中,都会刺伤消化道的组织。葛洪总结出另一种治疗方法,这就是吞食一些含有较多粗纤维的植物性食物。

另外,从法学的角度,对人死后的死因分析判断来说,也是离不开医学鉴定的。

早在二千多年前的战国时代,《吕氏春秋·孟秋纪》中就已经提到有专门管检验肉体损伤,以明了刑事责任的官员,叫做"理"。大约在一千年前的五代,开始有和凝、和㠓合著的《疑狱集》,可惜内容较少,也不够系统。到宋代,又出现了《内恕录》、《平冤录》、《棠阴比事》等书,这些虽然也都谈到法医的问题,但都不够有条理和有系统。

真正称得上有系统的法医学专著的,还应该算是《洗冤集录》(又叫《洗冤录》)。

《洗冤录》的内容相当丰富而有系统,它涉及到解剖学、生理学、病理学、药理学、治疗学、诊断学、急救学以及临床各科的内容。

当然,与外科相联系的中医术远不止这些,其他如推拿、疮贴、导引等等,这里不再一一例举。

第四,晋唐以后,中医在药物学方面有了长足的发展。

　　大约在两汉时期,我国医药学家就开始对药物进行分类。现存最早的一部药物学专书《神农本草经》已经记载了三百六十五种药物,其中植物药二百五十二种,动物药六十七种,矿物药四十六种,把这些药物分成了三类,称为上品、中品和下品。这个分类的标准是什么呢? 它认为:"上药一百二十种,主养命,无毒,多服、久服不伤人,欲轻身益气、不老延年者,本上经……;中药一百二十种,主养性,无毒有毒,斟酌其宜,欲遏病补虚羸者,本中经……;下药一百二十五种,主治病,多毒,不可久服,欲除寒热邪气破积聚愈疾者,本下经。"换句话说,它只是笼统地把药物分成"有毒"、"无毒",用这个标准来分类是很粗糙而原始的,也不可靠。比如说,丹砂中主要含汞,是一种有毒的药物,却被该书列为上品,认为可以久服,可以使人长生不老。

　　药物知识的丰富,要求进一步提高药物的分类方法的水平。到了南北朝时期,著名的科学家陶弘景开始对药物进行总结,这时候的药物总数已经多了一倍,达到七百三十种。这么多的药物,如再按《神农本草经》的方法来分类,显然是不行的。因为那种方法不仅查找起来十分不便,而且也极容易出错,把毒药弄成无毒。药物是人命关天的大事,必需对此加以改进。

　　陶弘景对他所知道的药物学知识进行了总结。他参考了当时有关生物学的一些著作,提出了用药物的自然属性对药物进行分类的方法。当时,他把七百三十种药分成草、木、果菜、米食、虫兽、玉石、有名未用等七大类。要寻找一种药物,只要知道它的自然属性是植物,是动物,还是矿物,就可以比较容易地找到,了解它的性味、产地、主治……等一系列内容。陶弘景的《本草经集注》就具有这样的作用。在七大类中,前四类是植物性药物,虫兽为动物性药物,而玉石类则相当于矿物性药物。

简明而科学的分类,对于促进医药学的进步,具有明显的作用。

自从《神农本草经集注》采用了自然属性分类法进行药物分类以后,本草学(中药学)得到了较快的发展,这种分类法也成为本草学分类方法的标准。其后的唐、宋王朝出现的大量本草书,绝大多数也都是在这个基础上的发展。如唐代苏敬等主编的《新修本草》一书,是世界上第一部药典,共记载八百四十四种药,分成玉石、草、木、果、菜、米谷、虫、鱼、兽禽、有名未用药等十类,这是在《本草经集注》基础上的发展。宋代影响很大的本草书,唐慎微写的《证类本草》(又称《经史证类备急本草》)这部中药书,从公元 1082 年刻版后,一直影响很大,在世上流行了近千年,分类法也基本上不变。

明代杰出的科学家李时珍的《本草纲目》在公元 1578 年写成。它也是按药物的自然属性来分类的,并且把这种分类法推向高峰。这部书共记载药一千五百五十八种,分成十七部,即水、火、土、金、石、草、谷、菜、果、木、服器、虫、麟、介、禽、兽、人等。在每一部之下,又有细的分类,如以草部为例,全书共有草类药六百十一种,分九类,即山草、芳草、隰草、毒草、蔓草、水草、石草、苔类、杂草等,并形成了一种科学的命名法,也即现代科学对生物的规范化命名法——双名法。每一类之下,以一种学的正药名为纲,纲之下又有释名、集解、气味、主治、发明、附方为目;有的药正名之下还有同一药的不同部位为目,如"鸡"这一纲之下,有鸡头、鸡冠血、鸡脑、鸡血、鸡心、鸡肝、鸡内金、鸡卵白等为目。

《本草纲目》对药物的分类,在当时是具有世界先进水平的。

从植物的分类来看,根据科学的原则,进行"析族、区类、振纲、分目",具有相当高的科学水平。比如说,书中将大戟、甘遂、泽漆、草蔺茹、续随子放在一起,依据是这些植物在形态上的相似,都含有白色汁液。现在看来,这些植物确实都属于大戟科。这种分类方法,与现代生物学用的科属双名法分类,具有相似之处。

从动物的分类来说,《本草纲目》更具有了不起的创见。该书把各种动物分成虫、鳞、介、禽、兽,终之以人,这些门类,大致相当于节肢动物、鱼类动物、软体动物、两栖类动物、鸟类动物和哺乳类动物,最后是人类。李时珍认为他这种分类方法是基于"从贱至贵"的思想的,这也就是说,这是一种从低等到高等的发展过程,因而是一种生物进化的思想。

《本草纲目》还澄清了明代以前在本草学中存在的许多错误和混乱,确定了许多药物的治疗效果,如大风子治疗麻风,土茯苓治疗梅毒,并指出古人在药物学方面与今人存在不同的观点。实事求是地指出何者正确、何者错误,绝对不迷信古人、迷信权威。

尽管从先秦以后,中国的药物学逐步走向了以按药物的自然属性进行分类的科学道路,以后经过秦汉、晋唐以至明清的发展又有了进一步的发展和完善,但是,由于中国传统文化的神秘性及历史发展的局限性等诸种原因,在中国民间,对中医药物的理解、分类、药用价值等还存在着许多不同的认识和运作。

其一,同声相应。这个"声",含义甚广,包括名称、俗呼或部位命名等,只要同音或谐音,就有互渗关系。如在古往今来的中医学家眼里,植物之"籽"(子),与人生儿育女是一回事;多籽之物,特别是种子、果实,可促进生育。这似乎是医界之共识。这就有了治男性不育的代表方,明代问世的"五子衍宗丸",同枸杞子、菟丝子、五味子、覆盆子、车前子,以利于生子衍宗;《千金要方》中也早有"七子散",以上方去枸杞,再加牡荆子、菥蓂子、蛇床子,再加一些补益壮阳之品,以治精气衰少、无子无后之苦;明末的《赤水玄珠》中又有"五子全鹿丸",以金樱子、枸杞子、菟丝子、车前子、五味子为主,专治阳虚不育等无子之症。

其二,同形相类。形状相似的东西,可以"互渗",相互作用。它也是敦促医家尝试性选用某些形状与病变器官相近的物品,以治疗该器官病变的驱动因素。我们知道,催淫壮阳药是本草中起始很早的一部分,现在仍有着重要地位。其中,早期用的一些催淫药,或为辛香艳色之品,或为外形酷似阳具之物。后者现仍存在于现代教科书中,锁阳、肉苁蓉等短柱状肉质茎就是其中的代表。

此外,还有用南瓜蒂以保胎。《纲目拾遗》的"神妙汤",用南瓜蒂一两加牛鼻一条,且曰瓜蒂"取坚固者良"。因为坚固之蒂能吊住颇重之南瓜,外加牛鼻可牵制庞然大物(牛),自可借以安固胎儿,使之不下滑出体也。如《本草拾遗》、《本草求原》等用荷叶蒂以"安胎",则取其可托住之意也。再者,金樱子、芡实外面皆裹有坚硬的包膜,内有籽或粒,被紧紧地包在里面。形似则同,肾亦藏精,若能得金樱子、芡实之类坚实外衣,自能坚肾涩精,防止遗泄也。

其三,同气相求。此处所谓的"气",含义甚广,不一而足。要之,凡有所接近的,包括性质、功效、特点等,都可囊括其中。故同气相求,事物可相互作用,便被广泛地用于解释各种现象之间的联系,也用于作出认知和推理。许多中药的被选用,包括药效解释,就与此相关。

中药学中,质轻的能升,故浮飘之品,其气升散,如浮萍、马勃之类。以浮萍为例,《本草纲目》谓其浮于水,故"性轻浮,入肺经,达皮肤,所以能发扬邪汗也";又用于解表透疹。相反,质重者气降,磁石、朱砂、铁、铅皆然,降即镇也,故四者都可用于镇心安神。干燥的能吸水,故可去湿,木通、灯草是也。湿润的去燥,阿胶、地黄是也。多汁的增液,玄参、麦冬是也。

其四,同色相通。颜色接近或类同的也可相互感应,相互作用,故有时可根据颜色选择药物。例如,《神农本草经》上品中有"五色石脂条",分别为"青石、赤石、黄石、白石、黑石脂等",或称"青、赤、黄、白、黑符"。"五石脂,各随五色,补五脏"。这显然是五行五色分类的体现。《神农本草经》中还有五色芝的阐述:"赤芝,……益心气";"黑芝,……益肾气";"青芝,……补肝气";"白芝,……益肺气";"黄芝,……益脾气"。《新修本草》中又列五色芝为"草部上品"之首。同样分入五脏,根据五色,专治五脏之病。再如,《雷公炮炙论》讨论"皂荚子"的炮制,"待泡熟,剥去硬皮,……去黄(注曰:其黄消人肾气),……于日中干用。"其中,同样一味药物,亦重视炮制中的颜色差异,黄属土,土制水,水为肾也。故有"其黄消人肾气",而必待"去黄"方可用的要求。又如,《本草纲目》谈茺蔚子:"白花者入气分,紫花者入血分。"仅以花色来区分。很明显,我们难以断定这种记载中有多少属于可经验的成分,但有一点可以肯定,这类认识的形成,最重要的影响因素莫过于基于"互渗"的同色相通观念了。

其五,同类相召。同类的东西,可相互影响,这也是"同一"、"互渗"观念的必然产物。我们说,中医学中以脏补脏原则,就是其典型代表。大凡动物之心,入人心补心,愈心疾;动物之肝,入人肝,可治肝病;大肠入人肠,可治肠病……。诸如此类,已属于中药学常识。我们可举个有代表性的例子,大多数雄性外生殖器,被认为和男根是同类之物,故可借以温肾壮阳,黄狗肾、海狗肾、牛鞭子、鹿肾等便被认作是壮阳而刺激性欲的佳品。又如,鸡内金素被视作消食化积的上品。民国时的医家张锡纯在《医学衷中参西录》中就曾阐发其理曰:"鸡内金……为鸡之脾胃也,……中有瓷、石、铜、铁皆能消化,其善化淤积可知。"推而广之,其"不但能消脾胃之积,无论脏腑何处有积,鸡内金皆能消之,是以男子疝癖,女子症痕,久久服之,皆能治愈。"故不仅可消食化积,还可消化结石。进一步引申推广,鹅内金与鸡内金为同类之品,虽力稍见逊色,却也可"健脾助消化"(见《四川中药志》)。

(原载《医俗史·第一章》上海文艺出版社 1997 年 11 月版)

原　　跋

　　以前看书,对作者附在书后的一些文字总有些不以为然。今天,当我经历了众多的曲折,终于将多年的心血凝成这部书稿的时候,才深深感到,对于一个作者,书后的这些话是多么的不可缺少。

　　首先,我要感谢导师乔林先生。早在十多年前,由于他的推荐,我开始发表诗作。以后又是他引导我进入了学术理论界,并时常给予有益的指教,否则是不会有今天这部书稿问世的。

　　其次,我要感谢上海中医学院祖国医学资料馆的全体同志,他们为我提供了一切可能的方便,我十分珍惜几年来我们之间结下的友谊。上海中医学院王世根教授和副院长严世芸教授约我商讨中国医学文化学的问题,严教授还在百忙之中为本书作了序,这些都是我难以忘怀的。

　　特别使我感动的是,在国内外学术界享有很高声誉、德高望重的胡道静先生,听说我研究的这门学科后,不顾医生的劝告、冒着酷暑,在病榻上披阅了全书的清样,并对我的研究作出了充分肯定和极高评价。我自知才疏学浅,书中尚有许多欠妥之处,先生的鼓励是对我的鞭策,亦是我继续努力的最大动力。

　　本书的写作过程中着实烦扰了许多同仁,张明喜先生和樊巧云女士的热情相助，林耀琛先生对于本书出版的大力支持，还有我妻子、母亲的悉心照料，等等。难以在此一一作揖。

最后，我谨向一切为本书尽过力的朋友们致以真诚的感谢！

陈乐平

1991 年 9 月

后　记

　　非常感谢上海古籍出版社的副总编田松青编审,择中了我的这部二十五年前写的书稿加以增订出版。同时,他还建议,最好再能找到好的翻译,出个日文版和韩文版。这对我国中国医学文化学的发展,无疑会是一桩添砖加瓦的好事情。

　　这次增订,又附录了该书第一版出版前后,我在一些重要期刊上发表的学术论文。① 尽管一些地方与书稿有重复,但因此,才比较完整地体现了上个世纪八、九十年代,我在中国医学文化学这个领域中的研究状况。

　　我并不曾在中国医学界谋过事。其时,正在上海哲学社会科学联合会工作。作为上海中医学院副院长的严世芸教授,在为我的这部书稿作序后,曾经希望我加入其中。我自知才疏学浅,亦缺乏中国医药学方面的厚实基础,还因为其他的一些原因,最终没能成行。② 只是在 1994 年 10 月应上海中医学院的何裕民先生之邀,参加了首届全国医学与人类文化学术讨论会暨第一届中美医学文

---

　　① 其中《中国医俗史的流变》一文,为笔者所著《医俗史》(上海文艺出版社 1997年 11 月版)中的第一个章节。

　　② 详见:上海文艺出版社 2015 年 8 月出版的散文集《三水吟》第 68 页,陈乐平著。

化学术恳谈会,并在会上宣读了我的学术论文。

如今,回首往事,心亦戚戚然。好在中国医学文化着实为中国传统文化之中坚;中国传统文化亦因为有了中国医学文化的合流,才更加辉煌和伟大,值得我们尤其是更多的青年学者,投入毕生的精力去研究和发掘。

最后,要向曾经为此书的前、后版出版付出过辛劳的所有人说声谢谢! 你们的无私奉献,吾当铭记。

陈乐平　于观庭·三水书屋
二〇一六年一月